Manuale psychischer Störungen bei Kindern und Jugendlichen

Judith Sinzig

Frühkindlicher Autismus

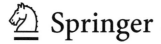

Priv.-Doz. Dr. med. Judith Sinzig
Abteilung für Kinder- und Jugendpsychiatrie
LVR-Klinik Bonn
Kaiser-Karl-Ring 20
53111 Bonn

ISBN   978-3-642-13070-0   Springer-Verlag Berlin Heidelberg New York

Bibliografische Information der Deutschen Nationalbibliothek
Die Deutsche Nationalbibliothek verzeichnet diese Publikation in der Deutschen Nationalbibliografie;
detaillierte bibliografische Daten sind im Internet über http://dnb.d-nb.de abrufbar.

SpringerMedizin
Springer-Verlag GmbH
ein Unternehmen von Springer Science+Business Media
springer.de

© Springer-Verlag Berlin Heidelberg 2011

Planung: Renate Scheddin, Heidelberg
Projektmanagement: Renate Schulz, Heidelberg
Lektorat: Annette Allée, Dinslaken
Umschlaggestaltung: deblik Berlin
Coverbild: © Jamie Wilson, shutterstock.com
Satz: Crest Premedia Solutions (P) Ltd., Pune, India

SPIN: 12994991

Gedruckt auf säurefreiem Papier   18/5135 – 5 4 3 2 1 0

Für Euch, die Ihr mich habt schreiben lassen:
Günter, Simon und Helena.
Und für meinen Vater, der mir so vieles beigebracht hat.

Vorwort

Der Autismus wird heute zu den »tiefgreifenden Entwicklungsstörungen« gerechnet. Unterschiedliche Begriffe werden derzeit verwendet, um die dimensionale Symptomatik, wie sie sich beim Autismus darstellt, zu erfassen. Kategorial werden gemäß der gängigen psychiatrischen Klassifikationssysteme ICD-10 der WHO und DSM-IV der American Psychiatric Association der frühkindliche Autismus sowie das Asperger-Syndrom unterschieden. Der Begriff der Autismus-Spektrum-Störung wurde in der letzten Zeit verwendet, um zu beschreiben, dass es sich bei den in der ICD-10 und dem DSM-IV aufgeführten autistischen Störungsbildern nicht unbedingt um unterschiedliche, voneinander abzugrenzende Störungsbilder handelt, sondern vielmehr um unterschiedliche Ausprägungsgrade einer Störung mit den drei Kernsymptomen der qualitativen Beeinträchtigung der zwischenmenschlichen Beziehung, der qualitativen Beeinträchtigung der verbalen oder nur nonverbalen Kommunikation und dem beschränkten Aktivitäts- und Interessenrepertoire. Das Spektrum erstreckt sich nach dieser Vorstellung von geistig behinderten Kindern ohne Sprachentwicklung mit massiver autistischer Symptomatik bis hin zu überdurchschnittlich begabten Personen mit schwächerer autistischer Symptomatik mit einer sehr gut entwickelten Sprache.

Im Unterschied zu dem bereits in der Reihe »Manuale psychischer Störungen bei Kindern und Jugendlichen« vorliegenden Band zum Asperger-Syndrom wird in diesem Buch der frühkindliche Autismus behandelt, gemäß der Definition des frühkindlichen Autismus nach ICD-10 bzw. der autistischen Störung nach DSM-IV. Berücksichtigt werden Betroffene mit einem niedrig funktionalen (»low functioning«) sowie einem hochfunktionalen (»high functioning«) Autismus. Die Frage, ob sich Asperger-Syndrom und High-functioning-Autismus valide und reliabel unterscheiden lassen, bleibt dabei unberücksichtigt.

Das Verständnis unterschiedlicher Aspekte von frühkindlichem Autismus spiegelt sich in einem breiten Interesse sowohl in der Öffentlichkeit als auch in Fachgremien wider. Der frühkindliche Autismus ist als neurobiologische Entwicklungsstörung mit einem genetischen Hintergrund zu begreifen, die von Geburt an besteht, sich in ihrem klinischen Bild altersspezifisch wandelt und bis zum Ende des Lebens bestehen bleibt. Das Buch behandelt in acht Kapiteln Fragestellungen, die aktuell diskutiert werden. Die Geschichte des frühkindlichen Autismus (▶ Kap. 1) ist bedeutsam, da der Begriff Autismus im historischen Verlauf eine vielfältige Entwicklung erlebt hat. Tatsächlich wurde bereits vor 200 Jahren eine erste detaillierte Beschreibung eines Kindes mit Autismus verfasst. Die Abschnitte zur Klassifikation und Epidemiologie (▶ Kap. 2) sind im Sinne eines Grundverständnisses des Störungsbildes elementar, insbesondere hinsichtlich der Fragestellung, ob die Inzidenz bzw. Prävalenz der Störung zunimmt. Zur Ätiologie (▶ Kap. 3) ist eine Beschreibung einzelner Befunde aus dem Bereich der Molekularbiologie und Neuropsychologie aufschlussreich, sie sind aber auch wichtig zum Verständnis eines ätiopathogenetischen Entstehungsmodells mit einem endophänotypischen Ansatz. Die Kapitel zur Diagnostik und Differenzialdiagnostik (▶ Kap. 4 und 5) erscheinen uns deshalb wichtig, weil es nicht nur um das Erkennen einer Diagnose Autismus geht, sondern auch um das sichere Abgrenzen einer solchen – insbesondere um die Frage, um was es sich handelt, wenn es nicht Autismus ist. Besonderer Wert wurde gelegt auf die im deutschsprachigen Raum validierten psychometrischen Instrumente und auf die Abgrenzung zu häufig komorbid vorkommenden Störungsbildern, wie beispielsweise der Aufmerksamkeitsdefizit-/Hyperaktivitätsstörung. ► Kap. 6 über Interventionen ist ausführlich, aber übersichtlich angelegt, um aus der Fülle von Möglichkeiten, die angeboten werden, ein Grundverständnis für spezifische Indikation und Sinnhaftigkeit verschiedener Ansätze zu erlangen. Insbesondere unter dem Aspekt, dass das Störungsbild Eingang in die Erwachsenenpsychiatrie gefunden hat, ist die Beschäftigung mit dem Verlauf (► Kap. 7) und mit weiteren offenen Fragen (► Kap. 8) unverzichtbar.

Ich möchte an dieser Stelle den Herausgebern danken für die genaue Durchsicht des Manuskriptes und ihre Verbesserungsvorschläge. Insbesondere danken möchte ich aber auch Frau Dr. Kristina Wüllenweber sowie Frau M. sc. psych. Christina Wenzl für die Durchsicht des Manuskriptes und die Mitarbeit bei der Zusammenstellung des Literaturverzeichnisses. Ein großer Dank geht an die Patienten, ihre Eltern und Familien, die es mir ermöglicht haben, das Störungsbild Autismus durch die Begegnung mit ihnen, ihre Berichte und auch ihre Offenheit besser verstehen zu können.

Judith Sinzig
Bonn, im Sommer 2011

Inhaltsverzeichnis

Ein Blick zurück: Zur Geschichte des frühkindlichen Autismus

1

Der Begriff »Autismus« (von griechisch »autos« = selbst) hat im historischen Verlauf eine vielfältige Entwicklung erlebt. Die erste detaillierte Beschreibung eines Kindes mit Autismus ist vermutlich mehr als 200 Jahre alt und wurde 1799 von Jean Itard verfasst (»der wilde Junge von Aveyron«).

Zu verschiedenen Zeiten entwickelten sich unterschiedliche Vorstellungen über die Entstehung von autistoidem Verhalten. Im zaristischen Russland etwa glaubte man, dass solche Kinder als besonders religiöse Menschen zur Welt gekommen seien und sich freiwillig für ein Leben jenseits aller Konventionen entschieden hätten. Aus überlieferten Berichten weiß man, dass als autistisch bezeichnete Menschen in Lumpen durch den russischen Winter liefen, ohne sich vor der Kälte zu schützen. Sie sprachen selten, ihr Verhalten erschien merkwürdig und sie missachteten Gesetz, Ordnung und soziale Regeln. Man nannte sie deshalb »heilige Narren« und glaubte, ihr Verhalten sei eine Verschlüsselung göttlicher Botschaften (Frith 1992).

Heller'sche Demenz Der Pädagoge Theodor Heller, Leiter der Erziehungsanstalt für geistig abnorme und nervöse Kinder in Wien, beschrieb 1908 Kinder, die nach unauffälliger Entwicklung in den ersten 3–4 Lebensjahren einen Verlust insbesondere der Sprache, aber auch anderer bereits erworbener Fertigkeiten aus mehreren Bereichen der Entwicklung mit Ausbildung einer schweren Intelligenzminderung aufwiesen. Die Störung, auch »Dementia infantilis« oder »Heller'sche Demenz« genannt, scheint Beschreibungen des Autismus sehr ähnlich.

Bleuler: Autismus und Schizophrenie Im Jahre 1911 führte der Schweizer Psychiater Eugen Bleuler den Begriff »Autismus« als ein Grundsymptom der Schizophrenie ein. Er umschrieb damit den spürbaren Kontaktverlust schizophren erkrankter Menschen gegenüber der Umwelt und den damit einhergehenden Rückzug in eine eigene Gedankenwelt. Im Verlauf wurden die Begriffe »Autismus« und »autistisch« durch den Psychoanalytiker Sigmund Freud den Begriffen »Narzissmus« und »narzisstisch« gleichgesetzt und als Gegenbegriff zu »sozial« verwendet.

Bis in die 1970er Jahre galten Schizophrenie und Autismus als Störungsbilder mit gleicher Nosologie und Ätiologie; Autismus galt hierbei als eine frühe Form der Schizophrenie. In der International Classification of Diseases (ICD) 9 (WHO 1986) bzw. dem Diagnostic and Statistical Manual of Mental Disorders (DSM) III (APA 1984) wurde der frühkindliche Autismus als Kategorie 299.0 der Diagnosegruppe 299, »Typische Psychosen des Kindesalters«, zugeordnet. Die Ergebnisse epidemiologischer Studien, wie beispielsweise von Rutter (1970, 1972), trugen dazu bei, dass die beiden Störungsbilder heute als voneinander getrennt zu verstehen sind.

Kanner-Autismus Im Jahre 1943 verwendete der aus Österreich stammende Kinderpsychiater Leo Kanner den Begriff »Autismus« erstmals für Kinder, die sich nicht aktiv in ihre Phantasiewelt zurückziehen, sondern von Geburt an Defizite im Aufbau sozialer Interaktionen haben, und wich damit vom Wortsinn der Bleuler'schen Definition von »Autismus« ab, die ein ursprünglich intaktes Interaktionsverhalten voraussetzt. Seine psychopathologischen Beobachtungen bilden noch heute eine wesentliche Grundlage der Autismusforschung.

Kanner beschrieb unter dem Titel »Autistische Störungen affektiven Kontakts« elf Kinder, deren Gemeinsamkeiten er wie folgt zusammenfasst:

>> die herausragende fundamentale pathognomonische Störung ist die von Geburt an bestehende Unfähigkeit, sich in normaler Weise mit Personen oder Situationen in Beziehung zu setzen. Die Eltern stellten sich diese Kinder vor und beschreiben sie als »selbstgenügsam«, »wie in einer Schale lebend«, »am glücklichsten, wenn sie alleine gelassen wurden«, »handelnd, als ob niemand anwesend sei«, »nicht Notiz nehmend von ihrer Umgebung«, »den Eindruck stiller Weisheit vermittelnd«, »unfähig, das soziale Maß an sozialem Gespür aufzubringen«, »handelnd als ob sie hypnotisiert wären«. Es handelt sich dabei nicht, wie bei schizophrenen Kindern oder Erwachsenen, um einen Rückzug von zunächst vorhandenen Beziehungen oder der Teilnahme an zuvor vorhandener Kommunikation. Vielmehr handelt es sich von Anbeginn an um ein autistisches Alleinsein, welches alles, was von außen auf das Kind einwirkt, nicht beachtet, ignoriert und ausschließt. … Wir müssen

also annehmen, dass diese Kinder zur Welt gekommen sind mit einer angeborenen Unfähigkeit, normale und biologisch vorgesehene affektive Kontakte mit anderen herzustellen. Sie haben also diesbezüglich Defizite wie andere Kinder, die mit anderen angeborenen körperlichen oder intellektuellen Behinderungen geboren werden. Wenn diese Annahme so richtig ist, so müssten weitere Untersuchungen an diesen Kindern dazu beitragen, konkrete Kriterien zu formulieren, um die derzeit noch diffuse Annahme der konstitutionellen Komponenten emotionaler Reaktionen zu beschreiben. Vorerst können wir bei diesen Kindern angeborene Störungen des affektiven Kontakts in Reinkultur feststellen. (Kanner 1943) **«**

1944 führt Kanner schließlich den Begriff »frühkindlicher Autismus« als medizinischen Fachausdruck ein. Weitere gängige Bezeichnungen für den frühkindlichen Autismus sind Kanner-Syndrom, Kanner-Autismus oder infantiler Autismus.

Asperger-Syndrom Zeitgleich, im Jahre 1944, beschrieb der Wiener Kinderarzt Hans Asperger in Unkenntnis der Schriften von Leo Kanner vier Patienten zwischen 6 und 11 Jahren, die ebenfalls Defizite in sozialen Interaktionen, jedoch keine Sprachentwicklungsstörung oder qualitative intellektuelle Auffälligkeiten zeigten. Hans Asperger selbst nannte das von ihm beschriebene Syndrom »autistische Psychopathie« und ging, wie auch Kanner, von einer angeborenen Störung aus, die vom Vater zum Sohn weitergegeben werde. Er nahm jedoch an, dass er sich bei dem von ihm beobachteten Verhalten um die Extremvariante eines Persönlichkeitszugs handelt und dass sich die Störung nicht vor dem 3. Lebensjahr erkennen lasse. Da Asperger auf Deutsch publizierte und man seine Publikationen jahrzehntelang nicht ins Englische übersetzte, wurde er zunächst international kaum wahrgenommen. 1963 befasste sich ein englischer Artikel von Van Krevelen mit der Differenzierung von Kanners und Aspergers Beschreibung. Jedoch wurde Aspergers Werk erst durch die englische Zusammenfassung der englischen Psychologin Lorna Wing (1981) unter dem Begriff »Asperger-Syndrom« auch international bekannt. Uta Frith übersetzte schließlich 1991 die ursprüngliche Arbeit

von Asperger ins Englische. Allerdings ist bis heute nicht gesichert, ob es sich bei Aspergers Beschreibung tatsächlich um eine Erstbeschreibung handelt, da bereits 1926 Grunja Jefimowna Sucharewa Kinder mit sehr ähnlicher Symptomatik, allerdings unter Verwendung des Begriffs »schizoide Psychopathie« in der »Monatszeitschrift für Psychiatrie und Neurologie« beschrieben hat.

Theorien zur Ätiologie Jahrzehntelang herrschten bezüglich der Entstehung des Autismus psychosoziale Thesen vor. So hielt es Leo Kanner selbst für möglich, dass die autistische Symptomatik auf einen Mangel an mütterlicher Wärme zurückzuführen sei. Damals war insbesondere die analytisch geprägte psychodynamische Therapie »en vogue« und Kinder mit Autismus wurden aus therapeutischen Gründen sogar von ihren Eltern getrennt. Insbesondere Bruno Bettelheim formulierte die These, dass frühe Erziehungsfehler der Mütter für die Psychogenese des Autismus hauptverantwortlich seien und prägte in seinem Buch »Geburt des Selbst« (1967) den bis in die 1970er Jahre verwendeten Begriff der Kühlschrankmutter (»refrigerator mother«) im Zusammenhang mit autistischen Störungen. Aufgrund der Vorstellung, Autismus werde durch Zuwendungsdefizite verursacht, litten Eltern autistischer Kinder in der Vergangenheit unter ungerechtfertigten Vorwürfen.

Obwohl Leon Eisenberg bereits 1957 sehr detailliiert die Eigenschaften von Vätern von Kindern mit Autismus beschrieben hat, wurde erst in den 1980er Jahren aufgrund der familiären Häufung autistischer Verhaltensweisen bzw. aufgrund von Zwillingsuntersuchungen vermutet, dass es sich um eine vererbbare genetisch bedingte Erkrankung handelt (Spence 1976; Folstein u. Rutter 1977; Rutter u. Rutter 1977; Rutter u. Sandberg 1985).

Nachdem jahrzehntelang Thesen zu einer psychosozial bedingten Entstehung vorherrschten, besteht heute Konsens darüber, dass dem frühkindlichen Autismus neurobiologische Ursachen zugrunde gelegt werden müssen. In ▶ Kap. 3 wird auf diese näher eingegangen.

In diesem Zusammenhang wurde beobachtet, dass auch organische Erkrankungen gehäuft mit Autismus einhergehen können. Beschrieben ist dies vor allem für monogene Erkrankungen, wie

1

beispielsweise das Fragile X-Syndrom, die Neurofibromatose oder die tuberöse Hirnsklerose. Häufig ist das Bild des Autismus hier nicht vollständig ausgeprägt und geht mit einer schweren Intelligenzminderung einher. Nissen prägte bereits 1971 den Begriff des »somatogenen oder hirnorganischen Autismus« und grenzt diese Form, zur damaligen Zeit in Unkenntnis der neurobiologischen Ätiologie aller Autismus-Formen, vom psychogenen, psychopathischen und frühkindlichen Autismus ab.

Rett-Syndrom 1966 beschrieb Andreas Rett, Wiener Sozialmediziner und Heilpädagoge, eine Gruppe von Mädchen mit autistischen Verhaltensweisen, Sprachverlust, Bewegungsstereotypien (»Händewringen«), Gangstörungen und epileptischen Anfällen. Aufgrund molekularbiologischer Befunde weiß man heute, dass das Rett-Syndrom vom Autismus zu differenzieren ist, da die Entwicklung der Kinder zunächst unauffällig verläuft, bevor im Verlauf des ersten Lebensjahres eine kontinuierliche Regression des Verhaltens auftritt.

Multiplex developmental disorder Donald Cohen, Sterling Professor für Kinder- und Jugendpsychiatrie, Pädiatrie und Psychologie und Direktor des Yale Child Study Center, führte 1986 den Begriff der »multiplex developmental disorder« (MDD) ein. Er fasste hiermit zunächst als Forschungskategorie Kinder mit Kommunikationsstörungen, emotionaler Dysregulation, Ängsten sowie Denkstörungen zusammen. Im Unterschied zur Schizophrenie betonte er jedoch, dass die Denkstörungen bereits im frühen Alter vor dem 6. Lebensjahr auftreten und unbehandelt durch die gesamte Entwicklung hindurch bestehen. Buitelaar, van der Gaag und van Engeland aus den Niederlanden (Utrecht und Nijmegen) definierten in den 1990er Jahren das Störungsbild aufgrund ihrer Forschungsergebnisse nicht nur als Subform, sondern als eigene Kategorie innerhalb der Autismus-Spektrum-Störungen.

High-functioning-Autismus Der Begriff »High-functioning-Autismus« wurde 1981 zuerst von DeMyer, Hingten und Jackson verwendet. Er beschreibt eine Subform des frühkindlichen Autismus, da ersichtlich wurde, dass nicht alle Kinder mit frühkindlichem Autismus Intelligenzminderungen aufwiesen. Derzeit gibt es keine expliziten diagnostischen Kriterien für den High-functioning-Autismus. Gillberg (1998) gibt an, dass ein High-functioning-Autismus vorliege, wenn die Kriterien des »frühkindlichen Autismus« nach DSM-IV bzw. ICD-10 erfüllt seien und der Gesamt-IQ über einem Standardwert von 65–70 liege. Als zu überprüfende diagnostische Kriterien zur Unterscheidung insbesondere zwischen dem Asperger-Syndrom und dem High-functioning-Autismus beschreibt Gillberg bessere motorische Fähigkeiten, eine schlechtere Sprachentwicklung sowie einen eingeschränkteren Gesamtentwicklungsverlauf. Die Unterscheidung zwischen High-functioning-Autismus und dem Asperger-Syndrom ist noch nicht geklärt, weshalb die Begriffe teilweise auch synonym gebraucht werden (Ozonoff et al. 1991).

Autistische Störungen als Kontinuum In diesem Sinne lässt sich auch die aktuelle Diskussion verstehen, ob es sich bei den in der ICD-10 und dem DSM-IV aufgeführten autistischen Störungsbildern tatsächlich um unterschiedliche voneinander abzugrenzende Störungsbilder handelt oder ob sie vielmehr unterschiedliche Ausprägungsgrade einer Störung mit den drei Kernsymptomen

- qualitative Beeinträchtigung der zwischenmenschlichen Beziehung,
- qualitative Beeinträchtigung der verbalen oder nur nonverbalen Kommunikation und
- beschränktes Aktivitäts- und Interessenrepertoire

darstellen, so dass man von einem Spektrum oder Kontinuum autistischer Störungen spricht.

Das Spektrum autistischer Störungen erstreckt sich nach dieser Vorstellung von geistig behinderten Kindern ohne Sprachentwicklung mit massiver autistischer Symptomatik bis hin zu überdurchschnittlich begabten Personen mit schwächerer autistischer Symptomatik mit einer sehr gut entwickelten Sprache.

Von der Spektrum- oder Kontinuumstheorie wird aktuell das Konzept der Dimensionalität autistischer Störungen abgegrenzt. Es beschreibt die Tatsache, dass sich autistische Verhaltensweisen teilweise auch in »verdünnter Form« in der allgemeinen Bevölkerung wiederfinden. Etabliert hat

1799	Jean Itard, Arzt und Lehrer für Taubstumme, Frankreich	Erste detaillierte Beschreibung eines Kindes mit Autismus in »der wilde Junge von Aveyron«
1908	Theodor Heller, Pädagoge, Österreich	Erstbeschreibung »Dementia infantilis« bzw. »Heller'sche Demenz«
1911	Eugen Bleuler, Psychiater, Schweiz	Einführung des Begriffs »Autismus« als Grundsymptom der Schizophrenie
1926	Grunja Sucharewa, Psychiaterin, Kiew, Russland	Beschreibung von Fällen mit Asperger-ähnlicher Symptomatik unter dem Begriff »schizoide Psychopathie
1943	Leo Kanner, Kinderpsychiater, Österreich	Erstbeschreibung »frühkindlicher Autismus« bzw. Kanner-Syndrom
1944	Hans Asperger, Kinderarzt, Österreich	Erstbeschreibung »Asperger-Syndrom«
1963	Arn van Krevelen, Psychiater, Niederlande	Erster englischer Artikel zur Differenzierung von Kanner- und Asperger-Syndrom
1966	Andreas Rett, Sozialmediziner und Heilpädagoge, Österreich	Erstbeschreibung »Rett-Syndrom«
1967	Bruno Bettelheim, Psychoanalytiker, USA	»Geburt des Selbst«
1971	Gerhard Nissen, Kinder- und Jugendpsychiater, Deutschland	Begriff des »somatogenen Autismus«
1972	Michael Rutter, Kinderpsychiater, Großbritannien	Schizophrenie und Autismus werden als unterschiedliche Störungsbilder wahrgenommen
1981	Lorna Wing, Psychiaterin, Groß Britannien	Englische Zusammenfassung des Werks von Hans Asperger
1981	Marian deMyer, Kinderpsychiaterin, USA	Einführung des Begriffs »High-Functioning-Autismus«
1986	Daniel Cohen, Kinderpsychiater und Pädiater, USA	Einführung des Begriffs »multiple developmental disorder«

◻ **Abb. 1.1**   Historische Entwicklung des Störungsbildes Autismus

sich in diesem Zusammenhang der Begriff des »broader phenotype«. Allerdings sollte stets ausgehend vom Leidensdruck oder der Beeinträchtigungen der Alltagsfunktionen eine kategoriale Abgrenzung zur autistischen Störung berücksichtigt werden.

Welche Konsequenzen ICD-11 und DSM-V aus diesen Abgrenzungsschwierigkeiten ziehen werden, ist noch nicht abschließend geklärt.

◘ Abb. 1.1 gibt einen Überblick über die historische Entwicklung des Störungsbildes Autismus. Neuropsycho- und physiologische, molekularbiologische und bildgebende Verfahren haben das Verstehen der Ursachen und Pathomechanismen des frühkindlichen Autismus deutlich erweitert. Je mehr Erkenntnisse gewonnen werden, umso mehr verdichtet sich jedoch das Gefühl, dass die Erforschung dieser Störung erst am Anfang steht.

Literatur

American Psychiatric Association (1980) Diagnostic and statistical manual of mental disorders – DSM-III, 3rd edn. American Psychiatric Association, Washington, DC. (Deutsch: Koehler K, Saß H (1984) Diagnostisches und Statistisches Manual psychischer Störungen DSM-III. Beltz, Weinheim)

Asperger H (1944) Die »Autistischen Psychopathen« im Kindesalter. Arch Psychiatrie Nervenkrankh 117: 73–136

Bettelheim B (1967) The empty fortress: infantile autism and the birth of the self. Free Press, New York. (Deutsch: Die Geburt des Selbst. The Empty Fortress. Erfolgreiche Therapie autistischer Kinder. Kindler, München)

Bleuler E (1911) Dementia praecox oder Gruppe der Schizophrenien. Deuticke, Leipzig

Cohen DJ, Paul R, Volkmar FR (1986) Issues in the classification of pervasive and other developmental disorders: towards DSM-IV. J Am Acad Child Adolesc Psychiatry 25: 213–220

DeMyer M, Hingtgen JN, Jackson RK (1981) Infantile autism reviewed: a decade of research. Schizophr Bull 7: 388–451

Eisenberg L (1957) The fathers of autistic children. Am J Orthopsychiatry 17: 715–724

Folstein S, Rutter M (1977) Genetic influences and infantile autism. Nature 265: 726–728

Freud S (1921) Massenpsychologie und Ich-Analyse. In: Gesammelte Werke, Bd 13: Jenseits des Lustprinzips. Massenpsychologie und Ich-Analyse. Das Ich und das Es. Fischer, Frankfurt, S 73 f

Frith U (ed) (1991) Autism and Asperger syndrome. Cambridge University Press, Cambridge

Frith U (1992) Autismus. Ein kognitionspsychologisches Puzzle. Spektrum, Heidelberg

Gaag RJ van der, Buitelaar J, Ban E van den (1995) A controlled multivariate chart review of multiple complex developmental disorder. J Am Acad Child Adolesc Psychiatry 34(8): 1096–1106

Gillberg C (1998) Asperger syndrome and high functioning autism. Brit J Psychiatry 172: 200–209

Heller T (1908) Über dementia infantilis. Z Erforsch Behandl Jugendl Schwachsinn 2: 17–28

Itard JMG (1962) The wild boy of Aveyron. Appleton-Century-Crofts, New York (Fr. 1801, 1806)

Kanner L (1943) Autistic disturbances of affective contact. Nervous Child 2: 217–250

Krevelen DA van (1963) On the relationship between early infantile autism and autistic psychopathy. Acta Paedopsychiatrica 30: 303–323

Nissen G (1971) Der Kindliche Autismus. In: Harbauer H, Lempp R, Nissen G, Strunk P (Hrsg) Lehrbuch der speziellen Kinder- und Jugendpsychiatrie. Springer, Berlin

Ozonoff S, Rogers BF, Pennington SJ (1991) Asperger's syndrome: evidence of an empirical distinction from high-functioning autism. J Child Psychol Psychiatry 32: 1107–1122

Rett AA (1966) On a unusual brain atrophy syndrome in hyperammonemia in childhood. Med Wochenschr 116: 723–726

Rutter M (1970) Autistic children: infancy to adulthood. Sem Psychiatry 2(4): 435–450

Rutter M (1972) Childhood schizophrenia reconsidered. J Autism Childhood Schizophr 2: 315–337

Rutter M, Rutter M (1977) Brain damage syndromes in childhood: concepts and findings. J Child Psychol Psychiatry 18: 1–21

Rutter M, Sandberg S (1985) Epidemiology of child psychiatric disorder: methodological issues and some substantive findings. Child Psychiatry Hum Dev 15: 209–233

Spence MA (1976) Generic studies. In: Ritvo E (ed) Autism, diagnosis, current research and management. Halstead/Wiley, New York, pp 169–174

Sucharewa G (1926) Die schizoiden Psychopathien im Kindesalter. Monatsschr Psychiatrie Neurol 60: 235–261

Wing L (1981) Asperger's syndrome: a clinical account. Psychol Med 11: 115–129

World Health Organisation (1986) Internationale Klassifikation der Krankheiten, Verletzungen und Todesursachen (ICD) in der Fassung der vom Bundesministerium für Gesundheit herausgegebenen 9. Revision. Kohlhammer, Köln

2

Worum es geht: Definition, Klassifikation und Epidemiologie

2.1   Definition und Klassifikation

Der frühkindliche Autismus wurde bereits von dem Erstbeschreiber Leo Kanner als angeboren oder in frühester Kindheit erworben angesehen. Es handelt sich um eine Störung mit einer schweren qualitativen Abweichung vom üblichen Entwicklungsverlauf. Der frühkindliche Autismus wird sowohl in der ICD-10 als auch im DSM-IV-TR den tiefgreifenden Entwicklungsstörungen zugeordnet und kategorial klassifiziert.

Tiefgreifende Entwicklungsstörungen sind in der ICD-10, der von der Weltgesundheitsorganisation herausgegebenen Klassifikation psychischer Störungen, definiert als:

» Eine Gruppe von Störungen, die durch qualitative Beeinträchtigungen der gegenseitigen Interaktionen und Kommunikationsmuster sowie durch ein eingeschränktes, stereotypes, sich wiederholendes Repertoire von Interessen und Aktivitäten charakterisiert ist … Meist besteht nur eine gewisse allgemeine kognitive Beeinträchtigung; die Störungen sind jedoch durch das Verhalten definiert, das nicht dem Intelligenzniveau des Individuums entspricht, sei dieses nun altersentsprechend oder nicht (Weltgesundheitsorganisation 2008). «

Die Einschränkungen oder Verzögerungen, die Kinder mit frühkindlichem Autismus aufweisen, sind eng mit der Reifung des zentralen Nervensystems verknüpft und haben einen stetigen Verlauf, der nicht die für viele psychische Störungen typischen charakteristischen Remissionen und Rezidive zeigt.

In der ICD-10 umfassen die tiefgreifenden Entwicklungsstörungen hinsichtlich unterschiedlicher Formen von Autismus-Störungen den frühkindlichen Autismus (F84.0), den atypischen Autismus (F84.1), das Asperger-Syndrom (F84.5), die nicht näher bezeichnete tiefgreifende Entwicklungsstörung (F84.8) und die sonstigen tiefgreifenden Entwicklungsstörungen (F84.9). Zu den tiefgreifenden Entwicklungsstörungen zu rechnen ist weiterhin das Rett-Syndrom (F84.2), die desintegrative Störung des Kindesalters (F84.4) sowie im Unterschied zum DSM-IV-TR die hyperkinetische Störung mit Intelligenzminderung und Bewegungsstereotypien (F84.4) (◘ Tab. 2.1).

Obwohl der frühkindliche Autismus mit bestimmten somatischen Erkrankungen einhergehen kann und diesen wahrscheinlich zuzuschreiben ist (► Kap. 4.), ist die Diagnose trotz des Vorhandenseins somatischer Syndrome zu stellen. Frühkindlicher Autismus ist also ein Sammelbegriff, der lediglich auf den Zeitpunkt der Entstehung der Symptomatik und die Vollständigkeit der Symptomatik abhebt und nichts über die Ätiologie und Pathogenese der so bezeichneten klinischen Bilder sagt.

Körperliche Symptomatik ist separat zu kodieren (Achse IV des multiaxialen Klassifikationssystems), da die psychische Symptomatik anders als bei rein körperlichen Syndromen die Gesamtentwicklung des Kindes beeinträchtigt. So wird ebenfalls eine Intelligenzminderung separat auf der Achse III des multiaxialen Klassifikationssystems klassifiziert, da sie nicht bei allen tiefgreifenden Entwicklungsstörungen vorkommt.

◈ Sprachentwicklungsverzögerungen werden nicht separat auf der Achse III des multiaxialen Klassifikationssystems verschlüsselt, da diese als Teil der autistischen Störung gelten.

2.2   Leitsymptome

2.2.1   Frühkindlicher Autismus (ICD-10: F84.0)

Dazugehörige Begriffe für den frühkindlichen Autismus sind: autistische Störung, frühkindliche Psychose, Kanner-Syndrom, infantiler Autismus.

Die **diagnostischen Leitlinien** gemäß ICD-10 sind folgende:

» In der Regel gibt es keine vorangehende Periode einer eindeutig unauffälligen Entwicklung über das 3. Lebensjahr hinaus. Es finden sich qualitative Beeinträchtigungen in den sozialen Interaktionen, die sich in Form einer unangemessenen Einschätzung sozialer und emotionaler Signale, wie z. B. im Fehlen von Reaktionen auf Emotionen anderer Menschen oder einer fehlenden Verhaltensmo-

ICD-10		DSM-IV-TR	
Frühkindlicher Autismus	F84.0	Autistische Störung	299.00
Atypischer Autismus	F84.1	Nicht näher bezeichnete tiefgreifende Entwicklungsstörung	299.80
Asperger-Syndrom	F84.5	Asperger-Störung	299.80
Nicht näher bezeichnete tiefgreifende Entwicklungsstörung	F84.8	Nicht näher bezeichnete tiefgreifende Entwicklungsstörung	299.80
Sonstige tiefgreifende Entwicklungsstörungen	F84.9	Nicht näher bezeichnete tiefgreifende Entwicklungsstörung	299.80
Rett-Syndrom	F84.2	Rett-Störung	299.80
Andere desintegrative Störung des Kindesalters	F84.3	Desintegrative Störung des Kindesalters	299.10
Überaktive Störung mit Intelligenzminderung	F84.4	–	

◻ **Tab. 2.1** Tiefgreifende Entwicklungsstörungen in der ICD-10 und im DSM-IV-TR

dulation im sozialen Kontext zeigen. Es bestehen ein geringer Gebrauch sozialer Signale und eine mangelhafte Integration sozialer, emotionaler und kommunikativer Verhaltensweisen und besonders fehlen die soziale und emotionale Gegenseitigkeit. Ebenso sind qualitative Beeinträchtigungen der Kommunikation allgemein anzutreffen. Diese zeigen sich im Fehlen eines sozialen Gebrauchs vorhandener sprachlicher Fertigkeiten, wie immer diese entwickelt sein mögen. Es bestehen Beeinträchtigungen im »So tun als ob«- und sozial imitierenden Spiel; eine mangelhafte Synchronie und Fehlen von Gegenseitigkeit im Gesprächsaustausch; geringe Flexibilität im Sprachausdruck und ein relativer Mangel an Kreativität und Phantasie im Denkprozess; ein Mangel emotionaler Resonanz auf verbale und nonverbale Annäherungen anderer Menschen; ein beeinträchtigter Gebrauch von Veränderungen der Sprachmelodie durch Stimmsenkung und -hebung, die die kommunikative Modulation widerspiegeln; ebenso ein Mangel an Begleitgestik, welche die sprachliche Kommunikation betont oder ihren Sinn unterstreicht.

Die Störung ist außerdem charakterisiert durch eingeschränkte, sich wiederholende und stereotype Verhaltensmuster, Interessen und Aktivität. Sie zeigen sich in einer Tendenz, große Teile alltäglicher Aufgaben starr und routiniert auszuführen.

Dies gilt meist für neue Beschäftigungen, ebenso für vertraute Gewohnheiten und Spielmuster. Besonders in der frühen Kindheit kann eine spezifische Bindung an ungewöhnliche, typischerweise nicht weiche Objekte vorhanden sein. Die Kinder können darauf bestehen, bestimmte Handlungsroutinen in bedeutungslosen Ritualen auszuführen. Es können stereotype Beschäftigungen mit Daten, Fahrtrouten oder Fahrplänen vorkommen. Motorische Stereotypien sind häufig, ebenso ein spezifisches Interesse an nicht funktionellen Teilaspekten von Objekten (beispielsweise wie sie riechen oder wie sie sich anfühlen). Auch kann Widerstand gegenüber Veränderungen, von Handlungsroutinen oder gegenüber Details der persönlichen Umgebung (wie etwa Veränderungen der Dekoration oder der Möbel in der Wohnung) vorhanden sein.

Neben diesen spezifischen diagnostischen Merkmalen zeigen Kinder mit Autismus oft auch eine Reihe anderer unspezifischer Probleme, wie Befürchtungen, Phobien, Schlaf- und Essstörungen, Wutausbrüche und Aggressionen. Selbstverletzung (wie das Beißen in den Handrücken) ist häufig, besonders wenn zusätzlich eine schwere Intelligenzminderung vorliegt. Die meisten Patienten mit frühkindlichem Autismus lassen Spontanität, Initiative und Kreativität in der Organisation

2

Diagnostische Kriterien des frühkindlichen Autismus nach ICD-10

A. Vor dem 3. Lebensjahr manifestiert sich eine auffällige und beeinträchtigte Entwicklung in mindestens einem der folgenden Bereiche:

   1. Rezeptive oder expressive Sprache, wie sie in der sozialen Kommunikation verwandt wird

   2. Entwicklung selektiver sozialer Zuwendung oder reziproker sozialer Interaktion

   3. Funktionales oder symbolisches Spielen

B. Insgesamt müssen mindestens sechs Symptome von 1., 2. und 3. vorliegen, davon mindestens zwei von 1. und mindestens je eins von 2. und 3.

   1. Qualitative Auffälligkeiten der gegenseitigen sozialen Interaktion in mindestens zwei der folgenden Bereiche:

      a. Unfähigkeit, Blickkontakt, Mimik, Körperhaltung und Gestik zur Regulation sozialer Interaktionen zu verwenden

      b. Unfähigkeit, Beziehungen zu Gleichaltrigen aufzunehmen, mit gemeinsamen Interessen, Aktivitäten und Gefühlen (in einer für das geistige Alter angemessenen Art und Weise trotz hinreichender Möglichkeiten)

      c. Mangel an sozioemotionaler Gegenseitigkeit, die sich in einer Beeinträchtigung oder devianten Reaktion auf die Emotionen anderer äußert; oder Mangel an Verhaltensmodulation entsprechend dem sozialen Kontext; oder nur labile Integration sozialen, emotionalen und kommunikativen Verhaltens

      d. Mangel, spontan Freude, Interessen oder Tätigkeiten mit anderen zu teilen (z. B. Mangel, anderen Menschen Dinge, die für die Betroffenen von Bedeutung sind, zu zeigen, zu bringen oder zu erklären)

   2. Qualitative Auffälligkeiten der Kommunikation in mindestens einem der folgenden Bereiche:

      a. Verspätung oder vollständige Störung der Entwicklung der gesprochenen Sprache, die nicht begleitet ist durch einen Kompensationsversuch durch Gestik oder Mimik als Alternative zur Kommunikation (vorausgehend oft fehlendes kommunikatives Geplapper)

      b. Relative Unfähigkeit, einen sprachlichen Kontakt zu beginnen oder aufrechtzuerhalten (auf dem jeweiligen Sprachniveau), bei dem es einen gegenseitigen Kommunikationsaustausch mit anderen Personen gibt

      c. Stereotype und repetitive Verwendung der Sprache oder idiosynkratischer Gebrauch von Worten oder Phrasen

      d. Mangel an verschiedenen spontanen Als-ob-Spielen oder (bei jungen Betroffenen) sozialen Imitationsspielen

   3. Begrenzte, repetitive und stereotype Verhaltensmuster, Interessen und Aktivitäten in mindestens einem der folgenden Bereiche:

      a. Umfassende Beschäftigung mit gewöhnlich mehreren stereotypen und begrenzten Interessen, die in Inhalt und Schwerpunkt abnorm sind, es kann sich aber auch um ein oder mehrere Interessen ungewöhnlicher Intensität und Begrenztheit handeln

      b. Offensichtlich zwanghafte Anhänglichkeit an spezifische, nicht funktionale Handlungen oder Rituale

      c. Stereotype und repetitive motorische Manierismen mit Hand- und Fingerschlagen oder Verbiegen, oder komplexe Bewegungen des ganzen Körpers

      d. Vorherrschende Beschäftigung mit Teilobjekten oder nichtfunktionalen Elementen des Spielmaterials (z. B. ihr Geruch, die Oberflächenbeschaffenheit oder das von ihnen hervorgebrachte Geräusch oder ihre Vibration)

C. Das klinische Bild kann nicht einer anderen tiefgreifenden Entwicklungsstörung zugeordnet werden, einer spezifischen Entwicklungsstörung der rezeptiven Sprache (F80.2) mit sekundären sozioemotionalen Problemen, einer reaktiven Bindungsstörung (F94.1), einer Bindungsstörung mit Enthemmung (F94.2), einer Intelligenzminderung (F70-F72), mit einer emotionalen oder Verhaltensstörung, einer Schizophrenie (F20) mit ungewöhnlich frühem Beginn oder einem Rett-Syndrom (F84.2).

Diagnostische Kriterien des frühkindlichen Autismus nach DSM-IV-TR

A. Es müssen insgesamt aus 1., 2. und 3. mindestens sechs Kriterien zutreffen, wobei mindestens zwei Punkte aus 1. und je ein Punkt aus 2. und 3. stammen müssen:

1. Qualitative Beeinträchtigung der sozialen Interaktion in mindestens zwei der folgenden Bereiche:

– Ausgeprägte Beeinträchtigung im Gebrauch einer Vielzahl nonverbaler Verhaltensweisen wie beispielsweise Blickkontakt, Gesichtsausdruck, Körperhaltung und Gestik zur Steuerung sozialer Interaktionen

– Unfähigkeit, entwicklungsgemäße Beziehungen zu Gleichaltrigen aufzubauen

– Mangel an spontanen Bestrebungen, Freude, Interessen oder Erfolge mit anderen zu teilen (z. B. durch einen Mangel, Objekte des Interesses herzuzeigen, herzubringen oder darauf hinzuweisen)

– Mangel an sozialer oder emotionaler Gegenseitigkeit

2. Qualitative Beeinträchtigungen der Kommunikation in mindestens einem der folgenden Bereiche:

– Verzögertes Einsetzen oder völliges Ausbleiben der Entwicklung gesprochener Sprache (ohne den Versuch, die Beeinträchtigung durch alternative Kommunikationsformen wie Gestik oder Mimik zu kompensieren)

– Bei Personen mit ausreichendem Sprachvermögen deutliche Beeinträchtigung der Fähigkeit, ein Gespräch zu beginnen oder fortzuführen

– Stereotyper oder repetitiver Gebrauch der Sprache oder idiosynkratische Sprache

– Fehlen entwicklungsgemäß variierter, spontaner Rollenspiele oder sozialer Imitationsspiele

3. Beschränkte repetitive und stereotype Verhaltens-, Interessens- und Aktivitätsmuster in mindestens einem der folgenden Bereiche:

– Umfassende eingehende Beschäftigung innerhalb eines oder mehrerer stereotyper und begrenzter Interessenmuster, wobei entweder Schwerpunkt oder Intensität der Beschäftigung abnorm sind

– Auffällig unflexibles Festhalten an bestimmten nichtfunktionalen Gewohnheiten oder Ritualen

– Stereotype und repetitive motorische Manierismen (z. B. Verdrehen, Verbiegen der Hände oder Flattern mit den Händen oder Fingern oder komplexe Bewegungen des ganzen Körpers)

– Beharrliche, eingehende Beschäftigung mit Teilen von Objekten

B. Verzögerungen oder abnorme Funktionsfähigkeit in mindestens einem der folgenden Bereiche mit Beginn vor dem 3. Lebensjahr:

– Soziale Interaktion

– Sprache als soziales Kommunikationsmittel oder

– symbolisches oder Fantasiespiel

C. Die Störung kann nicht besser durch das Rett- oder Heller-Syndrom erklärt werden.

ihrer Freizeit vermissen und haben Schwierigkeiten, bei der Arbeit Konzepte zur Entscheidungsfindung anzuwenden (auch wenn die Aufgaben an sich von ihnen zu bewältigen sind). Die spezifische Manifestation der für den frühkindlichen Autismus charakteristischen Defizite ändert sich mit zunehmendem Alter, jedoch bleiben die Defizite im Erwachsenenalter mit weitgehend ähnlichen Problemen in der Sozialisation, der Kommunikation und der Interessen bestehen (Weltgesundheitsorganisation 2008). **«**

Bei der Aufklärung von Betroffenen oder deren Bezugspersonen sollte man sich an der Bedeutung der einzelnen Symptome orientieren. Oft wird der Fokus auf beschränkte Aktivitäts- und Interessens-

2

◘ Tab. 2.2 Symptome, die hinsichtlich der Alltagsfunktionalität als schwerwiegend einzuschätzen sind	
Qualitative Auffälligkeiten in der gegenseitigen Interaktion	
– Unfähigkeit, kommunikative Verhaltensweisen zur sozialen Interaktion zu verwenden (z. B. Blickkontakt, Mimik, Körperhaltung und Gestik)	→ Starke Beeinträchtigung insbesondere des sozialen Alltags und des psychischen Befindens der Betroffenen
– Unfähigkeit, Beziehungen zu Gleichaltrigen aufzunehmen und mit ihnen gemeinsame Interessen und Gefühle zu teilen	
– Mangel an sozioemotionaler Gegenseitigkeit, welches sich in einer Beeinträchtigung oder einer abweichenden Reaktion auf die Emotionen anderer äußert und	
– Mangel an sozialer Freude, Interessen oder Tätigkeiten miteinander zu teilen	
Qualitative Auffälligkeiten der Kommunikation	
– Verspätete oder vollständige Störung der Sprachentwicklung	→ Gefahr der sozialen Isolation
Begrenzte, repetitive und stereotype Verhaltensmuster, Interessen und Aktivitäten	
– Intensive Beschäftigung mit mehreren stereotypen und begrenzten Interessen	→ Verminderte Kapazität für das Erlernen alltagsrelevanter Funktionen
– Zwanghafte Anhänglichkeit an spezifische, nichtfunktionale Handlungen oder Rituale	

muster gelegt. Nicht immer gleich ersichtlich, insbesondere bei milden Formen des frühkindlichen Autismus, ist die Bedeutsamkeit der eingeschränkten Fähigkeit zur sozialen Modulation von Interaktion und Kommunikation für die individuelle Gestaltung des Alltags. Häufiger führt diese Schwierigkeit im Verlauf zu depressiven Reaktionen und Einschränkungen der Lebensqualität der Betroffenen (◘ Tab. 2.2).

❯❯ Für den klinischen Alltag ist zu beachten, dass der Symptomkomplex »begrenzte, repetitive und stereotype Verhaltensmuster« und »Interessen und Aktivitäten« bezüglich des frühkindlichen Autismus häufig das diagnostisch schlechteste Merkmal darstellen.

Ausgeprägte beeindruckende Sonderinteressen sind nicht immer zu finden. Darüber hinaus sind diese nicht immer leicht als solche zu erkennen, so gibt es beispielsweise spezifische Sonderinteressen, die mitunter nicht leicht als solche identifiziert und u. U. mit anderen Störungen in Zusammenhang ge-

bracht werden können (Beispiele aus der klinischen Praxis: Anorexia nervosa, Liebe oder Sexualität).

Sarah, 8;3 Jahre
Sarah ist das einzige Kind eines 45-jährigen Vaters, der als Elektriker arbeitet, sowie einer 32-jährigen Mutter, die Hausfrau ist. In der Familie liegen keine ernsthaften somatischen bzw. psychiatrischen Erkrankungen vor.

Schwangerschaftsverlauf: Nikotinabusus (1 Päckchen pro Tag) sowie Koffeinabusus der Mutter, Geburt 39. SSW, spontan, ohne Komplikationen, Geburtsgewicht 3.190 g, Geburtslänge 51 cm, APGAR 9/9/10. Bei Geburt offenes Foramen ovale, das jetzt verschlossen sei. Neugeborenenperiode: unauffällig. Frühkindliche Entwicklung: Laufen mit 18 Lebensmonaten, Sprechen: erste Wörter mit 2½ Lebensjahren, Zweiwortsätze ab dem 3. Lebensjahr, Sauberkeit im Alter von 4 Jahren abgeschlossen. Kinderkrankheiten: Windpocken und Scharlach. Impfstatus regelrecht. Sarah habe häufig unter Pseudokrupp-Anfällen gelitten und im Alter von 4 Jahren seien ihr die Polypen entfernt worden. Ansonsten seien keine ernsthaften Erkrankungen bekannt. Die Untersuchung des Gehörs sowie der Augen waren ohne pathologischen Befund, da Sarah seit dem 4. Lebensjahr, in den Augen der Eltern, kurzzeitig wie abwesend sei, wurde eine EEG-Ableitung empfohlen. Diese wurde jedoch von Sarah verweigert.

Ab dem 4. Lebensjahr Besuch eines integrativen Kindergartens mit anschließender Einschulung auf eine Schule für praktisch Bildbare, wo Sarah derzeit die 2. Klassenstufe besuche. Im 4. Lebensjahr erfolgte erstmals eine Vorstellung in einem Sozialpädiatrischen Zentrum. Dort wurde ein Entwicklungsrückstand festgestellt. Sarah erhielt im Kindergarten logopädische und physiotherapeutische Behandlung. Sie sei im Kindergarten durch autoaggressives und auch fremdaggressives Verhalten gegen andere Kinder aufgefallen (verbal und körperlich). Im 6. Lebensjahr habe sich das aggressive Verhalten deutlich zurückgebildet. Dennoch spiele Sarah hauptsächlich alleine im Kindergarten. Sie habe keine Freunde.

Im häuslichen Rahmen beschäftige sie sich häufig mit ihren Stofftieren. Sie behandle diese wie Freunde und mache Rollenspiele mit diesen. Außerdem interessiere sie sich für 3D-Tiere, die aus verschiedenen Teilen zusammengesetzt werden müssen. Dies könne Sarah sehr gut. Die Eltern berichten des Weiteren, dass Sarah durch erhöhte Schreckhaftigkeit bei Geräuschen, erhöhtes Schmerzempfinden, das Verweigern von Körperkontakt, Reaktionslosigkeit, wenn die Eltern sie ansprächen, inadäquate Kontaktaufnahme, Regression der Sprache, Gleichgewichtsstörungen, Veränderungsangst, gute Gedächtnisleistung bei sonst beeinträchtigter intellektueller Leistungsfähigkeit sowie durch ritualisiertes Verhalten auffalle. Außerdem habe sie sensorische Vorlieben. Sie rieche an Dingen oder habe eine Zeit lang beispielsweise die Schuhe der abholenden Eltern im Kindergarten abgeleckt.

In der Schule falle Sarah nun durch erhöhte Ablenkbarkeit, Unaufmerksamkeit und Hypermotorik auf. Seither habe sich ihr Verhalten wieder verschlechtert. Sie falle wieder erneut durch ag-gressives Verhalten auf. Es erfolgte eine Vorstellung bei einem Kinder- und Jugendlichenpsychotherapeuten. Dieser habe eine ADS diagnostiziert. Seit 1½ Jahren werde Sarah mit Medikinet in einer Dosierung von 30 mg behandelt. Dies habe zunächst eine gute Wirksamkeit gezeigt. Nun lasse die Wirkung jedoch nach. Außerdem habe im Herbst 2005 eine Kur wegen des ADS stattgefunden. Man habe gut über eine Reittherapie mit ihr in Kontakt treten können. Dort sei erstmals der Verdacht auf eine autistische Störung gestellt worden.

2.2.2 Atypischer Autismus (ICD-10: F84.1)

Dazugehörige Begriffe: atypische kindliche Psychose, Intelligenzminderung mit autistischen Zügen.

Die **spezifischen Unterscheidungsmerkmale** sind die folgenden:

- Nicht alle Leitsymptome für den frühkindlichen Autismus sind erfüllt,
- abnorme oder beeinträchtigte Entwicklung wird erst im oder nach dem 3. Lebensjahr manifest,
- häufig schwerste Intelligenzminderung,
- häufig somatische Syndrome,
- häufig schwere umschriebene Entwicklungsstörung der rezeptiven Sprache.

Der atypische Autismus stellt eine kategoriale Variante des frühkindlichen Autismus dar und unterscheidet sich von diesem dadurch, dass die betreffenden Kinder nicht alle Leitsymptome für den frühkindlichen Autismus erfüllen (F84.10) oder dass die abnorme oder beeinträchtigte Entwicklung erst im oder nach dem 3. Lebensjahr manifest wird (F84.11) oder dass beides zutrifft (F84.12). Im DSM-IV-TR wird der atypische Autismus unter der Rubrik »nicht näher bezeichnete tiefgreifende Entwicklungsstörung« klassifiziert und umfasst damit auch die gleichlautende Restkategorie der ICD-10 (F84.9).

2

Diagnostische Kriterien des atypischen Autismus nach ICD-10 (F84.1)

A.	Vorliegen einer auffälligen und beeinträchtigten Entwicklung mit Beginn im oder nach dem 3. Lebensjahr (die Kriterien entsprechen denen des Autismus, abgesehen vom Manifestationsalter)
B.	Qualitative Auffälligkeiten der gegenseitigen sozialen Interaktion oder der Kommunikation oder begrenzte, repetitive und stereotype Verhaltensmuster, Interessen und Aktivitäten (die Kriterien entsprechen denen für Autismus, abgesehen von der Zahl der gestörten Bereiche)
C.	Die diagnostischen Kriterien für Autismus (F84.0) werden nicht erfüllt.

F84.12 Atypisches Erkrankungsalter und atypische Symptomatologie

A.	Das Kriterium A für den Autismus wird nicht erfüllt. Das heißt, die auffällige und beeinträchtigte Entwicklung wird erst im oder nach dem 3. Lebensjahr deutlich.
B.	Qualitative Auffälligkeiten der gegenseitigen sozialen Interaktion oder der Kommunikation oder begrenzte, repetitive und stereotype Verhaltensmuster, Interessen und Aktivitäten (die Kriterien entsprechen denen des Autismus abgesehen von der Zahl der beeinträchtigten Bereiche).
C.	Das Kriterium C für Autismus wird erfüllt.
D.	Das Kriterium B für Autismus (F84.0) wird nicht vollständig erfüllt.

Der Autismus kann untypisch in Bezug auf das Erkrankungsalter (F84.10) oder in der Symptomatologie (F84.11) sein. Autistische Syndrome mit atypischem Erkrankungsalter und atypischer Phänomenologie sollten mit F84.12 kodiert werden.

F84.10 Autismus mit atypischem Erkrankungsalter

A.	Das Kriterium A für Autismus (F84.0) wird nicht erfüllt. Das heißt, die auffällige und beeinträchtigte Entwicklung wird erst im oder nach dem 3. Lebensjahr deutlich.
B.	Die Kriterien B und C für Autismus (F84.0) werden erfüllt.

F84.11 Autismus mit atypischer Symptomatologie

A.	Das Kriterium A für Autismus ist erfüllt. Das heißt: Vorliegen einer auffälligen und beeinträchtigten Entwicklung vor dem 3. Lebensjahr.
B.	Qualitative Auffälligkeiten der gegenseitigen sozialen Interaktion oder der Kommunikation oder begrenzte, repetitive und stereotype Verhaltensmuster, Interessen und Aktivitäten (die Kriterien für Autismus sind erfüllt abgesehen von der Zahl der beeinträchtigten Bereiche).
C.	Das Kriterium C für Autismus wird erfüllt.
D.	Das Kriterium B für den frühkindlichen Autismus F84.0 wird nicht vollständig erfüllt.

Jan, 17 Jahre

Jan ist das einzige Kind einer 45-jährigen Mutter und eines 48-jährigen Vaters. Familienanamnestisch sind keine ernsthaften somatischen oder psychiatrischen Vorerkrankungen zu eruieren. Die Schwangerschaft verlief unauffällig bis zur 33. Schwangerschaftswoche, in der eine Gestose sowie eine Plazentaablösung auftraten. In den ersten Lebenswochen kam es zu fraglich epileptischen Anfällen, die medikamentös behandelt wurden. Die frühkindliche Entwicklung verlief wie folgt: Laufen im 18. Lebensmonat, Sprechen erste Worte zum 3. Geburtstag, erste Sätze im Alter von 4½ Jahren, Sauberkeit: derzeit nächtliches Einnässen ohne Pausen. Im Kleinkindalter wurden Krankengymnastik, Logopädie sowie Frühförderung durchgeführt. Im 4. Lebensjahr Aufnahme in einen Integrativkindergarten. Dort habe sich Jan anfangs sehr still verhalten, habe Konzentrationsstörungen gezeigt, jedoch kein hypermotorisches Verhalten und keine Aggressivität. Gruppenspiele wurden nicht immer von ihm verstanden und aus diesem Grunde gemieden. Grundsätzlich habe jedoch ein Interesse an anderen Kindern bestanden. Im Alter von 5 Jahren wurde aufgrund der Auffälligkeiten eine humangenetische Untersuchung durchgeführt, die die Diagnose eines velokardiofazialen Syndroms ergab.

Im Alter von 7 Jahren Wechsel zunächst auf die Schule für Körperbehinderte, im Anschluss daran nach 1½ Jahren Wechsel auf die Schule für geistige Entwicklung.

In seiner Freizeit beschäftige er sich mit Spielen auf dem Spielplatz sowie mit seinen Autos. Er sei gerne mit anderen Kindern zusammen, habe jedoch nur vereinzelt feste Kontakte, lade diese nur manchmal zu sich nach Hause ein, könne dann mit der Nähe nicht umgehen. Jan sei traurig und zurückgezogen, verharre in Tätigkeiten und weise Motivationsschwierigkeiten auf. Er habe trotz der eingeschränkten intellektuellen Fähigkeiten ein gutes Gedächtnis, insbesondere ein gutes fotografisches Gedächtnis. Er zeige Angst vor Lautstärke sowie Bewegung und Angst vor Neuem, könne jedoch gut mit Veränderungen des Tagesablaufs sowie der Umgebungen umgehen.

Im HAWIK-III ergab sich im Handlungsteil ein Wert von 54 und in den Colored-Progressive-Matrices (CPM) ein RW =16, PR =2 entspricht Leistungsstufe 5 (geistige Behinderung).

2.2.3 Rett-Syndrom (ICD-10: F84.2)

Dazugehörige Begriffe: keine.

Das Rett-Syndrom ist charakterisiert durch die folgenden **Merkmale**:
- Vorkommen nur bei Mädchen,
- normale Entwicklung bis zum 7.–24. Lebensmonat,
- immer schwere Intelligenzminderung,
- teilweiser oder vollständiger Verlust von Fähigkeiten (Gebrauch der Hände und der Sprache),
- Verlangsamung des Kopfwachstums,
- typische Symptome: Stereotypien in Form wringender Handbewegungen, Hyperventilation,
- im Kindesalter Rumpfataxie, Apraxie, Skoliose oder Kyphoskoliose, choreoathetoide Bewegungen,
- molekulargenetische Identifikation ist in den meisten Fällen möglich (MECP2-Gen).

Dieses Störungsbild, das bisher nur bei Mädchen beschrieben wurde, wurde auf der Grundlage eines charakteristischen Beginns, Verlaufs und Symptommusters differenziert. Auch männliche Kinder sind von der genetischen Störung, sogar in ausgeprägterer Form betroffen; allerdings sterben die betroffenen Kinder bereits im Mutterleib (Le Guen et al. 2010). Die betroffenen Kinder entwickeln sich anfangs scheinbar regelrecht. Zwischen dem 7. Lebensmonat und dem 2. Lebensjahr erfolgt ein teilweiser oder vollständiger Verlust der Sprache, der lokomotorischen Fähigkeiten und der Gebrauchsfähigkeiten der Hände gemeinsam mit einer Verlangsamung des Kopfwachstums. Der Beginn dieser Störung liegt zwischen dem 7. und 24. Lebensmonat. Der Verlust zielgerichteter Handbewegungen, Stereotypien in Form von Drehbewegungen der Hände und Hyperventilation sind charakteristisch. Sozial- und Spielentwicklung sind gehemmt, das soziale Interesse bleibt jedoch erhalten. Im 4. Lebensjahr beginnt sich eine Rumpfataxie und Apraxie zu entwickeln, choreoathetoide Bewegungen folgen häufig. Es resultiert fast immer eine schwere Intelligenzminderung.

Diagnostische Kriterien des Rett-Syndroms nach ICD-10 (F84.2)	
A.	Eindeutig normale pränatale und perinatale Periode und eindeutig normale psychomotorische Entwicklung während der ersten 5 Monate und normaler Kopfumfang bei der Geburt
B.	Abnahme des Kopfwachstums zwischen dem 5. Lebensmonat und dem 4. Lebensjahr und Verlust der erworbenen zielgerichteten Handbewegungen zwischen dem 5. und dem 30. Lebensmonat, verbunden mit einer gleichzeitigen Kommunikationsstörung und beeinträchtigten sozialen Interaktionen und Auftreten von kaum koordiniertem, unsicherem Gang und/oder Rumpfbewegungen
C.	Entwicklung einer schwer gestörten expressiven und rezeptiven Sprache mit einer schweren psychomotorischen Verlangsamung
D.	Stereotype Handbewegungen (wie Händewringen oder Waschbewegungen), die mit oder nach dem Verlust zielgerichteter Handbewegungen auftreten

Emma, 4 Jahre

Die Vorstellung von Emma erfolgte, da den Eltern nach einer zunächst unauffälligen motorischen Entwicklung eine Verzögerung derselben aufgefallen war. Emma sei ein sehr ruhiges Kind gewesen, das spontan wenig Kontakt zur Umgebung aufnahm.

Die Eltern berichten von normaler prä-, peri- und postnataler Entwicklung. Die Entwicklungsverzögerung habe mit ca. 8 Monaten begonnen. So konnte Emma erst mit 11 Monaten sitzen, Robben gelang einseitig mit 14 Monaten. Drehende Handbewegungen zeigte sie erstmals mit 13 Monaten.

Im Rahmen der körperlich-neurologischen Untersuchung fiel auf, dass Emma nicht alleine stehen konnte und beim Sitzen öfters nach links wegknickte. Außerdem bot sie stereotype Handbewegungen, wobei die rechte Hand in der linken Handfläche drehend bewegt wurde. Auffällig waren des Weiteren eine hypotone Muskulatur, schwache Muskeleigenreflexe und eine brachyzephale Kopfform bei zu kleinem Kopfumfang. Darüber hinaus fiel eine verzögerte Sprachentwicklung auf, der Sprachwortschatz beschränkte sich auf drei Wörter.

Weitere Untersuchungen (Laborwerte, Stoffwechseldiagnostik, CT, Lumbalpunktion, Schilddrüsendiagnostik, Chromosomenanalyse, EKG, Ultraschall sowie eine Augen- und HNO-ärztliche Vorstellung) ergaben keine pathologischen Befunde. Zusammengefasst lagen ein Muskelhypotoniesyndrom mit statomotorischer und psychomentaler Retardierung, waschenden Handbewegungen, einer Sprachentwicklungsverzögerung und eine Abnahme des Kopfwachstums vor, was zur Diagnose eines Rett-Syndroms führte.

2.2.4 Andere desintegrative Störung des Kindesalters (ICD-10: F84.3)

Dazugehörige Begriffe: Dementia infantilis, desintegrative Psychose, Heller-Syndrom, symbiotische Psychose.

Die **spezifischen Unterscheidungsmerkmale** dieser Störungen sind die folgenden:

- Normale Entwicklung in den ersten beiden Lebensjahren,
- keine identifizierbare organische Erkrankung oder Schädigung,
- meist schwere Intelligenzminderung,
- Verlust von Sprache oder Rückschritt in sprachlichen Fertigkeiten,
- Rückschritt im Spielniveau und in sozialen Fertigkeiten,
- Verlust der Blasen- und Darmkontrolle,
- Verschlechterung der motorischen Kontrolle.

Diese Form einer tiefgreifenden Entwicklungsstörung ist – anders als das Rett-Syndrom – durch eine Periode einer zweifellos normalen Entwicklung vor dem Beginn der Krankheit definiert. Es folgt ein Verlust vorher erworbener Fertigkeiten verschiedener Entwicklungsbereiche innerhalb weniger Monate. Typischerweise wird die Störung von einem allgemeinen Interessenverlust an der Umwelt, von stereotypen, sich wiederholenden motorischen Manierismen und einer autismusähnlichen Störung sozialer Interaktionen und der Kommunikation begleitet. In einigen Fällen kann die Störung einer begleitenden Enzephalopathie zugeschrieben werden, die Diagnose ist jedoch anhand der Verhaltensmerkmale zu stellen.

Julian, 3½ Jahre

Der bei Erstvorstellung 3;5-jährige Junge wurde wegen eines rasch fortschreitenden Abbaus bereits erworbener Fähigkeiten, insbesondere der expressiven Sprache und der Sauberkeit, sowie einer Reihe zunächst autistisch wirkender Verhaltensweisen, wie In-die-Ferne-Schauen, und wegen eines starken Interesses an Sinnesreizen und säuglingshaft anmutenden Spielen mit den eigenen Fingern vorgestellt. Ein Auslöser für die massiven Verhaltensauffälligkeiten war nicht ersichtlich. Von einem Sozialpädiatrischen Zentrum war der Verdacht auf eine tiefgreifende Entwicklungsstörung gestellt worden. Der Junge ist das einzige Kind verheirateter und zusammenlebender Eltern einer Mittelschichtfamilie. Die Familienanamnese ist ohne Hinweise auf ernsthafte somatische oder psychiatrische Erkrankungen.

Die frühkindliche Entwicklung des Jungen war unauffällig verlaufen. Im Alter von 3 Jahren traten plötzlich Stereotypen sowie ein Verlust der bereits

---

Diagnostische Kriterien der sonstigen desintegrativen Störung des Kleinkindalters nach ICD-10 (F84.3)

A. Eindeutig normale Entwicklung bis zu einem Alter von mindestens 2 Jahren. Für die Diagnose wird das Vorliegen normaler altersgemäßer Fertigkeiten in der Kommunikation, in sozialen Beziehungen, im Spiel und im Anpassungsverhalten im Alter von 2 Jahren und später verlangt.

B. Endgültiger Verlust vorher erworbener Fertigkeiten mit Beginn der Störung. Die Diagnose verlangt einen klinisch deutlichen Verlust von Fertigkeiten (und nicht nur eine Unfähigkeit, sie in bestimmten Situationen anzuwenden) in mindestens zwei der folgenden Bereiche:

  1. Expressive oder rezeptive Sprache

  2. Spielen

  3. Soziale Fertigkeiten oder adaptives Verhalten

  4. Darm- oder Blasenkontrolle

  5. Motorische Fähigkeiten

C. Qualitativ auffälliges soziales Verhalten in mindestens zwei der folgenden Bereiche:

  1. Qualitative Auffälligkeiten der gegenseitigen sozialen Interaktion (wie für Autismus definiert)

  2. Qualitative Auffälligkeiten der Kommunikation (wie für Autismus definiert)

  3. Begrenzte, repetitive und stereotype Verhaltensmuster, Interessen und Aktivitäten einschließlich motorischer Stereotypien und Manierismen

  4. Allgemeiner Interessensverlust an Objekten und an der Umwelt insgesamt

D. Die Störung kann nicht einer der anderen tiefgreifenden Entwicklungsstörung, einer erworbenen Aphasie mit Epilepsie (F80.6), einem elektiven Mutismus (F94.0), einer Schizophrenie (F20–F29) oder einem Rett-Syndrom (F84.2) zugeordnet werden.

---

bestehenden Sprache auf. Schließlich setzte ein Verlust des Interesses an Spielzeug sowie eine sekundäre Enuresis und Enkopresis ein.

Im Rahmen der Diagnostik wurden eine Verhaltensbeobachtung, eine intensive neuropädiatrische Untersuchung zum Ausschluss von Stoffwechselerkrankungen oder anderen organischen Ursachen für demenzielle Abbauprozesse, eine EEG-Untersuchung zum Ausschluss eines Landau-Kleffner-Syndroms und eine testpsychologische Untersuchung durchgeführt. Im Kiphard'schen Entwicklungsgitter zeigte sich ein deutlicher Entwicklungsrückstand im Verhältnis zum Alter des Kindes. Der Vergleich der aktuellen Testergebnisse mit den anamnestischen Angaben der Eltern konnte zeigen, dass es sich um einen Abbau bereits erworbener Fähigkeiten handelte, was durch Videoaufnahmen untermauert werden konnte.

2.2.5 Überaktive Störung mit Intelligenzminderung und Bewegungsstereotypien (ICD-10: F84.4)

Dazugehörige Begriffe: keine.

Die **spezifischen Unterscheidungsmerkmale** für die überaktive Störung mit Intelligenzminderung und Bewegungsstereotypien sind:
- keine qualitativen Beeinträchtigungen der sozialen Interaktion und Kommunikation,
- immer schwere Intelligenzminderung (IQ <50),
- immer Überaktivität und Unaufmerksamkeit, die sich nicht durch Gabe von Psychostimulanzien bessert.

Diese Kategorie wurde für eine Gruppe von Kindern mit mittelgradiger/schwerer Intelligenzminderung (IQ unter 50) eingeführt, die größere Prob-

**Diagnostische Kriterien der überaktiven Störung mit Intelligenzminderung und Bewegungs-
stereotypien (F84.4)**

A.		Schwere motorische Überaktivität mit mindestens zwei der folgenden Aktivitäts- und Aufmerksamkeitsproblemen:
	1.	Anhaltende motorische Ruhelosigkeit mit Laufen, Springen und anderen Bewegungen des ganzen Körpers
	2.	Deutliche Schwierigkeiten, sitzen zu bleiben. Die Betroffenen bleiben höchstens wenige Sekunden ruhig sitzen, außer sie sind mit einer stereotypen Tätigkeit beschäftigt (s. Kriterium B)
	3.	Exzessive Aktivität in Situationen, die eigentlich Ruhe erfordern
	4.	Sehr schnelle Aktivitätswechsel, so dass einzelne Tätigkeiten weniger als eine Minute dauern (gelegentliche längere Zeitabschnitte mit bevorzugten Aktivitäten sind nicht ausgeschlossen, auch sehr lange Perioden stereotyper Aktivitäten können mit diesem Phänomen, das zu anderen Zeiten vorliegt, vereinbar sein)
B.		Repetitives und stereotypes Verhalten mit mindestens einem der folgenden Merkmale:
	1.	Fixierte und häufig wiederholte motorische Manierismen: Dies können komplexe Bewegungen des ganzen Körpers sein oder Teilbewegungen wie Schlagen mit den Händen
	2.	Exzessives und nichtfunktionales Wiederholen von stereotypen Aktivitäten, wie Spielen mit einem einzigen Objekt (z. B. fließendem Wasser) oder ritualisierte Aktivitäten (allein oder unter Einbeziehung anderer Menschen)
	3.	Wiederholte Selbstschädigung
C.		IQ unter 50
D.		Kein Vorliegen des autistischen Typs. Soziale Beeinträchtigung, d. h. das Kind muss mindestens drei der folgenden Verhaltensweisen zeigen:
	1.	Entwicklungsgemäßer Gebrauch von Augenkontakt, Ausdruck und Haltung zur Regulation sozialer Interaktionen
	2.	Entwicklungsgemäße Beziehung zu Gleichaltrigen mit gemeinsamen Interessen, Aktivitäten usw.
	3.	Kontaktaufnahme mit anderen Personen; wenigstens gelegentliche Suche nach Trost und Zuneigung bei anderen
	4.	Manchmal wird die Freude anderer geteilt. Andere Formen sozialer Beeinträchtigungen, wie z. B. ungehemmtes Zugehen auf Fremde sind mit der Diagnose vereinbar
E.		Die Kriterien für Autismus (ICD-10: F84.0, F84.1), für die desintegrative Störung des Kindesalters (ICD-10: F84.3) oder für hyperkinetische Störungen (ICD-10: F90.-) werden nicht erfüllt.

leme bezüglich Überaktivität und Aufmerksamkeit und stereotype Verhaltensweisen aufweisen. Sie haben meist keinen Nutzen von Stimulanzien (anders als Kinder mit einem IQ im Normbereich) und können auf eine Verabreichung von Stimulanzien eine schwere dysphorische Reaktion – manchmal mit psychomotorischer Entwicklungsverzögerung – zeigen. In der Adoleszenz kann sich die Hyperaktivität in eine verminderte Aktivität wandeln, ein Muster, das bei hyperkinetischen Kindern mit normaler Intelligenz nicht üblich ist. Das Syndrom wird häufig von einer Vielzahl von umschriebenen oder globalen Entwicklungsverzögerungen begleitet.

Johannes, 7 Jahre

Johannes ist das dritte Kind einer 42-jährigen Mutter und eines 43-jährigen Vaters, der als Elektriker tätig ist. In der Familie lebt des Weiteren der 17-jährige gesunde Halbbruder. Der zweite Halbbruder ist schwerstbehindert. Der Schwangerschaftsverlauf war kompliziert durch eine Hypertonie der Mutter. Die Geburt erfolgte in der 26. Schwangerschaftswoche per Kaiserschnitt. Johannes erlitt eine Hirnblutung 3.–4. Grades beidseits. Die frühkindliche Entwicklung verlief insgesamt verzögert: freies Laufen mit 4 Jahren, Sprechen mit 5 Jahren. Johannes besuchte einen integrativen Kindergarten und anschließend die Schule für Körperbehinderte. Die psychosoziale Situation der Familie war sehr belastet.

Seit dem 3. Lebensjahr träten starke Wutanfälle und aggressive Verhaltensweisen bei Johannes auf. Seit August 2005 träten darüber hinaus Eskalationen mit Schreiattacken und Wutanfällen auch in der Öffentlichkeit auf. Er halte dann die Luft an, schlage den Kopf gegen die Wand, schmeiße mit Gegenständen oder mache diese kaputt, haue um sich und schreie laut. In der Schule seien diese Wutanfälle bisher nicht aufgetreten. Der Mutter sei aufgefallen, dass Johannes anfälliger sei, wenn es zu Verschiebungen in seinem Alltag komme. Johannes interessiere sich sehr für Uhren und Taschenrechner sowie die Uhrzeit. Außerdem falle er auf durch stereotypes Im-Kreis-Laufen sowie stereotypes Beschäftigen mit den genannten Gegenständen. Er habe eine schlechte Konzentrationsfähigkeit, sei auf Erwachsene fixiert, interessiere sich für Zahlen und Buchstaben und habe früher Zigarettenpackungen gesammelt. Phasenweise trete selbstverletzendes Verhalten in Form von Sich-in-die-Hand-Beißen auf. Ungewohnte Situationen seien für ihn schwierig. Er habe keine wirklichen Freunde, werde jedoch oft von anderen Kindern »bemuttert«. In der Schule werde beobachtet, dass er sich für die anderen Kinder interessiere, es finde ein passiver Austausch statt. Johannes habe Imitationsverhalten gezeigt, könne Trost spenden, verstehe soziale Situationen, nutze Gesten und Mimik in ausreichendem Maße und zeige insgesamt eine gute Entwicklung unter der geleisteten Förderung.

2.2.6 Asperger-Syndrom (ICD-10: F84.5)

Dazugehörige Begriffe: autistische Psychopathie, schizoide Störung des Kindesalters.

Spezifische Unterscheidungsmerkmale des Asperger-Syndroms sind:
- Keine allgemeine Entwicklungsverzögerung;
- Fehlen einer Verzögerung der gesprochenen oder rezeptiven Sprache oder der kognitiven Entwicklung:
- die kommunikativen und sprachlichen Fähigkeiten sind in den ersten 3 Jahren unauffällig;
- durchschnittliche bis überdurchschnittliche Intelligenz;
- erste Wörter müssen bereits im 2. Lebensjahr oder früher gesprochen worden sein und kommunikative Phrasen im 3. Lebensjahr oder früher;
- erhöhte motorische Ungeschicklichkeit;
- Vorhandensein umschriebener, ungewöhnlich intensiv verfolgter Interessen oder repetitive und stereotype Verhaltensmuster: Letztere bewegen sich im Vergleich zum frühkindlichen Autismus auf höherem Niveau, d. h. sie sind nicht auf Teilobjekte oder nichtfunktionale Elemente von Spielmaterial konzentriert.

Das Asperger-Syndrom ist durch dieselbe Form qualitativer Beeinträchtigungen der gegenseitigen sozialen Interaktion charakterisiert, die für den frühkindlichen Autismus typisch ist, hinzu kommt ein Repertoire eingeschränkter, stereotyper sich wiederholender Interessen und Aktivitäten.

Peter; 13 Jahre

Peter ist das zweite Kind einer 38-jährigen Mutter, die als Lehrerin arbeitet, und eines 43-jährigen Vaters. Die Eltern haben sich vor 3 Jahren getrennt.

Die Schwangerschaft und die Geburt seien problemlos verlaufen. Die Meilensteine der frühkindlichen Entwicklung (Motorik, Sprache, Sauberkeit) seien allesamt zeitgerecht erreicht worden. Der Mutter sei jedoch im Säuglingsalter aufgefallen, dass Peter stundenlang seinen Schnuller an der Kette gehalten und beobachtet habe. Mit 2 Jahren sei Peter in den Kindergarten gekommen. Bereits im Kindergarten sei Peter auffällig gewesen. Er habe nicht an Gruppenspielen/am Stuhlkreis teilnehmen wollen und habe viel Zeit alleine verbracht. Er sei dann aufgrund seiner Auffälligkeiten zunächst in die Vorschule und anschließend im Alter von 7 Jahren in die Grundschule (E-Schule) gekommen. Von 2003 bis 2007 sei er zudem in eine Tagesgruppe ge-

Diagnostische Kriterien des Asperger-Syndroms nach ICD-10 (F84.5)

A.   Es fehlt eine klinisch eindeutige allgemeine Verzögerung der gesprochenen oder rezeptiven Sprache oder der kognitiven Entwicklung. Die Diagnose verlangt, dass einzelne Worte bereits im 2. Lebensjahr oder früher und kommunikative Phrasen im 3. Lebensjahr oder früher benutzt werden. Selbsthilfefertigkeiten, adaptives Verhalten und die Neugier an der Umgebung sollten während der ersten 3 Lebensjahre einer normalen intellektuellen Entwicklung entsprechen. Allerdings können Meilensteine der motorischen Entwicklung etwas verspätet auftreten und eine motorische Ungeschicklichkeit ist ein häufiges (aber kein notwendiges) diagnostisches Merkmal. Isolierte Spezialfertigkeiten, oft verbunden mit einer auffälligen Beschäftigung sind häufig, aber für die Diagnose nicht erforderlich.

B.   Qualitative Beeinträchtigungen der gegenseitigen sozialen Interaktion (entsprechend den Kriterien für Autismus).

C.   Ein ungewöhnlich intensives umschriebenes Interesse oder begrenzte, repetitive und stereotype Verhaltensmuster, Interessen und Aktivitäten (entspricht dem Kriterium für Autismus, hier sind aber motorische Manierismen, ein besonderes Beschäftigtsein mit Teilobjekten oder mit nichtfunktionalen Elementen von Spielmaterial ungewöhnlich).

D.   Die Störung ist nicht einer anderen tiefgreifenden Entwicklungsstörung, einer schizotypen Störung (F21), einer Schizophrenia simplex (F20.6), einer reaktiven Bindungsstörung des Kindesalters oder einer Bindungsstörung mit Enthemmung (F94.1 und F94.2) einer zwanghaften Persönlichkeitsstörung (F60.5) oder einer Zwangsstörung (F42) zuzuordnen.

gangen. Momentan besuche er die 7. Klasse einer Hauptschule. Seine Leistungen seien in Ordnung, allerdings beteilige er sich nur selten mündlich im Unterricht. Laut der Lehrerin wirke er oft »apathisch« und sei häufig mit anderen Dingen beschäftigt. Allerdings bekomme er anscheinend alles mit. Er habe einige Freunde in der Klasse, verbringe seine Freizeit jedoch lieber alleine. Er interessiere sich insbesondere für Technik und Wissenschaft, er zeichne Pläne, mache mathematische Berechnungen und notiere sich, wie Dinge (z. B. Motoren) funktionieren. Peter habe Schwierigkeiten im sozialen Bereich, erkenne nicht, was andere Menschen denken und fühlen, so dass es ihm schwer falle, soziale Situationen richtig einzuschätzen und entsprechend zu reagieren. Dies führe immer wieder zu Problemen. Zudem beschäftige er sich häufig mit Krankheiten, besorge sich Infomaterialien zu diesen und mache sich dann Sorgen, dass er selbst unter der entsprechenden Krankheit leiden könne. Er sei sehr ängstlich, wenn es um seine Gesundheit gehe.

Peter ist nicht in der Lage, kontinuierlich Blickkontakt im Sinne eines sozial modulierten Informationsaustausches einzusetzen. Seine emotionale und empathische Gestik wirkt deutlich herabgesetzt, auch beschreibende Gestik ist kaum zu beob-

achten. Die Mimik ist ebenfalls herabgesetzt. Eine wechselseitige Interaktion kommt nicht zustande, da er überwiegend seinen eigenen Gedanken folgt und Fragen meist nur kurz und einsilbig beantwortet (»ja«, »nein«), sofern es nicht um Themen geht, die ihn interessieren (z. B. Technik, Elektronik). Peter scheint zwar ein Konzept von Freundschaft zu haben, allerdings gelingt es ihm nur teilweise zu erklären, wie seine eigene Rolle in diesem Konzept aussieht, zudem gibt er an, dass er kein Interesse an anderen Kindern habe. Er kann verschiedene Gefühlsqualitäten benennen, hat jedoch Probleme damit, konkrete Beispielsituationen zu finden und eine differenzierte Beschreibung der Gefühle gelingt ihm nicht. Die Beschreibung von Bildern, die komplexe emotional bedeutsame soziale Situationen wiedergeben, gelingt ihm nur zum Teil, häufig gelingt es ihm nicht, das gesamte Emotionsspektrum und alle sozialen Zusammenhänge zu erfassen. Eine Fokussierung auf die eher unwesentlichen Details (Tendenz zur zentralen Kohärenz) ist nicht zu beobachten.

Die Mutter berichtet, dass Peter Schwierigkeiten habe, soziale Hinweisreize, Situationen oder Anforderungen zu erkennen und zu beachten. Er überreagiere, fühle sich von anderen schnell angegriffen, äußere sich sehr direkt und achte nicht darauf, ob er die anderen mit seinen Bemerkungen verletze. Peter doziere gerne über ein Thema und achte dabei nicht auf sein Gegenüber, lasse sich auch nicht unterbrechen oder vom Thema abbringen. Eine wechselseitige Unterhaltung mit ihm sei sehr schwierig. Peters nonverbales Verhalten (direkter Blickkontakt, soziales Lächeln, Skala von Gesichtsausdrücken, mit denen kommuniziert wird, konventionelle, zielgerichtete Gesten) sei insgesamt in seiner Vielfalt eingeschränkt. Im Kindergarten sei Peter Außenseiter gewesen, habe alleine gespielt und nicht am Sitzkreis teilgenommen. Er habe keine fantasievollen und keine Rollenspiele gespielt. Am liebsten habe er früher gemalt oder geknetet. Schon immer habe Peter abwechselnde intensive Interessen gehabt (Flugzeuge, Busse, Jonglieren, Zaubern). Momentan interessiere er sich sehr intensiv für Motoren, lese ein Fachbuch dazu und zeichne die Motoren detailgetreu aus dem Gedächtnis nach. Weiterhin berichtete die Mutter von Handlungen mit starrem, ritualisiertem Handlungsverlauf (Zimmerordnung, Essverhalten), Schwierigkeiten bei geringfügigen Veränderungen im gewohnten Tagesablauf und aggressiven Verhaltensweisen (verbal, Wutanfälle).

sprüchliche Befunde vorliegen und/oder aber die Manifestation der Störung nach dem 3. Lebensjahr liegt.

In der ICD-10 sind weder für die »Nicht näher bezeichnete tiefgreifende Entwicklungsstörung« noch für die »Sonstige tiefgreifende Entwicklungsstörung« spezielle Kriterien zu erfüllen.

> Da bei Nichterfüllung aller Leitsymptome des frühkindlichen Autismus im anglo-amerikanischen Sprachraum nach DSM-IV-TR ausschließlich die Diagnose »Nicht näher bezeichnete tiefgreifende Entwicklungsstörung« zur Verfügung steht, können Krankheitsbilder, die in der ICD-10 dem »Atypischen Autismus« entsprechen, nur dort klassifiziert werden. Die ICD-10 sieht vor, dass die Diagnose »Atypischer Autismus« vorzugsweise bei nicht erfüllten Leitsymptomen des frühkindlichen Autismus oder einer Manifestation der beeinträchtigten Entwicklung erst im oder nach dem 3. Lebensjahr (oder beidem) und schweren Intelligenzminderungen und den sie verursachenden organischen Störungsbildern verwendet werden soll.

2.2.7 Nicht näher bezeichnete tiefgreifende Entwicklungsstörung/Sonstige tiefgreifende Entwicklungsstörungen (ICD-10: F84.8/9)

Dazugehörige Begriffe: keine.
Spezifische Unterscheidungsmerkmale dieser Kategorie:
- Mangel an ausreichenden Informationen,
- nicht alle Leitsymptome für den frühkindlichen Autismus erfüllt,
- abnorme oder beeinträchtigte Entwicklung wird erst im oder nach dem 3. Lebensjahr manifest.

Diese Kategorie sollte gewählt werden, wenn nicht alle Symptome des frühkindlichen Autismus oder auch des Asperger-Syndroms erfüllt sind, ein Mangel an ausreichenden Informationen oder wider-

2.2.8 Diagnosen, die nicht in den gängigen Klassifikationssystemen ICD-10 und DSM-IV-TR aufgeführt sind

High-functioning-Autismus
Dazugehörige Begriffe: keine.
Spezifisches Unterscheidungsmerkmal: IQ >70.

Eine weitere Variante des frühkindlichen Autismus, die aber noch nicht Eingang in die derzeit gebräuchlichen Klassifikationssysteme gefunden hat, ist der High-functioning-Autismus (Autismus auf hohem Funktionsniveau), ein Begriff geprägt von DeMyer et al. (1981). Diese spezielle Gruppe umfasst Individuen mit frühkindlichem Autismus mit einer Intelligenzminderung oberhalb der klinischen Krankheitsschwelle (F70.0) (Standardwert >70). Auffälligkeiten ihrer Entwicklung zeigen sich hier meist im Verlauf der ersten 3 Lebensjahre. Eine verzögerte Sprachentwicklung wird oftmals durch die gute intellektuelle Ausstattung kompensiert. Sprache muss sich aber nicht zwangsläufig entwickeln, falls ja, bleiben die für autistische Störungen typischen Eigenarten der Sprache jedoch erhalten (▶ Abschn. 4.1.2). Im Vergleich zum Asperger-Syndrom verfügen Menschen mit High-functioning-Autismus über weitgehend unbeeinträchtigte motorische Fähigkeiten. Meistens bleiben die autistischen Symptome aber wesentlich deutlicher ausgeprägt als beim Asperger-Syndrom.

Thomas, 9 Jahre
Der Schwangerschaftsverlauf war unauffällig. Die Geburt erfolgte spontan in der 40. Schwangerschaftswoche. Thomas sei ein sehr ruhiges Baby gewesen, es sei den Eltern früh aufgefallen, dass Thomas nicht gerne in den Arm genommen worden sei. Es habe laut Angaben der Eltern »die Bindung gefehlt«. Freies Laufen im Alter von 16 Lebensmonaten. Die Sauberkeitsentwicklung sei zeitgerecht abgeschlossen gewesen. Einzelne Worte habe Thomas ungefähr zum 2. Geburtstag gesprochen, Zweiwortsätze mit 3 Jahren. Der Vater gibt an, dass Thomas Deutsch wie eine Fremdsprache spreche. Manchmal habe er das Gefühl, dass er nach Worten suchen müsse. Thomas sei in einen Integrativ-Kindergarten wegen der bestehenden Entwicklungsverzögerung aufgenommen worden. Damals seien Wahrnehmungsstörungen diagnostiziert worden. Er habe es vermieden, die anderen Kinder anzufassen, habe sich selbst nicht anfassen lassen, sei sehr unruhig und impulsiv gewesen, verbal aggressiv und habe sich rasch gewehrt, wenn er unsicher geworden sei. Insgesamt habe Thomas sehr von dem Kindergartenaufenthalt profitiert und habe sprachlich sowie sozial viele Dinge aufgeholt. Er habe jedoch weiterhin keine Freunde gehabt. Die sozialen Kontakte seien jedoch besser gewesen, er sei sogar zu einem Kindergeburtstag eingeladen worden.

Schließlich erfolgte die Einschulung auf die Körperbehindertenschule. Bereits im 1. Schuljahr sei Thomas auffällig gewesen, da ihm – nach dem Urteil der Eltern – von Seiten der körperbehinderten Kinder zu viel Nähe entgegengebracht worden sei. Thomas habe sich verbal und körperlich aggressiv verhalten, sei oppositionell-verweigernd gewesen und habe schließlich ein stark zwanghaf-

tes bzw. ritualisiertes Verhalten gezeigt. So habe er beispielsweise die Wände abgeklopft und die Hände auf den Boden gelegt. Es sei einmalig zu einem Feueralarm in der Schule gekommen. Seitdem wolle Thomas immer versichert wissen, dass kein Feuer in der Nähe sei, und er könne keine Sirenen hören, mache sie jedoch gleichzeitig ständig nach. In diesem Zusammenhang berichtet der Vater, dass Thomas häufiger Worte oder Sätze wiederhole. Die Situation in der Schule habe sich deutlich zugespitzt. Thomas habe nur alleine in einem Raum sein können und habe davon berichtet, dass er Angst habe, Bakterien im Mund zu haben.

2.2.9 Multiple complex developmental disorder

Dazugehörige Begriffe: keine.
Spezifische Unterscheidungsmerkmale der Multiple complex developmental disorder:
- Auftreten von Denkstörungen.
- Das Störungsbild ist gekennzeichnet durch drei Merkmalskomplexe:
  1. Beeinträchtigung der Affektregulation,
  2. Beeinträchtigung des Kommunikations- und Sozialverhaltens und
  3. Vorhandensein von Denkstörungen.
- Immer müssen Störungen der Affektregulation und aggressives Verhalten vorliegen.

Weder in der ICD-10 noch im DSM-IV-TR ist die Multiple complex developmental disorder (McDD) aufgeführt, die theoretisch den nicht näher bezeichneten tiefgreifenden Entwicklungsstörungen als multiple tiefgreifende Entwicklungsstörung (ICD-10: F84.8) zuzuordnen ist. Es handelt sich hierbei um Kinder, deren Auffälligkeiten später beginnen und die hinsichtlich stereotypen Verhaltens und fehlenden Einfühlungsvermögens weniger beeinträchtigt sind. Cohen et al. (1986) prägte zunächst den Begriff »Multiplex developmental disorder« (MDD). Das Störungsbild ist gekennzeichnet durch die drei Merkmalskomplexe Beeinträchtigung der Affektregulation, Beeinträchtigung des Kommunikations- und Sozialverhaltens und das Vorhandensein von Denkstörungen.

Cohen et al. (1994) machten erstmals den Vorschlag, die McDD als Subkategorie der nicht näher bezeichneten tiefgreifenden Entwicklungsstörung einzuführen. Towbin et al. (1993) beschrieben zugehörige Symptome: beeinträchtigte Affektregulation, Ängste, defizitäre soziale Sensitivität und Denkstörungen. Van der Gaag et al. (1995) beschrieben eine gute bestehende interne Validität des McDD-Konzeptes gegenüber dem Konzept der Autismus-Spektrum-Störungen. In einer Faktorenanalyse ergaben sich höhere Ladungen für die McDD-Gruppe in den Bereichen Denkstörungen und Angst, aggressives Verhalten und Gefühle von Misstrauen im Vergleich zu der Autismus-Gruppe, die durch defizitäres Sozialverhalten und Kommunikation sowie stereotypes und rigides Verhalten dominierte. Buitelaar und van der Gaag (1998) replizierten die Befunde und ordneten die McDD als eine eigene Kategorie der tiefgreifenden Entwicklungsstörungen ein. In einer weiteren Arbeit von Lahuis et al. (2009) konnte gezeigt werden, dass Patienten mit McDD gegenüber solchen mit Autismus-Spektrum-Störung ein höheres Risiko haben, an Störungen aus dem schizophrenen Formenkreis zu erkranken.

Sebastian, 16 Jahre

Der 16-jährige Sebastian wurde vorgestellt, weil er nach 7-jähriger Betreuung in einer therapeutischen Einrichtung der Jugendhilfe vermehrt aggressives Verhalten zeigte, sich mit Dinosauriern identifizierte, andere ansprang, sie zu Boden riss und biss sowie gegen Erzieher und Lehrer tätlich wurde. An Denkstörungen war magisches Denken zu erkennen. Seit der Aufnahme in die therapeutische Einrichtung hatten Kontaktstörungen, Ablenkbarkeit und Aggressivität bestanden. Der Junge war kreativ gewesen, hatte sich aber oft zurückgezogen und war in realitätsüberschreitende Rollenspiele verfallen, in denen er sich stark und mächtig gerierte. Bei Eingrenzungen war es zu heftigen Selbstverletzungen gekommen.

Der Patient ist das zweite Kind von 40 und 45 Jahre alten Eltern. Sebastian lernte erst mit 18 Monaten laufen und nässte bis zu seinem 8. Lebensjahr ein. Als Kleinkind zerstörte er Spielzeug, war schmerzunempfindlich, distanzgemindert und

ohne erkennbare Beziehung zu seiner Mutter. Auffallend war die Neigung des Jungen zur Übernahme von Fantasierollen als Tiger.

Problematische schulische Entwicklung: Zunächst Vorschulbesuch aufgrund von Schulunreife. In der ersten Klasse Wechsel in eine Schule für Erziehungshilfe. Zuletzt wurde Streunen auf dem Schulweg beobachtet.

Die stationäre Vorbehandlung des damals 8-Jährigen hatte zur Diagnose einer reaktiven Bindungsstörung mit Verdacht auf atypischen Autismus geführt. Während der stationären Behandlung war der Jugendliche unkooperativ, distanzlos, impulsiv, affektiv wenig mitschwingend, aber deutlich ängstlich bzw. gereizt-dysphorisch, im formalen Denken etwas umständlich eingeengt und paranoid. Die Identifikation mit Dinosauriern wirkte teilweise Ich-synton, das EEG war etwas unreif, dass CT ohne Besonderheiten. Die intellektuellen Fähigkeiten erwiesen sich bei schwacher Konzentration als durchschnittlich.

Bei Fehlen psychotischer Symptome führte der Mangel an Empathie zusammen mit dem Affekt und der Denkstörung zur Diagnose einer multiplen tiefgreifenden Entwicklungsstörung.

Es wurde vorgeschlagen, die Diagnose der in den ersten Lebensjahren beginnenden Störung auf der Basis der in der folgenden ▸ Übersicht genannten Merkmale zu stellen, von denen je zwei aus jeder Symptomgruppe erfüllt sein sollten:

Diagnosekriterien der Multiple complex developmental disorder
- Beeinträchtige Affekt- und Angstregulation
  - Intensive generalisierte Angst oder Spannung
  - Befürchtungen und Phobien (oft ungewöhnlich oder eigenartig)
  - Wiederkehrende Zustände von Panik- oder Angstüberflutung
  - Episoden desorganisierten Verhaltens mit auffallend unreifen, archaischen oder gewalttätigen Zügen
  - Außergewöhnliche Variabilität der Emotionen mit oder ohne externe Auslöser
  - Häufig eigenartige oder bizarre Angstreaktionen

2

- Beeinträchtigtes soziales Verhalten/soziale Sensitivität
  - Desinteresse, Gleichgültigkeit, Vermeidung oder Rückzug im sozialen Bereich trotz offensichtlicher Kompetenz
  - Ausgeprägte Beeinträchtigung der Beziehung zu Gleichaltrigen
  - Deutlich beeinträchtigtes Bindungsverhalten/hochgradige Ambivalenz gegenüber Erwachsenen
  - Sehr begrenzte Fähigkeit zur Empathie oder zum genauen Verständnis der Affekte anderer
- Beeinträchtigte kognitive Verarbeitung (Denkstörungen)
  - Irrationalität, plötzlich in den normalen Gedankengang einschießende Ideen, magisches Denken, Neologismen oder Wiederholen von Nonsenswörtern, Sprunghaftigkeit, offensichtlich unlogische bizarre Ideen
  - Vermischung von Realität und inneren Phantasien
  - Ratlosigkeit und leichte Verwirrbarkeit (Probleme mit dem Verständnis fortschreitender sozialer Prozesse oder mit folgerichtigem Denken)
  - Wahnhafte Vorstellungen, überwertige Ideen mit Omnipotenzphantasien, paranoiden Vorurteilen, Eingenommensein von Fantasiefiguren, Größenvorstellungen bezüglich besonderer Kräfte, Beziehungsideen

2.3 Epidemiologie

Im Unterschied zu anderen tiefgreifenden Entwicklungsstörungen liegen für den frühkindlichen Autismus zahlreiche Studien vor. Früher ging man davon aus, dass tiefgreifende Entwicklungsstörungen, insbesondere Autismus-Spektrum-Störungen, relativ selten vorkommen. Neuere Studien belegen höhere Prävalenzraten (Fombonne 2005). Die Autoren führen dies insbesondere auf methodologische Aspekte, also auf eine genauere Diagnostik zurück.

Fombonne führt in einer Übersicht bis zum Jahr 2005 36 Untersuchungen zur Prävalenz des frühkindlichen Autismus auf. In diesen Studien bewegten sich die Prävalenzraten zwischen 0,7/10.000 und 72,6/10.000. Bei der Beurteilung der hierfür rekrutierten Stichproben sind aus Sicht der Autoren verschiedene Umstände zu berücksichtigen:

- Lediglich in 21 Studien wurde die intellektuelle Leistungsfähigkeit anhand unterschiedlicher Messinstrumente erhoben. Da darüber hinaus Angaben zur intellektuellen Leistungsfähigkeit häufig durch unscharfe Einteilungen vorgenommen wurden, sollten unterschiedliche intellektuelle Fähigkeiten in Prävalenzstudien mit Bedacht interpretiert werden. Des Weiteren ist zu beachten, dass folglich bei fast der Hälfte der Untersuchungen keine Zuordnung zum Grad der intellektuellen Beeinträchtigung vorgenommen werden kann.
- Die Stichprobengrößen variieren in den Studien zwischen 826 und 4,9 Millionen Probanden. Die Größe der Stichprobe korrelierte negativ mit der Prävalenzrate, d. h. beim Vorliegen einer kleineren Stichprobe ergaben sich hohe Prävalenzraten.
- Die Altersspektren variieren sehr stark, so dass z. B. die Prävalenz bei ausschließlich 3-Jährigen, aber auch bei 3- bis 27-Jährigen erhoben wurde.
- In Studien zur Prävalenz des frühkindlichen Autismus konnten Zusammenhänge zwischen dem Erscheinungsjahr und der Prävalenzrate gefunden werden, insofern als die Prävalenzraten für Publikationen zwischen 1994 und 2004 um ein 3-Faches höher waren als zwischen 1966 und 1993 (Fombonne 2005).
- Es ist weiterhin zu berücksichtigen, dass Inzidenzraten derzeit in keiner Studie beschrieben werden. Berücksichtigt man die verschiedenen Syndrome der tiefgreifenden Entwicklungsstörungen gemäß ICD-10 und DSM-IV-TR, ergeben sich die in ☐ Tab. 2.3 aufgeführten Prävalenzraten.

Das Geschlechterverhältnis gemittelt aus 32 Studien, die insgesamt 6963 Personen mit umfassten, liegt für alle tiefgreifenden Entwicklungsstörungen bei 4,3:1 (Fombonne 2006). Insgesamt finden sich in Stichproben von Kindern und Jugendlichen

☐ Tab. 2.3 Gemittelte Prävalenzraten tiefgreifender Entwicklungsstörungen im Vergleich

Diagnosegruppe	Prävalenz	Autoren
Alle tiefgreifenden Entwicklungsstörungen	60–65/10.000	Tidmarsch u. Volkmar (2003)
Frühkindlicher Autismus – Low-functioning	10–16/10.000	Fombonne (2005)
Atypischer Autismus	2–11/10.000	Fombonne (2005)
Asperger-Syndrom	2–3,3/10.000	Fombonne u. Tidmarsch (2003)
	3–4/1000	Ehlers u. Gillberg (1993)
Rett-Syndrom	<1/10.000	Fombonne (2005)
Desintegrative Störung	0,9/10.000	Fombonne (2006)
Tiefgreifende Entwicklungsstörung, nicht näher bezeichnet	20/1000	Fombonne (2003)

☐ Tab. 2.4 Geschlechterverhältnis bei tiefgreifenden Entwicklungsstörungen

Diagnosegruppe	Jungen : Mädchen	Autor
Alle tiefgreifenden Entwicklungsstörungen	4,3:1	Fombonne (2006)
– Durchschnittliche Intelligenz	5,5:1	
– Mittlere bis schwere geistige Behinderung	1,95:1	
Frühkindlicher Autismus	3:1	Fombonne (2006)
Asperger-Syndrom	8:1	Fombonne u. Tidmarsch (2003)
Rett-Syndrom	Nur Mädchen	Tsai (1994)
Desintegrative Störung	8:1	Volkmar (1994)

mit autistischen Störungen und höheren intellektuellen Fähigkeiten mehr männliche Individuen (☐ Tab. 2.4).

> Betroffene Mädchen zeigen eher den frühkindlichen Autismus mit einer Intelligenzminderung als andere Formen.

2.4 Schweregradeinteilung

Eine allgemein verbindliche Übereinkunft zur Beschreibung von Schweregraden besteht derzeit nicht. Dies hat unter anderem damit zu tun, dass unterschiedlich bewertet wird, ob es sich, wie in den Leitlinien zu Diagnostik und Therapie angegeben, bei anderen Formen tiefgreifender Entwick-

lungsstörungen (atypischer Autismus, Asperger-Syndrom, Rett-Syndrom, desintegrative Störung des Kindesalters) um Untergruppen des frühkindlichen Autismus handelt oder die tiefgreifenden Entwicklungsstörungen, insbesondere die autistischen Störungen, unterschiedlich voneinander abgrenzbare Störungsbilder sind oder ob sie vielmehr eine Spektrumserkrankung mit den drei Kernsymptomen

- qualitative Beeinträchtigung der zwischenmenschlichen Beziehung,
- qualitative Beeinträchtigung der verbalen oder nur nonverbalen Kommunikation und
- beschränktes Aktivitäts- und Interessenrepertoire

darstellen.

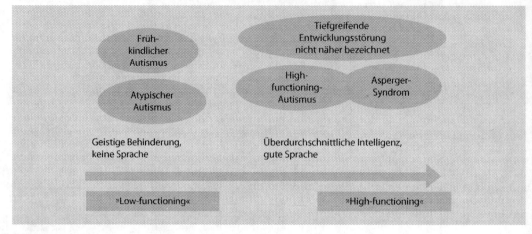

Abb. 2.1 Autismus-Spektrum

Das Spektrum reicht von geistig behinderten Kindern ohne Sprachentwicklung mit ausgeprägt autistischen Symptomen hin zu überdurchschnittlich begabten Personen mit einer sehr gut entwickelten Sprache und milderer Symptomenausprägung (◘ Abb. 2.1).

Das Modell des autistischen Spektrums führt zwangsläufig zu einer dimensionalen Sicht autistischer Symptome. Während sich auch jüngere diagnostische Instrumente um eine höhere Trennschärfe im Sinne einer kategorialen Definition bemühen, wird eine dimensionale Diagnostik noch kaum versucht, noch weniger sind solche Versuche anhand von Verlaufsdaten auf ihre prognostische Validität geprüft worden. Die Schweregradeinteilung richtet sich unabhängig von der Definition Untergruppe vs. Spektrumsstörung nach der Intensität der Auffälligkeit in den einzelnen Bereichen.

Man kann natürlich bei der Einordnung in das Spektrumskonzept gemäß ◘ Abb. 2.1 von unterschiedlichen Phänotypen (◘ Abb. 2.2) ausgehen, innerhalb derer jeweils eine dimensionale Betrachtung angemessen ist – also eine Beschreibung des Ausprägungsgrades jedes der drei Kernmerkmale (s. oben) beispielsweise innerhalb eines frühkindlichen Autismus oder eines Asperger-Syndroms. Die Diskussion über das Asperger-Syndrom als eine phänotypische Variante autistischer Störungen und die Zwischenstellung des High-functioning-Autismus zwischen ausgeprägtem frühkindlichem Autismus und Asperger-Syndrom legt auch eine

andere Betrachtungsweise nahe: es geht um ein Kontinuum autistischer Störungen von schwersten Formen autistischen Verhaltens mit Intelligenzminderung bis zu den Varianten des »broader phenotype«. Über das gesamte Spektrum autistischer Störungen können Ausprägungsgrade der drei Kernmerkmale dimensional betrachtet werden. Das stünde im Einklang damit, dass hochgradig autistisches Verhalten häufig mit Intelligenzminderung am äußersten Ende des Spektrums einhergeht. Es wäre auch damit vereinbar, dass es unter kategorialer Betrachtung gesunde Menschen gibt, die allein Interaktionsschwierigkeiten oder isolierte Kommunikationsprobleme oder auch eine Neigung zu ritualisiertem Verhalten zeigen.

> **Die aktuell in den gängigen Klassifikationssystemen beschriebenen Diagnosen des Bereichs der tiefgreifenden Entwicklungsstörungen machen deutlich, dass es sich bei allen Störungsvarianten (inklusive des frühkindlichen Autismus) um Störungsbilder mit einer genetischen Ursache handelt, jedoch mit unterschiedlicher Ätiopathogenese. Somit ähneln sich zwar die Phänotypen, nicht jedoch die Endophänotypen.**

Phänotyp – Summe aller Merkmale eines Individuums. Er bezieht sich nicht nur auf morphologische, sondern auch auf physiologische und psychologische Eigenschaften.

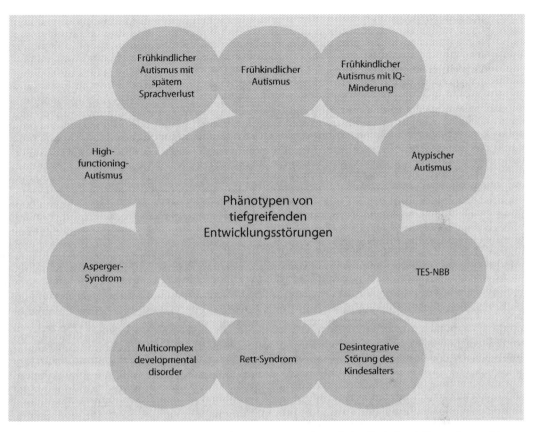

Abb. 2.2 Phänotypen von tiefgreifenden Entwicklungsstörungen. *TES-NNB* Tiefgreifende Entwicklungsstörung, nicht näher bezeichnet

Endophänotyp – Endophänotypen beschreiben ein psychiatrisches Konzept mit der Absicht, Verhaltensmerkmale im Sinne von Phänotypen bekannten genetischen Erklärungen zuzuordnen.

Die Ausprägung der störungsspezifischen Symptomatik ist beim frühkindlichen Autismus abhängig von Alter und intellektueller Leistungsfähigkeit des Betroffenen. Bei Kindern und Jugendlichen mit geistiger Behinderung zeigt sich häufig per se eine deutlichere Einschränkung der Alltagsfähigkeiten, die durch die den Autismus kennzeichnenden Symptome, wie geringe sprachliche Äußerungsfähigkeit, soziale Inkompetenz oder hochgradig ritualisiertes Verhalten oder Veränderungsängste zusätzlich erschwert sind.

Deshalb entscheiden Spracherwerb und Sprachgebrauch, soziale Kompetenz und Flexibilität über die Lebensqualität von Menschen mit autistischen Störungen im Erwachsenenalter. Außerdem verstärken zusätzlich Störungen der Motorik und andere fakultative Symptome wie Hyperaktivität, Impulsivität, Zwänge oder auch bizarre Essmuster das Ausmaß der Verhaltensstörung.

Die Schweregradbeurteilung richtet sich des Weiteren nach dem Ausmaß der Selbstständigkeit bzw. der notwendigen Aufsicht und Pflege, die auf der Achse VI des multiaxialen Klassifikationssystems eingeordnet wird. Deshalb kommt es in der Regel nicht auf den erreichten Schulabschluss oder das Erlangen spezifischer Fähigkeiten an, wie etwa den Erwerb des Führerscheins, denn nicht wenige der Betroffenen sind trotz erreichten Abiturs oder bestandener Fahrprüfung nicht studierfähig oder ausreichend mobil.

2.5   Sondergruppen

2.5.1   Sind alle Kinder mit frühkindlichem Autismus intelligenzgemindert?

Da neue Studien zeigen, dass lediglich zwischen 25 und 50% der von frühkindlichem Autismus Betroffenen eine Intelligenzminderung aufweisen (Tidmarsch u. Volkmar 2003), ist zu diskutieren, ob diese Gruppe als Subtyp betrachtet werden muss. Eine Übersichtsarbeit zur Epidemiologie der autistischen Störungen (Fombonne 2003) zeigt, dass 40% der Betroffenen eine geistige Behinderung, 30% eine Lernbehinderung und 30% eine durchschnittliche Intelligenz aufweisen. Unter Berücksichtigung des Spektrum-Ansatzes bei autistischen Störungen könnte eine durchschnittliche Intelligenz sogar als Norm angesehen werden, weil Verlaufsformen autistischer Störungen bei durchschnittlicher Intelligenz häufiger sind als schwere Ausprägungen des frühkindlichen Autismus mit Intelligenzminderung.

2.5.2   Sprachdefizite bei autistischen Kindern

Sprachdefizite, die beim frühkindlichen Autismus auftreten, müssen nicht nur von Geburt an bestehen, sondern können, entgegen bisheriger Lehrmeinungen, auch durch frühe Sprachverluste im 2. oder 3. Lebensjahr entstehen (Amorosa u. Noterdaeme 2002; Rogers u. DiLalla 1990). Zusätzlich entwickeln sich bei solchen Kindern mit spätem Sprachverlust nach einer Periode normaler Entwicklung ein sozialer Rückzug mit zunehmenden qualitativen Beeinträchtigungen der sozialen Interaktion und eine erhöhte Ängstlichkeit. Der Beginn der Auffälligkeiten wird oft als schleichend beschrieben. Jedoch berichten Eltern von betroffenen Kindern häufig, dass sich das Verhalten im 2. oder 3. Lebensjahr akut verändert habe. Ein weiteres Symptom ist, dass die Kinder dieser Sondergruppe bestimmte Wörter einige Male situationsgerecht einsetzen, dann aber lange Zeit nicht mehr oder nie wieder benutzen. Nur einige Kinder erwerben ein größeres Repertoire an Wörtern oder Zwei- und Dreiwortsätzen. Ein solcher »Sprachabbau« wird von verschiedenen Autoren bei 28–48% der untersuchten Kinder beschrieben (DeMyer et al. 1979; Kurita 1985; Rogers u. DiLalla 1990; Tuchmann et al. 1991; Rapin et al. 1995). Allerdings gibt es auch Hinweise darauf, dass diese Art des Sprachverlustes nicht ausschließlich bei Kindern mit frühkindlichem Autismus auftritt (Usada u. Koizumi 1981). Und umgekehrt gibt es Berichte von Kindern, bei denen erst spät eine spezifische autistische Symptomatik auftritt (Deonna et al. 1993). Volkmar (1997) geht davon aus, dass bei etwa 75% der Kinder autistische Symptome bereits vor dem 18. Lebensmonat auftreten, bei etwa 25% aber erst zwischen 18 und 36 Monaten.

Eine überzeugende Erklärung für die beschriebenen Sprachverluste bei Kindern mit einer autistischen Störung gibt es derzeit nicht. Allerdings handelt es sich bei dieser speziellen Untergruppe nicht um progrediente demenzielle Prozesse. Es wird diskutiert, ob der unterschiedliche Beginn der Störung im Sinne eines biologischen Markers für unterschiedliche Untergruppen interpretiert werden sollte (Hoshino et al. 1987; Rogers u. DiLalla 1990). Ein Modell bieten beispielsweise Mädchen mit einem Rett-Syndrom, bei denen nach einer Phase normaler Entwicklung ein späterer Abbau erworbener Fähigkeiten beobachtet wird. Da mittlerweile eine eindeutige genetische Ursache für das Rett-Syndrom gefunden wurde, kann es mittlerweile klar vom frühkindlichen Autismus abgegrenzt werden. Es kann also davon ausgegangen werden, dass der späte Abbau bereits erworbener Fähigkeiten mit oder ohne demenzielles Fortschreiten, wie auch bei der desintegrativen Störung des Kindesalters oder dem Landau-Kleffner-Syndrom, eine eigene Gruppe darstellt, die auf unterschiedlichen neurobiologischen Vorgängen basiert. Wichtig ist, dass diese Störungsbilder eben auch autistische Symptome umfassen können, so dass bei einer Diagnostik sehr gut auf anamnestische Berichte geachtet werden sollte.

> **Anamnestische Berichte über unauffällige Entwicklung bis ins 2./3. Lebensjahr schließen eine autistische Störung nicht aus, sind in der Regel auch nicht Folge von Fehlerinnerungen der Bezugspersonen.**

2.6 Ausschlussdiagnostik

Im Klassifikationssystem ICD-10 ist bei den Diagnosekriterien für den frühkindlichen Autismus beschrieben, dass die Diagnose nur gestellt werden darf, wenn das klinische Bild nicht einer anderen tiefgreifenden Entwicklungsstörung, einer spezifischen Entwicklungsstörung der rezeptiven Sprache (F80.2) mit sekundären sozioemotionalen Problemen, einer reaktiven Bindungsstörung (F94.1), einer Bindungsstörung mit Enthemmung (F94.2), einer Intelligenzminderung (F70–F72), mit einer emotionalen oder Verhaltensstörung, einer Schizophrenie (F20) mit ungewöhnlich frühem Beginn oder einem Rett-Syndrom (F84.2) zugeordnet werden kann (ICD-10, Dilling et al. 2008, S. 308). Weitere differenzialdiagnostische Besonderheiten ► Kap. 5.

> Eine umfassende kinder- und jugendpsychiatrische und neuropädiatrische Diagnostik ist erforderlich, um das Störungsbild des frühkindlichen Autismus sicher abzugrenzen, insbesondere dann, wenn die störungsspezifische Symptomatik unscharf ausgeprägt ist.

Literatur

Amorosa H, Noterdaeme M (2002) Early childhood autism: age at onset and early regression. Z Kinder Jugendpsychiatrie Psychother 30: 211–220

Buitelaar JK, Gaag RJ van der (1998) Diagnostic rules for children with PDD-NOS and multiple complex developmental disorder. J Child Psychol Psychiatry 39(6): 911–919

Cohen DJ, Paul R, Volkmar FR (1986) Issues in the classification of pervasive and other developmental disorders: towards DSM-IV. J Am Acad Child Adolesc Psychiatry 25: 213–220

Cohen DJ, Towbin KE, Mayes L, Volkmar F (1994) Developmental psychology of multiplex developmental disorder. In: Friedman SL, Haywood HC (eds) Developmental follow-up: concepts, genres, domains and methods. Academic Press, San Diego

DeMyer M (1979) Parents and children in autism. Winston, Washington

DeMyer MK, Hingtgen JN, Jackson RK (1981) Infantile autism reviewed: a decade of research. Schizophr Bull 7(3): 388–451

Deonna T, Ziegler AL, Moura-Serra J, Innocenti G (1993) Autistic regression in relation to limbic pathology and epilepsy: report of two cases. Dev Med Child Neurol 35(2): 166–76

Dilling H, Mombour W, Schmidt MH (2008) Internationale Klassifikation psychischer Störungen, ICD-10. Huber, Bern

Ehlers S, Gillberg C (1993) The epidemiology of Asperger-Syndrome: a total population study. J Child Psychol Psychiatry 34: 1327–1350

Gaag RJ van der, Buitelaar J, Ban van den E et al. (1995) A controlled multivariate chart review of multiple complex developmental disorder. J Am Acad Child Adolesc Psychiatry 34(8): 1096–1106

Fombonne E (2003) Epidemiological surveys of autism and other pervasive developmental disorders. J Autism Dev Disord 33: 365–382

Fombonne E (2005) Epidemiology of autistic disorder and other pervasive developmental disorders. Can J Psychiatry 66: 3–6

Fombonne E (2006) Past and future perspectives on autism epidemiology. In: Moldin S, Rubenstein J (eds) Understanding autism. Taylor & Francis, Boca Raton, pp 25–49

Fombonne E, Tidmarsch L (2003) Epidemiologic data on Asperger disorder. Child Adolesc Psychiatr Clinics North Am 12: 15–21

Hoshino Y, Kaneko M, Yashima, Y, Kumashiro H, Volkmar F, Cohen D (1987) Clinical features of autistic children with setback course in their infancy. Jap J Psychiatry Neurol 41: 237–246

Kurita H (1985) Infantile autism with speech loss before the age of thirty months. J Am Acad Child Adolesc Psychiatry 24(2): 191–196

Lahuis BE, Engeland H van, Cahn W et al. (2009) Smooth pursuit eye movement (SPEM) in patients with multiple complex developmental disorder (MCDD), a subtype of the pervasive developmental disorder. World J Biol Psychiatry 10: 905–912

Le Guen T, Bahi-Buisson N, Nectoux J et al. (2010) A FOXG1 mutation in a boy with congenital variant of Rett syndrome. Neurogenetics. 12(1): 1–8

Rapin I (1995) Autistic regression and disintegrative disorder: how important the role of epilepsy? Semin Pediatr Neurol 2(4): 278–285

Rogers SJ, DiLalla DL (1990) Age of symptom onset in young children with pervasive developmental disorders. J Am Acad Child Adolesc Psychiatry 29(6): 863–872

Saß H, Wittchen HU, Zaudig M (1996) Diagnostisches und statistisches Manual psychischer Störungen, DSM-IV. Hogrefe, Göttingen

Tidmarsch L, Volkmar FR (2003) Diagnosis and epidemiology of autism spectrum disorders. Can J Psychiatry 48: 517–525

Towbin KE, Dykens EM, Pearson GS, Cohen DJ (1993) Conceptualizing »borderline syndrome of childhood« and »childhood schizophrenia« as a developmental disorder. J Am Acad Child Adolesc Psychiatry 32(4): 775–782

2

Tsai LY (1994) Rett syndrome. Child Adolesc Psychiatr Clinics
North Am 3: 105–118

Tuchman R, Rapin I, Shinnar S (1991) Autistic and dyspha-
sic children. I Clinical Characteristics. Pediatrics 88:
1211–1218

Usada S, Koizumi T (1981) Children with abnormal speech development – loss of early spreech. In: Dale P (ed) Child
language – international perspective. University Press,
Baltimore, pp 353–372

Volkmar F (1997) Pervasive developmental disorder, com-
monly abbreviated as PDD. J Autism Dev Disord 27(1):
103–105

Volkmar FR (1994) Childhood desintegrative disorder. Child
Adolesc Psychiatr Clinics North Am 3: 119–129

Weltgesundheitsorganisation (2008) Internationale Klassifikation psychischer Störungen, ICD-10, 6. Aufl. Huber,
Bern

Was erklärbar ist: Ätiologie und Entwicklungspsychopathologie

Während psychoanalytische Theorien den Eltern eine Mitschuld an der Entstehung des Autismus zuschrieben, weisen zahlreiche wissenschaftliche Befunde darauf hin, dass die Ätiologie des frühkindlichen Autismus mehrdimensional verstanden werden muss und dieser überwiegend neurobiologische Ursachen hat. Folgende Aspekte müssen berücksichtigt werden:

- genetische Faktoren,
- beteiligte Neurotransmittersysteme,
- Befunde aus der Bildgebung,
- neurophysiologische Befunde,
- neuropsychologische Befunde,
- Befunde zu prä- und perinatalen Risikofaktoren,
- sonstige weitere Befunde.

3.1   Genetische Faktoren

3.1.1   Molekularbiologische Befunde

Beim frühkindlichen Autismus zeigen Familienstudien, dass Geschwister ein Erkrankungsrisiko von 3% haben, was einem 60- bis 100-mal häufigeren Vorkommen als in der Allgemeinbevölkerung entspricht (Smalley et al. 1988). Zwillingsstudien ergeben eine Konkordanzrate von 36–96% für eineiige und von 0–30% für zweieiige Zwillingspaare (Folstein u. Rutter 1977; Ritvo et al. 1985; Steffenburg et al. 1989). Insgesamt wird von einer Heritabilität von >90% ausgegangen (Bailey et al. 1995). Es ist davon auszugehen, dass einzelne Symptome, die den frühkindlichen Autismus kennzeichnen, unterschiedlich genetisch vermittelt werden.

Für den frühkindlichen Autismus wurden mehrere Genomscans durchgeführt (Freitag 2007). Möglicherweise klären solche Genomscans bisher nur einen geringen Teil der Varianz beim Zustandekommen autistischer Störungen auf, weil keine eng störungsspezifisch definierten Stichproben untersucht werden. Diese stellen vielmehr Mischungen von Probanden des autistischen Spektrums dar.

Zur Untersuchung von Kandidatengenen werden Kopplungsanalysen (»linkage analysis«) oder Assoziationsanalysen verwendet. Ausgehend von Kopplungsanalysen werden als Suszeptibilitätslo-

ci derzeit insbesondere die Regionen 2q, 3q25–27, 3p25, 6q14–21, 7q31–36 und 17q11–21 (s. für eine Übersicht Freitag 2007). Metaanalysen unterstreichen die Bedeutsamkeit des Chromosoms 7, insbesondere die Region 7q22–q32. Assoziationsanalysen weisen auf die Beteiligung der Neurotransmitter Glutamat, Gammaaminobuttersäure (GABA), Serotonin und aktuell auch Dopamin hin.

Neuere Studien beschreiben Dysfunktionen von Genen, die für die Entwicklung von Nervenzellverbindungen und die adäquate örtliche Ausrichtung von Nervenzellen verantwortlich sind (Fatemi 2005; Talebizadeh et al. 2006).

> Die Tatsache, dass die Befundlage inkonsistent ist, viele Genorte nicht bestätigt werden können und zahlreiche unterschiedliche Gene für die Verursachung unterschiedlicher Symptome von Autismus-Spektrum-Störungen angenommen werden, zeigt, dass der alleinige Blick auf das Genom ein zu enger Ansatz für die Aufklärung der biologischen Hintergründe autistischer Störungen sein könnte.

3.1.2   Zytogenetische Befunde

Bei ca. 10–20% aller von frühkindlichem Autismus Betroffenen sind zytogenetische Veränderungen der Grund für die Erkrankung (Wassink et al. 2001). In diesem Fall kommt es zu strukturellen Chromosomenveränderungen, wie z. B. Deletion, Duplikation auf den für den frühkindlichen Autismus relevanten Chromosomen. Bei diesen Genveränderungen besteht für weitere Familienmitglieder kein erbliches Risiko, an frühkindlichem Autismus zu erkranken.

3.1.3   Monogene Erkrankungen

Zahlreiche monogene Erkrankungen sind überzufällig häufig mit frühkindlichem Autismus assoziiert, u. a. tuberöse Sklerose, Fragiles X-Syndrom und Neurofibromatose. Viele dieser autistischen Störungsbilder gehen mit geistiger Behinderung einher. Andererseits weisen Kinder mit Intelligenzminderung auch ohne solche Systemerkrankung autistische Symptome auf, wobei der Kliniker fälschlicherweise von »autistischen Zügen« spricht.

Tuberöse Sklerose Die tuberöse Sklerose ist eine Erkrankung, die u. a. mit Fehlbildungen und Tumoren des Gehirns, epileptischen Anfällen und intellektuellen Leistungsminderungen einhergeht. Sie kann autosomal-dominant vererbt werden oder durch eine Mutation entstehen. Mutationen sind im TSC1-Gen auf Chromosom 9q34 und im TSC2-Gen auf Chromosom 16p13.3 nachgewiesen (Narayanan 2003). Frühkindlicher Autismus tritt bei tuberöser Sklerose insbesondere dann auf, wenn temporale Regionen des Gehirns pathologisch verändert sind und die Betroffenen unter dem West-Syndrom leiden (Bolton et al. 2002).

Fragiles X-Syndrom Ursache für das Fragile X-Syndrom ist eine genetische Veränderung auf dem X-Chromosom, eine Mutation des Gens FMR1 (»fragile X mental retardation 1«). Bei ca. 12% der vom Fragilen X-Syndrom betroffenen Kinder treten autistische Symptome auf. Das Syndrom tritt überwiegend bei Jungen auf, die durch eine lange Fazies und große Ohren auffallen. Die Kinder weisen außerdem eine Intelligenz im Bereich der Lernbehinderung oder der geistigen Behinderung auf.

Neurofibromatose Die Neurofibromatose ist eine autosomal-dominant vererbte Multiorganerkrankung, die vor allem Haut und Nervensystem betrifft. Im zentralen Nervensystem treten gehäuft Tumoren verschiedener Lokalisationen auf. Patienten können minderbegabt sein und an epileptischen Anfällen leiden. Der Neurofibromatose-Typ-1-Locus liegt auf dem Chromosom 17, Genlocus q11.2 (Viskochil 1990).

Weitere Erkrankungen Weitere körperliche Erkrankungen mit hirnorganischen Beeinträchtigungen, die nicht monogen verursacht sind, sind mit dem frühkindlichen Autismus assoziiert. Diesen sind zerebrale Lipoidosen, die infantile Zerebralparese und die Rötelnembryopathie zuzuordnen. In der folgenden ▶ Übersicht sind die monogenen und sonstigen körperlichen Erkrankungen, die mit

frühkindlichem bzw. atypischem Autismus assoziiert sein können, zusammengestellt.

> **Monogene und sonstige körperliche Erkrankungen, die mit frühkindlichem bzw. atypischem Autismus assoziiert sein können (nach Zafeiriou et al. 2007)**
> - Tuberöse Sklerose
> - Fragiles X-Syndrom
> - Phenylketonurie
> - Neurofibromatose
> - Williams-Beuren-Syndrom
> - Angelmann-Syndrom
> - Prader-Willi-Syndrom
> - Down-Syndrom
> - Joubert-Syndrom
> - Ljuan-Fryns-Syndrom
> - Moebius-Syndrom
> - Sotos-Syndrom

3.1.4 Epigenetische Befunde

Obwohl die Zellen eines vielzelligen Organismus genetisch gleich sind, können sie aufgrund unterschiedlicher Genaktivität zu vielen verschiedenen Zell- und Gewebetypen differenzieren. Die Epigenetik beschäftigt sich mit den Mechanismen, die diese Genaktivität in der Zelle regulieren. Dabei werden einzelne Gene und/oder Genabschnitte an- und abgeschaltet, ohne dass sich die Abfolge der DNA ändert. Es entstehen übergeordnete, nicht in der Gensequenz festgelegte Expressionsmuster, die von Zellen zu Tochterzellen weitergegeben sowie von Elterngenerationen auf die Nachkommen vererbt werden können.

Weitgehend unaufgeklärt ist, wie genetische und epigenetische Regulationsmechanismen zusammenspielen und wie die genetische Information unter dem Einfluss äußerer Signale die Entwicklung und das individuelle Profil eines Organismus beeinflussen.

Zu den wichtigsten epigenetischen Regulationsmechanismen zählen die Methylierung der DNA, die RNA-Interferenz und die Modifikation der Histone.

Eine Übersicht zu epigenetischen Veränderungen bei frühkindlichem Autismus geben Grafodatskaya et al. (2010). Epigenetische Veränderungen sind hier insbesondere für genetische Syndrome beschrieben (Fragiles X-, Prader-Willi-, Angelman- und CHARGE-Syndrom); außerdem für die Duplikation der Genregion 15q11–13. Gene, die für Enzyme des Folat-Stoffwechsels kodieren, Reelin, ein Glykoprotein, das im ZNS an der Differenzierung und Migration von Neuronen beteiligt ist, das mit dem Rett-Syndrom assoziierte MECP2-Gen, das Oxytocin-Rezeptor-Gen und der Wachstumsfaktor BDNF (»brain-derived neurotrophic factor«) sind mit frühkindlichem Autismus assoziiert und unterliegen epigenetischen Mechanismen. Pränatale Exposition mit Valproat ist möglicherweise mit der Entwicklung von autistischen Symptomen aufgrund von epigenetischen Veränderungen an Neuroligin-Genen (NLGN1–3, NRXN1–3) assoziiert.

3.2   Beteiligte Neurotransmittersysteme

Die Befundlage aus dem biochemischen Bereich ist uneinheitlich.

3.2.1   Serotoninerges System

In mehreren Studien konnte nachgewiesen werden, dass bei rund 60% der Kinder mit frühkindlichem Autismus erhöhte Blutspiegel des Neurotransmitters Serotonin zu finden sind. Möglicherweise ist dies verursacht durch eine erhöhte Aktivität des Serotonintransporters (Anderson 2002). Der erhöhte Serotoninblutspiegel führt zu einer geringen Verfügbarkeit von Serotonin im Gehirn, so dass eventuell serotoninerge Neurone früh in der Entwicklung geschädigt werden könnten. Im Tierversuch führte eine Hyperserotoninämie zu verringerter Interaktion mit den Bezugstieren und anderen Tieren (McNamara et al. 2008). Aktuell sind diese Befunde jedoch nicht für Diagnostik oder Therapie anwendbar.

3.2.2   Dopaminerges System

Neben dem serotoninergen System kann aus der Wirkung von atypischen Neuroleptika bei Autismus-Spektrum-Störungen geschlossen werden, dass auch der Dopaminstoffwechsel eine wichtige Rolle spielt (Ernst et al. 1997). Dopamin vermittelt repetitives und stereotypes Verhalten. Dopamin scheint außerdem bedeutsam für emotionale Perzeption zu sein (Salgado-Pineda et al. 2005). Aktuelle Arbeiten diskutieren jedoch beispielsweise die Assoziation des DRD1-Rezeptors mit Autismus (Hettinger et al. 2008), der interessanterweise auch mit reduzierter Unaufmerksamkeit bei Probanden mit ADHS und Lesestörungen in Kombination mit Defiziten im Arbeitsgedächtnis beschrieben wurde (Luca et al. 2007). Allerdings liegen uneinheitliche Ergebnisse bezüglich des Homovanillinsäurespiegels, einem Abbauprodukt von Dopamin, vor (Narayan et al. 1993).

3.2.3   Cholinerges System

Die Rolle von Acetylcholin ist seit Kurzem Gegenstand der Forschung. Post-mortem-Untersuchungen erbrachten jedoch keine Erhöhung von Acetylcholin (Bauman u. Kemper 1994). Auch ergab sich keine signifikante Erhöhung für das Neurotrophin NGF (»nerve growth factor«), das u. a. cholinerge Funktionen kontrolliert. Allerdings konnten in einer Untersuchung von Perry et al. (2001) erhöhte BDNF(»brain-derived neurotrophic factor«)-Spiegel festgestellt werden.

3.2.4   Peptiderges System

Auch Anomalien im peptidergen, speziell im Oxytocin-System (Hollander et al. 2003) sind beschrieben sowie auch metabolische Veränderungen im präfrontalen Kortex, die mit zwanghaftem Verhalten korrelieren (Murphy et al. 2002). Im Zusammenhang mit einer verminderten Schmerzempfindlichkeit wurde eine Erhöhung bestimmter Endorphine beobachtet.

3.3 Befunde aus der Bildgebung

Bildgebende Studien haben, vor allem in den vergangenen 15 Jahren, grundlegend zum neurobiologischen Verständnis, insbesondere zur Differenzierung zwischen angeborenen und erworbenen Defiziten beigetragen. Es gibt drei unterschiedliche Bildgebungstechniken:

- strukturell (strukturelle Magnetresonanztomographie = sMRT),
- spektroskopisch (Magnetresonanzspektroskopie = MRS) bzw.
- funktionell (funktionelle Magnetresonanztomographie = fMRT).

Beim frühkindlichen Autismus liegen strukturelle und funktionelle Auffälligkeiten des Gehirns vor, die vermutlich bereits pränatal angelegt wurden (Piven et al. 1990). Es fehlen weiterhin für sämtliche Methoden der Bildgebungsforschung Längsschnittstudien, die die zerebralen Veränderungen im Altersverlauf ausreichend abbilden. Es bleibt weiterhin unklar, ob die beobachteten Abweichungen in bildgebenden Studien Ursache oder Folge des frühkindlichen Autismus sind.

3.3.1 Strukturelle bzw. morphometrische Befunde

Durch strukturell bildgebende Studien wurde belegt, dass Kinder mit frühkindlichem Autismus schon im Alter von 2–4 Jahren ein vergrößertes Gehirngesamtvolumen, insbesondere im Bereich der weißen Substanz, aufweisen. Bis zur Einführung bildgebender Methoden wurden bereits vergrößerte Kopfumfänge (>60.–70. Perzentile, disproportional zu Körperlänge und -gewicht) bei 12 Monate alten Säuglingen und Makrozephalien bei 15–20% 4- bis 5-jähriger Kinder mit frühkindlichem Autismus beschrieben (Dawson et al. 2007; Courchesne et al. 2001, 2003; Hazlett et al. 2005). Zum Zeitpunkt der Geburt liegt in der Regel kein vergrößertes Hirnvolumen vor. Bei Vorliegen eines niedrigen IQ ist das Gesamthirnvolumen bleibend vergrößert und stagniert jedoch in der Adoleszenz bei hochfunktionaleren Formen des frühkindlichen Autismus (Freitag et al. 2009). Insbesondere

im Frontal- und im Temporallappen kommt es bei den Betroffenen sogar zu einer Verminderung der weißen Substanz (Lainhart 2006).

Die Vermehrung der weißen Substanz, über die Nervenzellen miteinander in Verbindung stehen, weist bei Menschen mit frühkindlichem Autismus auf Veränderungen der kortikalen Konnektivität hin. Die durch die frühe veränderte Konnektivität entstehende verminderte Reizübermittlung zwischen unterschiedlichen Gehirnregionen führt u. a. mit zunehmendem Alter zur Reduktion der weißen Substanz.

Trotz einer vermehrten Anzahl von Nervenfasern finden sich jedoch nicht mehr dendritische oder synaptische Verbindungen. Möglicherweise wird vermehrt weiße Substanz gebildet, da es nicht zu einer adäquaten Ausbildung funktioneller Nervenverbindungen kommt. Eine andere Hypothese ist, dass es bei Kindern mit frühkindlichem Autismus in den ersten 5 Lebensjahren nicht zu einem physiologischerweise stattfindendem Abbau unwichtiger Nervenzellverbindungen (»pruning«) kommt (Frith 2003). Außerdem wird vermutet, dass Veränderungen des Stützgewebes des Gehirns vorliegen. Es treten »Minikolumnen«, kleinste funktionelle Einheiten des Großhirns, eine höhere Zellzahl und veränderte synaptische Verbindungen auf (Casanova et al. 2006). Dies macht deutlich, dass nicht die vermehrte weiße Substanz, sondern die fehlenden synaptischen Nervenzellverbindungen für die autistischen Defizite verantwortlich zu sein scheinen.

Bei einer Subgruppe von Kindern könnte eine genetische Mutation des PTEN-Gens zu einer Vergrößerung des Hirnvolumens führen (Buxbaum et al. 2007).

Strukturelle Untersuchungen haben des Weiteren belegt, dass beim frühkindlichen Autismus eine Verkleinerung des Kleinhirnwurms (Courchesne et al. 1988) und des Corpus callosum, des Balkens, bestehen (Stanfield et al. 2008). Dieser Befund wird in Zusammenhang mit kognitiven und motorischen Funktionsstörungen gesehen. In Post-mortem-Studien konnte eine Verminderung der Purkinje-Zellen beschrieben werden (Palmen et al. 2004).

Weiterführende Untersuchungen mit Hilfe der Voxel-basierten Morphometrie, die Hirnstrukturen sensitiver und quantitativer erfasst, unterstreichen, dass sich die strukturellen Veränderungen jedoch nicht nur auf weiße, sondern auch auf graue Substanz beziehen. Insbesondere finden sich Verminderungen in grauer Substanz im Kleinhirn und frontostriatalen Bereichen (Brambilla 2003; McAlonan 2002).

3.3.2 Magnetresonanzspektroskopische Befunde

Die Methode der Magnetresonanzspektroskopie (MRS) dient dazu, Konzentrationen unterschiedlicher Metabolite (z. B. Cholin, Laktat, Phospholipide) im zerebralen Gewebe darzustellen. Untersuchungen, die sich diese Methode zunutze machen, fanden trotz eines verzögerten Zellabbaus bei Kindern mit frühkindlichem Autismus erniedrigte Konzentrationen zerebraler Metabolite (Friedman et al. 2006).

Mit Hilfe der MRS-Technik konnten außerdem Befunde zum glutaminergen System beschrieben werden (DeVito et al. 2007).

3.3.3 Befunde aus der funktionellen Bildgebung

Bei Untersuchungen, die funktionell bildgebende Methoden verwenden, wird die Aktivierung der Nervenzelle mit Sauerstoff und Glukose vor und während der Durchführung einer Handlung oder Aufgabe miteinander verglichen.

Studien bei Probanden mit frühkindlichem Autismus, die mittels funktioneller Bildgebung (fMRT) durchgeführt wurden, sind erst seit wenigen Jahren ein Interesse der Forschung. Insbesondere Prozesse der Gesichter- und Emotionserkennung wurden mithilfe dieser Technik untersucht und ergaben Hinweise auf eine Unteraktivierung der so genannten »face area« im rechten fusiformen Gyrus sowie der Modulierbarkeit der Fähigkeit zum Gesichtererkennen (Critchely et al. 2000; Hadjikhani et al. 2004; Pierce et al. 2004). Weitere Theory-of-Mind-Aktivitäten konnten mittels fMRI untersucht werden und ergaben eine verringerte Aktivität im medialen präfrontalen Kortex und in der Amygdala (s. für eine Übersicht Minshew u.

Williams 2007). Des Weiteren wurden Paradigmata aus dem Bereich der exekutiven Funktionen, der schwachen zentralen Kohärenz, des sprachlichen Verständnisses sowie der visuellen und auditiven Wahrnehmung angewendet (Castelli et al. 2002; DiMartino u. Castellanos 2003; Gervais et al. 2004).

3.4 Neurophysiologische Befunde

Zerebrale Anfälle und/oder pathologische EEG-Ableitungen treten bei 10–50% der Kinder mit frühkindlichem Autismus auf (Tuchman et al. 1998), insbesondere bei gleichzeitigem Vorliegen einer geistigen Behinderung und bei weiblichem Geschlecht (Amiet et al. 2008). Bestimmte genetische Erkrankungen können sowohl zum Autismus als auch zu Anfallskrankheiten führen, wie beispielsweise die tuberöse Hirnsklerose oder das Fragile X-Syndrom (Freitag 2007). Auch bei Kindern mit einem Asperger-Syndrom tritt überzufällig häufig (13%) eine Epilepsie auf (Rossi et al. 2000). Diese Angaben sind abhängig von der Art und Dauer der Ableitung (Wach- vs. Schlaf-EEG). Allerdings konnte bisher weder ein spezifisches EEG-Muster noch eine spezifische EEG-Art beschrieben werden.

Obermann et al. (2005) beschreiben die Suppression von Mµ-Wellen im EEG bei Gesunden sowohl bei selbst als auch bei fremddurchgeführten Bewegungen im Unterschied zu Probanden mit frühkindlichem Autismus, die nur selbst durchgeführte Bewegungen mit einer solchen Suppression beantworteten. Die Autoren sehen darin die Hypothese des dysfunktionalen Spiegelneuronensystems bei Individuen mit frühkindlichem Autismus bestätigt.

Untersuchungen mit visuell evozierten Potenzialen konnten bei Kindern mit Autismus-Spektrum-Störungen eingesetzt werden, um den Zusammenhang einer verlangsamten Verarbeitung von Gesichtern mit einer N170- bzw. N400-Verzögerung darzustellen (McPartland et al. 2004). Darüber hinaus zeigen Kinder mit Autismus-Spektrum-Erkrankungen keine Veränderungen bei der Präsentation von bekannten Gesichtern versus unbekannten Gesichtern, jedoch von bekannten

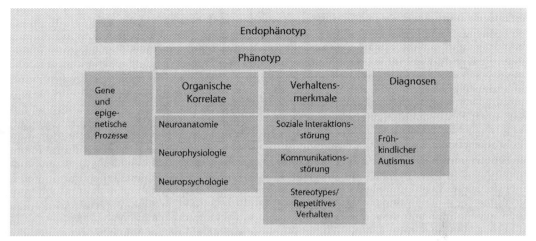

Abb. 3.1 Ätiopathogenetisches Entstehungsmodell

Objekten zu unbekannten Objekten (Dawson et al. 2002).

Hinsichtlich akustisch evozierter Potenziale sind veränderte kortikale Verarbeitungen von akustischen Reizen, z. B. Sprachlauten, beschrieben. Es wird davon ausgegangen, dass durch ein Defizit der Gedächtnisaktivierung und Aufmerksamkeit akustische Stimuli nicht adäquat verarbeitet werden. Dies bildet sich in Veränderungen der P300-Potenziale (aufgeteilt in P3a und P3b) und der so genannten »mismatch negativity« (Lepistö et al. 2005; Ferri et al. 2003).

3.5 Neuropsychologische Befunde

Neuropsychologische Untersuchungsmethoden erfassen psychische und körperliche Funktionen wie Aufmerksamkeit, Gedächtnis, Denken, Sprache, Motorik, Koordination usw. In Bezug auf den frühkindlichen Autismus werden unterschiedliche neuropsychologische Modelle angenommen. Man geht davon aus, dass beim frühkindlichen Autismus mehrere neuropsychologische Defizite nebeneinander bestehen können. Diese neuropsychologischen Modelle müssen im Rahmen eines Mehrebenenansatzes verstanden werden, wie er in ☐ Abb. 3.1 dargestellt wird. So müssen neuropsychologische Aspekte genutzt werden, um den Phänotyp des frühkindlichen Autismus genauer zu umschreiben. Zur Phänotypisierung dienen des Weiteren Befun-

de der Psychopathologie, Neurophysiologie und der Bildgebung, die verbunden mit genetischen Befunden zu spezifischen Endophänotypen führen.

Bislang ist es nicht gelungen, solche Endophänotypen zu beschreiben. Deshalb ist es wichtig, mittels neuropsychologischer Untersuchungsmethoden spezifische Paradigmata an Subgruppen zu untersuchen, um so eng gefasste Befunde zu defizitären Bereichen zu erhalten, die mittels funktioneller Bildgebung weiter untersucht werden können, um zerebrale Bereiche zu lokalisieren.

Im Folgenden werden neuropsychologische Befunde aufgeführt, die für den frühkindlichen Autismus beschrieben wurden. Es muss allerdings berücksichtigt werden, dass die untersuchten Stichproben hierzu nur Individuen mit High-functioning-Autismus bzw. Asperger-Autismus umfassen, also keine Individuen mit Low-functioning-Autismus.

3.5.1 Exekutive Funktionen

Die Theorie der exekutiven Funktionen umfasst zielorientierte Prozesse der Planung, Handlungsinitiierung, Flexibilität, Impulskontrolle, Antizipation, Organisation und Strukturierung von kognitiven Fähigkeiten. Autismus-Spektrum-Störungen können mit Defiziten in exekutiven Funktionen einhergehen (Pennington u. Ozonoff 1996). Es treten Schwierigkeiten bei Planungsprozessen, Inhibition, der Entwicklung von Strategien zur Problemlösung sowie Einschränkungen der kognitiven Flexibilität, die zu perseverierendem Verhalten führen, auf (Hill 2004).

3.5.2   Zentrale Kohärenz

Bei Menschen mit autistischen Störungen, insbesondere bei solchen mit frühkindlichem Autismus, ist die zentrale Kohärenz schwach ausgeprägt (Frith u. Happé 1994). Dies bedeutet, dass Informationen weniger kontextgebunden verarbeitet und höherwertige Bedeutungen nicht erfasst werden. Vielmehr können einzelne Reize und Details verstärkt beachtet werden. Dies ermöglicht beispielsweise gute Leistungen beim Behalten von zufälligen Wörtern, die nicht in einem besonderen sprachlichen Kontext stehen, erschwert jedoch die Interpretation von sozialen Situationen, die eine kontextgebundene Wahrnehmung erfordern.

3.5.3   Theory of Mind (ToM)

Sie umschreibt die Fähigkeit, eigene Gefühle, Gedanken und Absichten und diejenigen anderer zu erkennen, zu verstehen und vorherzusagen. Defizite in der Theory of Mind treten bei Personen mit autistischen Störungen auf, sind jedoch nicht spezifisch für diese, sondern finden sich beispielsweise auch bei schizophrenen Störungen und affektiven Erkrankungen. Bei Menschen mit Autismus äußert sich ein Theory-of-Mind-Defizit in unterschiedlicher Ausprägung durch ein unzureichendes Verständnis für psychische Vorgänge, emotionale und soziale Situationen sowie metaphorische Bedeutungen (z. B. Ironie, Witze), außerdem eine eingeschränkte Fähigkeit, fiktive Spiele auszuführen und die Intentionen anderer Personen zu erkennen. Als Vorstufe der Theory of Mind wird die Fähigkeit zur fazialen Emotionserkennung angesehen, die ebenfalls bei Menschen mit autistischen Störungen eingeschränkt sein kann (Davies et al. 1994).

3.5.4   Sprache

Für den frühkindlichen Autismus ist, wie bereits in ► Kap. 2 beschrieben, kennzeichnend, dass die Sprachentwicklung ausbleibt oder verspätet einsetzt, stereotyp oder repetitiv, z. B. in Form von Echolalie, und nur eingeschränkt zur Gestaltung sozialer Interaktion verwendet wird. Die Variabilität der Sprachauffälligkeiten ist beim frühkindlichen Autismus sehr groß.

> Eine gemeinsame Auffälligkeit ist jedoch ein Defizit der pragmatischen Sprachfähigkeiten, d. h. dass Sprache nicht sozial moduliert bzw. zur Ausgestaltung eines sozialen Austauschs eingesetzt wird. Dieses Defizit besteht zeitlebens (Kelley et al. 2006).

Beim hochfunktionalen Typ des frühkindlichen Autismus fallen bei guter Sprachentwicklung metrisch-rhythmische Beeinträchtigungen (Prosodie), z. B. in der Intonation, im Rhythmus, in der Lautstärke, in der Modulation und in der Geschwindigkeit auf. Des Weiteren treten Beeinträchtigungen in pragmatischen Sprachfähigkeiten auf. So fällt es hochfunktionalen autistischen Menschen häufig schwer, Konnotationen zu erkennen, indirekte Formulierungen zu verstehen, andere als die lexikalische Bedeutung von Wörtern und Sätzen zu erfassen und Sprache in verschiedene Bezugssysteme, außerhalb des Lexikalischen, zu integrieren.

Dadurch treten Schwierigkeiten beim Einhalten sozialer Regeln auf. So werden kulturelle Regeln der Sprache missachtet, häufig zu viel und nicht der jeweiligen Situation entsprechend gesprochen bzw. in sozialen Situationen inadäquat kommentiert.

Bereits bei 2- bis 3-jährigen Kindern mit frühkindlichem Autismus konnte während der Darbietung von Sprache eine fehlerhafte Aktivierung der rechten frontalen und temporalen Hemisphäre beobachtet werden (Redcay u. Courchesne 2007). Dies unterstreicht die frühe Sprachentwicklungsstörung, an der die betroffenen Kinder leiden.

Tab. 3.1 Besonderheiten von Intelligenzprofilen von Kindern mit frühkindlichem Autismus in unterschiedlichen Intelligenzverfahren		
	Stärken	**Schwächen**
Kaufmann Assessment Battery for Children (K-ABC, Melchers u. Preuß 2001)	Skala einzelheitlichen Denkens (Zahlennachsprechen) Skala ganzheitlichen Denkens (Dreiecke, bildhaftes Ergänzen, räumliches Gedächtnis)	Skala ganzheitlichen Denkens (Fotoserie, Gesichterwiedererkennen)
Hamburg-Wechsler-Intelligenztest für Kinder-IV (HAWIK-IV, Petermann u. Petermann 2007)	Mosaiktest	Zahlen-Symbol-Test, allgemeines Verständnis

3.5.5 Intelligenz

Studien zufolge weisen 50% der Kinder mit einem frühkindlichen Autismus, die gleichzeitig eine Intelligenzminderung aufweisen, eine solche im IQ-Bereich zwischen 70 und 50 auf. Bei 25% liegt der IQ-Wert zwischen 50 und 25 und bei 25% unter 25 (Baird et al. 2006). Unterschiedliche Intelligenzverfahren, die beim Vorliegen eines frühkindlichen Autismus verwendet werden können, sind in ▶ Abschn. 4.4.4 beschrieben. Die spezifischen Intelligenzprofile, wie sie in der K-ABC und im HAWIK-IV abgebildet werden, zeigt ◘ Tab. 3.1.

> Das Intelligenzprofil des Hamburg-Wechsler-Intelligenztests sollte nicht zu diagnostischen Zwecken herangezogen werden. Bessere Leistungen im Verbalteil des Tests gegenüber dem Handlungteil sind nicht spezifisch für das Störungsbild.

3.5.6 Imitationsfähigkeiten

Normalerweise imitieren Säuglinge im Alter von 2 Monaten Gesichtszüge der Eltern, spätestens mit 5 Monaten bekannte Verhaltensweisen aus der Umgebung und im Alter von 12–18 Monaten neue Bewegungen und Verhaltensweisen. Kinder und Jugendliche mit frühkindlichem Autismus haben im Gegensatz dazu Schwierigkeiten, sowohl Handlungen mit Gegenständen als auch Gesten zu imitieren. Imitationsfähigkeiten sind bedeutsam für die Entwicklung der Theory of Mind, da die faziale

Emotionserkennung durch das Imitieren erst ermöglicht wird. Des Weiteren sind die Aufmerksamkeitsteilung und auch das Fantasiespiel von Imitationsfähigkeiten abhängig (▶ Joint Attention).

Bei Kindern mit frühkindlichem Autismus sind Imitationsfähigkeiten deutlich beeinträchtigt (Williams et al. 2001b). Unterschiede im Imitationsverhalten im Vergleich zu gesunden Kindern werden bereits für das Alter von 2 Jahren beschrieben (Charman et al. 1997).

Als mögliche Ursache für defizitäre Imitationsfähigkeiten werden neuerdings Dysfunktionen der so genannten Spiegelneuronen bzw. des »mirror neuron systems« vermutet (Nishitani et al. 2004; Iacobini et al. 2005). Die Entdeckung dieses Systems hat eine hohe Relevanz für den biologischen Mechanismus, der der Imitation zugrunde liegt. Spiegelneuronen sind Nervenzellen, die im Gehirn während der Betrachtung eines Vorgangs die gleichen Potenziale auslösen, wie sie entstünden, wenn dieser Vorgang nicht bloß (passiv) betrachtet, sondern (aktiv) gestaltet würde. Sie wurden vom Italiener Giacomo Rizzolatti und seinen Mitarbeitern (1996) bei Affen im Tierversuch entdeckt. In diesen Untersuchungen fiel auf, dass Neuronen im Feld F5c des Großhirns dann reagierten, wenn zielmotorische Hand-Objekt-Interaktionen durchgeführt oder bei anderen – zumindest anatomisch ähnlichen – lebenden Individuen beobachtet wurden. Ihren Platz haben diese Zellen unter anderem im prämotorischen Kortex von Makaken. Auch bei Menschen konnten diese Neuronen z. B. im Broca-Zentrum nachgewiesen werden, das dem genann-

3

Joint Attention (gemeinsame/geteilte Aufmerksamkeit)

Mit dem Begriff der gemeinsamen oder geteilten Aufmerksamkeit ist die triadische Koordination von Aufmerksamkeit zwischen dem Kind, einer anderen Person und einem Gegenstand oder Ereignis gemeint. Die geteilte Aufmerksamkeit ist bedeutsam in der Entwicklung, insbesondere beim sozialen Lernen.

Die Symptomatik des frühkindlichen Autismus ist durch das Ausmaß, in dem ein Kind die Aufmerksamkeit einer anderen Person teilt und/oder sich darum bemüht, diese auf ein Objekt oder Ereignis zu lenken, mitbestimmt. Die Unfähigkeit, eine gemeinsame Aufmerksamkeit herzustellen, gilt als eines der Frühsymptome des frühkindlichen Autismus. In einer Studie von Gilchrist et al. (2001) zeigt sich, dass Kinder mit einem frühkindlichen

Autismus mehr Defizite im Bereich der gemeinsamen Aufmerksamkeit aufweisen als Kinder mit einem Asperger-Syndrom.

Die Fähigkeit zur gemeinsamen Aufmerksamkeit wird geprüft, in dem das Kind auf einen Gegenstand hingewiesen wird und man prüft, ob seine Augen der zeigenden Hand oder angedeuteten Richtung folgen.

---

ten Areal homolog und für die Sprachverarbeitung bedeutsam ist.

Es wird vermutet, dass ein Entwicklungsdefizit der Spiegelneuronen eine bedeutsame Rolle für die fehlende Imitation sozialer Interaktionen spielt (Dapretto et al. 2006).

> ❯ Es besteht kein Zusammenhang zwischen dem Schweregrad der autistischen Störung und den Einschränkungen in neuropsychologischen Parametern.

3.6 Befunde zu prä- und perinatalen Risikofaktoren

Als mögliche pränatale Mitursachen gelten Rötelninfektionen in der Schwangerschaft (Chess et al. 1978) sowie starker Alkoholkonsum in der Schwangerschaft (Williams et al. 2001a).

Metaanalysen haben gezeigt, dass hohes väterliches bzw. mütterliches Alter, Medikamenteneinnahme der Mutter während der Schwangerschaft, niedriges Geburtsgewicht sowie eine Unterversorgung mit Sauerstoff unter der Geburt (z. B. durch Blutungen, mütterlichen Diabetes oder Bluthochdruck) mit dem Auftreten von frühkindlichem Autismus einhergehen (Gardener et al. 2009; Kolevzon et al. 2007). Es ist jedoch davon auszugehen, dass diese Faktoren zu Folgen führen, die das Erbgut oder das Gehirn des Kindes direkt beeinträchtigen. So kann es bei fortgeschrittenem Alter der Eltern häufiger zu Geburtskomplikationen oder auch zu zytogenetischen Veränderungen kommen.

3.7 Sonstige Befunde

An dieser Stelle soll kurz darauf eingegangen werden, dass der Verdacht, dass frühkindlicher Autismus durch die Masern-Mumps-Röteln-Impfung verursacht werden kann, mittlerweile mehrfach widerlegt wurde (Smeeth et al. 2004; Honda et al. 2005). Ebenfalls wird kein gesicherter Zusammenhang zwischen dem Auftreten von Allergien oder Nahrungsmittelunverträglichkeiten gesehen (Jyonouchi 2009).

Literatur

Amiet C, Gourfinkel-An I, Bouzamondo A et al. (2008) Epilepsy in autism is associated with intellectual disability and gender: evidence from a meta-analysis. Biol Psychiatry 64(7): 577–582

Anderson GM (2002) Genetics of childhood disorders: XLV. Autism, part 4: serotonin in autism. J Am Acad Child Adolesc Psychiatry 41(12): 1513–1516

Bailey A, Le Couteur A, Gottesman I, Bolton P, Simonoff E, Yuzda E, Rutter M (1995) Autism as a strongly genetic disorder: evidence from a British twin study. Psychol Med 25(1): 63–77

Baird G, Simonoff E, Pickles A et al. (2006) Prevalence of disorders of the autism spectrum in a population cohort of children in South Thames: the Special Needs and Autism Project (SNAP). Lancet 368 : 210–215

Bauman ML, Kemper TL (1994) Neuroanatomic observations of the brain in autism. In: Bauman ML, Kemper TL (eds) The neurobiology of autism. Johns Hopkins University Press, Baltimore, pp 119–145

Bolton PF, Park RJ, Higgins JN, Griffiths PD, Pickles A (2002) Neuro-epileptic determinants of autism spectrum disorders in tuberous sclerosis complex. Brain 125 (Pt 6): 1247–1255

Brambilla P, Hardan A, Di Nemi SU et al. (2003) Brain anatomy and development in autism: review of structural MRI studies. Brain Res Bull 61(6): 557–569

Buxbaum JD, Cai G, Chaste P et al. (2007) Mutation screening of the PTEN gene in patients with autism spectrum disorders and macrocephaly. Am J Med Genet B Neuropsychiatr Genet 144B(4): 484–491

Casanova MF, Kooten IA van, Switala AE et al. (2006) Minicolumnar abnormalities in autism. Acta Neuropathology 112(3): 287 Am J Med Genet B Neuropsychiatry Genet 303

Castelli F, Frith C, Happé F, Frith U (2002) Autism, Asperger syndrome and brain mechanisms for the attribution of mental states to animated shapes. Brain 125: 1839–1849

Charman T, Swettenham J, Baron-Cohen S et al. (1997) Infants with autism: an investigation of empathy, pretend play, joint attention, and imitation. Dev Psychol 33(5): 781–789

Chess S, Fernandez P, Korn S (1978) Behavioral consequences of congenital rubella. J Pediatr 93(4): 699–703

Courchesne C, Yeung-Courchesne R, Press GA, Hesselink JR, Jernigan TL (1988) Hypoplasia of cerebellar vermal lobules VI and VII in autism. New Engl J Med 318: 1349–1354

Courchesne E, Karns CM, Davis HR et al. (2001) Unusual brain growth patterns in early life in patients with autistic disorder: an MRI study. Neurology 57: 245–254

Courchesne E, Carper R, Akshoomoff N (2003) Evidence of brain overgrowth in the first year of life in autism. JAMA 290(3): 337–344

Critchley HD, Daly EM, Bullmore ET et al. (2000) The functional neuroanatomy of social behaviour: changes in cerebral blood flow when people with autistic disorder process facial expressions. Brain 123(11): 2203–2212

Dapretto M, Davies MS, Pfeifer JH et al. (2006) Understanding emotions in others: mirror neuron dysfunction in children with autism spectrum disorders. Nat Neurosci 9(1): 2–30

Davies S, Bishop D, Manstead A, Tantam D (1994) Face perception in children with autism and Asperger syndrome. J Child Psychol Psychiatry 35: 1033–1057

Dawson G, Carver L, Meltzoff AN et al. (2002) Neural correlates of face and object recognition in young children with autism spectrum disorder, developmental delay, and typical development. Child Dev 73(3): 700–717

Dawson G, Munson J, Webb SJ et al (2007) Rate of head growth decelerates and symptoms worsen in the second year of life in autism. Biol Psychiatr 61(4): 458–464

DeVito TJ, Drost DJ, Neufeld RW et al. (2007) Evidence for cortical dysfunction in autism: a proton magnetic resonance spectroscopic imaging study. Biol Psychiatry 61(4): 465–473

Di Martino A, Castellanos FX (2003) Functional neuroimaging of social cognition in pervasive developmental disorders: a brief review. Ann NY Acad Sci 1008: 256–260

Ernst M, Zametkin AJ, Matochik JA, Pascualvaca D, Cohen RM (1997) Low medial prefrontal dopaminergic activity in autistic children. Lancet 350(9078): 638

Fatemi SH (2005) Reeling glycoprotein in autism and schizophrenia. Int Rev Neurobiol 71: 179–187

Ferri R, Elia M, Agarwal N et al. (2003) The mismatch negativity and the P3a components of the auditory event-related potentials in autistic low-functioning subjects. Clin Neurophysiol 114(9): 1671–1680

Folstein S, Rutter M (1977) Infantile autism: a genetic study of 21 twin pairs. J Child Psychol Psychiatry 18: 297–321

Freitag CM (2007) The genetics of autistic disorders and its clinical relevance: a review of the literature. Mol Psychiatry 12(1): 2–22

Freitag CM, Luders E, Hulst HE et al. (2009) Total brain volume and corpus callosum size in medication-naïve adolescents and young adults with autism spectrum disorder. Biol Psychiatry 66(4): 316–319

Friedman SD, Shaw DW, Artru AA et al. (2006) Gray and white matter brain chemistry in young children with autism. Arch Gen Psychiatry 63(7): 786–794

Frith C (2003) What do imaging studies tell us about the neural basis of autism? Novartis Found Symp 251: 149–166; discussion 166–76, 281–297

Frith U, Happé F (1994) Autism: Beyond «theory of mind». Cognition 50: 115–132

Gardener H, Spiegelman D, Buka SL (2009) Prenatal risk factors for autism: comprehensive meta-analysis. Br J Psychiatry 195(1): 7–14

Gervais H, Belin P, Boddaert N et al. (2004) Abnormal cortical voice processing in autism. Nat Neurosci 7(8): 801–802

Gilchrist A, Green J, Cox A et al. (2001) Development and current functioning in adolescents with Asperger syndrome: a comparative study. J Child Psychol Psychiatry 42(2): 227–240

Grafodatskaya D, Chung B, Szatmari P, Weksberg R (2010) Autism spectrum disorders and epigenetics. J Am Acad Child Adolesc Psychiatry 49(8): 794–809

Hadjikhani N, Joseph RM, Snyder J et al. (2004) Activation of the fusiform gyrus when individuals with autism spectrum disorder view faces. Neuroimage 22(3): 1141–1150

Hazlett HC, Poe M, Gerig G et al. (2005) Magnetic resonance imaging and head circumference study of brain size in autism: birth through age 2 years. Arch Gen Psychiatry 62: 1366–1376

Hettinger JA, Liu X, Schwartz CE, Michaelis RC, Holden JJ (2008) A DRD1 haplotype is associated with risk for autism spectrum disorders in male-only affected sib-pair families. AmJ Med Genet B Neuropsychiatr Genet 147B(5): 628–636

Hill EL (2004) Executive dysfunction in autism. Trends Cogn Sci 8(1): 26–32

Hollander E, Novotny S, Hanratty M et al. (2003) Oxytocin infusion reduces repetitive behaviors in adults with autistic and Asperger's disorders. Neuropsychopharmacology 28(1): 193–198

Honda H, Shimizu Y, Rutter M (2005) No effect of MMR withdrawal on the incidence of autism: a total population study. J Child Psychol Psychiatry 46(6): 572–579

Iacoboni M, Molnar-Szakacs I, Gallese V et al. (2005) Grasping the intentions of others with one's own mirror neuron system. PLoS Biol 3(3): e79

Jyonouchi H. (2009) Food allergy and autism spectrum disorders: is there a link? Curr Allergy Asthma Rep 9(3): 194–201

Kelley E, Paul JJ, Fein D, Naigles LR (2006) Residual language deficits in optimal outcome children with a history of autism. J Autism Dev Disorders 36(6): 807–828

Kolevzon A, Gross R, Reichenberg A (2007) Prenatal and perinatal risk factors for autism: a review and integration of findings. Arch Pediatr Adolesc Med 161(4): 326–333

Lainhart JE (2006) Advances in autism neuroimaging research for the clinician and geneticist. Am J Med Genet C Semin Med Genet 142C(1): 33–39

Lepistö T, Kujala T, Vanhala R et al. (2005) The discrimination of and orienting to speech and non-speech sounds in children with autism. Brain Res 1066(1–2): 147–157

McAlonan GM, Daly E, Kumari V, Critchley HD et al. (2002) Brain anatomy and sensorimotor gating in Asperger's syndrome. Brain 125(Pt 7): 1594–1606

McNamara IM, Borella AW, Bialowas LA, Whitaker-Azmitia PM (2008) Further studies in the developmental hyperserotonemia model (DHS) of autism: social, behavioral and peptide changes. Brain Res 1189: 203–214

McPartland J, Dawson G, Webb SJ, Panagiotides H, Carver LJ (2004) Event-related brain potentials reveal anomalies in temporal processing of faces in autism spectrum disorder. J Child Psychol Psychiatry 45(7): 1235–1245

Melchers P, Preuß U (2001) Kaufman Assessment Battery for Children (Deutsche Version). PITS, Leiden

Minshew NJ, Williams DL (2007) The new neurobiology of autism: cortex, connectivity, and neuronal organization. Arch Neurol 64(7): 945–50. Erratum in: Arch Neurol 64(10): 1464

Murphy DG, Critchley HD, Schmitz N et al. (2002) Asperger syndrome: a proton magnetic resonance spectroscopy study of brain. Arch Gen Psychiatry 59(10): 885–891

Narayan M, Srinath S, Anderson GM, Meundi DB (1993) Cerebrospinal fluid levels of homovanillic acid and 5-hydroxyindoleacetic acid in autism. Biol Psychiatry 33(8–9): 630–635

Narayanan V (2003) Tuberous sclerosis complex: genetics to pathogenesis. Pediatr Neurol 29: 404–9

Nishitani N, Avikainen S, Hari R (2004) Abnormal imitation-related cortical activation sequences in Asperger's syndrome. Ann Neurol 55(4): 558–562

Obermann LM, Hubbard EM, McCleery JP et al. (2005) EEG evidence for mirror neuron dysfunction in autism spectrum disorders. Brain Res Cogn Brain Res 24(2): 190–198

Palmen SJ, Engeland H van, Hof PR, Schmitz C (2004) Neuropathological findings in autism. Brain 127(Pt 12): 2572–2583

Pennington BF, Ozonoff S (1996) Executive functions and developmental psychopathology. J Child Psychol Psychiatry 37: 51–87

Perry EK, Lee ML, Martin-Ruiz CM et al. (2001) Cholinergic activity in autism: abnormalities in the cerebral cortex and basal forebrain. Am J Psychiatry 158(7): 1058–1066

Petermann F, Petermann U (2007) HAWIK-IV. Hamburg-Wechsler-Intelligenztest für Kinder-IV. Hogrefe, Göttingen

Pierce K, Haist F, Sedaghat F, Courchesne E (2004) The brain response to personally familiar faces in autism: findings of fusiform activity and beyond. Brain 127(Pt 12): 2703–2716

Piven J, Berthier ML, Starkstein SE et al. (1990) Magnetic resonance imaging evidence for a defect of cerebral cortical development in autism. Am J Psychiatr 147(6): 734–739

Redcay E, Courchesne E (2008) Deviant functional magnetic resonance imaging patterns of brain activity to speech in 2-3-year-old children with autism spectrum disorder. Biol Psychiatry 64(7): 589–598

Ritvo ER, Spence MA, Freeman BJ et al. (1985) Evidence for autosomal recessive inheritance in 46 families with multiple incidences of autism. Am J Psychiatry 142: 187–192

Rizzolatti G, Fadiga L, Gallese V, Fogassi L (1996) Premotor cortex and the recognition of motor actions. Brain Res Cogn Brain Res 3(2): 131–141

Rossi PG, Posar A, Parmeggiani A (2000) Epilepsy in adolescents and young adults with autistic disorder. Brain Dev 22: 102–106

Salgado-Pineda P, Delaveau P, Blin O, Nieoullon A (2005) Dopaminergic contribution to the regulation of emotional perception. Clin Neuropharmacol 28(5): 228–237

Smalley SL, Asarnow RF, Spence MA (1988) Autism and genetics: a decade of research. J Autism Dev Disorders 26: 247–250

Smeeth L, Cook C, Fombonne E et al. (2004) MMR vaccination and pervasive developmental disorders: a case-control study. Lancet 364(9438): 963–969

Stanfield AC, McIntosh AM, Spencer MD et al. (2008) Towards a neuroanatomy of autism: a systematic review and meta-analysis of structural magnetic resonance imaging studies. Eur Psychiatry 23(4): 289–299

Steffenburg S, Gillberg C, Hellgren L et al. (1989) A twin study of autism in Denmark, Finland, Iceland, Norway and Sweden. J Child Psychol Psychiatry 30: 405–416

Talebizadeh Z, Lam DY, Theodoro MF et al. (2006) Novel splice isoforms for NLGN3 and NLGN4 with possible implications in autism. J Med Genet 43(5): e21

Tuchman R, Jayakar P, Yaylali I, Villalobos R (1998) Seizures and EEG in children with autism spectrum disorder. CNS Spectrum 3: 61–70

Viskochil D, Buchberg AM, Xu G et al. (1990) Deletions and a translocation interrupt a cloned gene at the neurofibromatosis type 1 locus. Cell 62(1): 187–192

Wassink TH, Piven J, Patil SR (2001) Chromosomal abnormalities in a clinic sample of individuals with autistic disorder. Psychiatr Genet 11(2): 57–63

Williams DL, Minshew NJ (2007) Understanding autism and related disorders: what has imaging taught us? Neuroimaging Clin N Am 17(4): 495–509

Williams G, King J, Cunningham M et al. (2001a) Fetal valpro-
ate syndrome and autism: additional evidence of an
association. Dev Med Child Neurol 43(3): 202–206

Williams JH, Whiten A, Suddendorf T, Perrett DI (2001b)
Imitation, mirror neurons and autism. Neurosci Biobeh
Rev 25(4): 287–295

Der Blick auf das Besondere: Störungsspezifische Diagnostik

Da es bisher nicht möglich ist, die vorliegenden neurobiologischen Befunde zum frühkindlichen Autismus zu diagnostischen Zwecken zu nutzen, basiert die derzeit gängige Diagnostik weiterhin auf

- anamnestischen Angaben von Eltern bzw. Bezugspersonen,
- Exploration der Eltern/Bezugspersonen sowie im Jugendalter auch des Betroffenen selbst,
- Verhaltensbeobachtung unter Berücksichtigung der drei für den frühkindlichen Autismus typischen Symptombereiche (qualitative Beeinträchtigung der sozialen Interaktion, Beeinträchtigung der Kommunikation, begrenztes, repetitives und stereotypes Verhalten),
- Interpretation von Testverfahren.

Grundsätzlich muss bei der Auswertung des diagnostischen Prozesses (▶ Übersicht) beachtet werden, dass die Ausprägung der Symptome des frühkindlichen Autismus variieren kann (▶ Kap. 2) und sich je nach Alter des Betroffenen unterschiedlich darstellt. Letzteres ist insbesondere deshalb wichtig, da die Verhaltensweisen im diagnostischen Prozess am normalen Entwicklungsverlauf gemessen werden.

Ablauf der Diagnostik
- Allgemeine Anamnese und Exploration
- Verdacht
- Screening
- Störungsspezifische Diagnostik
- Abklärung von Differenzialdiagnosen und Komorbiditäten
- Multiaxiale Bewertung

4.1 Symptomatik und störungsspezifische Entwicklungsgeschichte

4.1.1 Anamnese

Die Anamnese sollte die üblichen Fragen einer pädiatrischen und kinderpsychiatrischen Untersuchung umfassen. Standardisierte Anamnesebögen können hilfreich sein. Die Erhebung der Schwangerschafts- und Geburtsanamnese ist bedeutsam im Hinblick auf frühere Aborte bzw. Fehlgeburten, Schwangerschaftsblutungen, Frühgeburtlichkeit sowie eine eventuellen Sauerstoffunterversorgung während der Geburt. Bezüglich des ersten Lebensjahres sollten allgemeine Regulationsstörungen in Bezug auf Schlaf-, Schrei- und Essverhalten beachtet werden (▶ Früherkennung des frühkindlichen Autismus). Außerdem sollte erfragt werden, ob die Eltern im Vergleich zu zuvor geborenen Kindern der Familie gravierende Unterschiede im Verhalten des auffälligen Kindes beobachtet haben. Die eigene medizinische Vorgeschichte des Kindes gibt Auskunft über eventuell aufgetretene Krampfanfälle. Im Weiteren sollten die motorische und die sprachliche Entwicklung sowie die Sauberkeitsentwicklung eruiert werden. Eventuell durchgeführte medizinische Voruntersuchungen sollten berücksichtigt werden. Erfragt werden müssen auch Auffälligkeiten im Kindergarten oder Schule bzw. im sozialen Umfeld sowie die Entwicklung des Kontakt- und Spielverhaltens.

Spielverhalten

Auffälligkeiten im kindlichen Spielverhalten beschreiben Aarons und Gittens (2005). Sie nennen das Spiel zwar zielgerichtet, es entwickle sich aber nicht weiter. Es bestehe kaum Sozialkontakt mit anderen Kindern und eine ausgeprägt schwache Aufmerksamkeit; Kinder mit einem frühkindlichen Autismus zeigen typischerweise eine sehr lange Phase des sensomotorischen Spiels (◘ Tab. 4.1) und erreichen erst spät die Stufe des einfachen kombinatorischen Spiels. Kinder mit schwerer autistischer Symptomatik und einer Intelligenzminderung bleiben mitunter auch in der Phase des sensomotorischen Spiels stehen. Schwierigkeiten zeigen sich auch in der Phase des funktionellen Spiels, da die Kinder, vermutlich aufgrund einer Dysfunktion im Spiegelneuronensystem (▶ Kap. 3) nicht das Verhalten ihrer Bezugspersonen imitieren können, wie dies üblicherweise in der normalen Entwicklung auftritt. Deutliche Defizite zeigen die Kinder in der Phase des symbolischen Spiels bzw. im »So-Tun-als-ob-Spiel«. Aufgrund der beim frühkindlichen Autismus vorliegenden Defizite in der Theory of Mind bzw. Fähigkeit zur Übernahme der Perspek-

Früherkennung des frühkindlichen Autismus

Die Früherkennung tiefgreifender Entwicklungsstörungen stellt eine wichtige Herausforderung dar, da durch eine frühe Förderung das sprachliche und soziale Verhalten der Kinder erheblich verbessert werden kann. Baron-Cohen et al. (1996) gehen davon aus, dass der frühkindliche Autismus sicher im Alter von 18 Lebensmonaten erkannt werden kann. Im Durchschnitt registrieren Eltern jedoch erste Symptome erst im 3. Lebensjahr (Siegel et al. 1988), wenn die Sprache des Kindes sich bis dahin nicht ausreichend entwickelt hat, während beim High-functioning-Autismus trotz Sprachentwicklungsverzögerung erste spezifische Symptome oft erst im 4.–6. Lebensjahr, häufig sogar erst im Schulalltag oder auch erst im Jugendalter, erkannt werden. Zu den typischen frühen Auffälligkeiten von Kindern, die später als autistisch diagnostiziert wurden, sind zu zählen:

- geringe Aufmerksamkeit für soziale Reize, z. B. soziales Lächeln eines Säuglings als Erwiderung auf das Lächeln der Mutter,
- Ignorieren von Menschen,
- kein Zeigen mit dem Finger mit 12 Monaten,
- keine Reaktion auf den eigenen Namen,
- vermehrte Hinwendung zu Objekten,
- Sprachentwicklungsverzögerung,
- kein (soziales) Plappern,
- keine sozial-kommunikativen Gesten,
- kein Herstellen gemeinsamer Aufmerksamkeit (Joint Attention),
- unspezifische Symptome wie allgemeine Regulationsschwierigkeiten (häufiges Schreien, Schlafschwierigkeiten, Unruhe, Fütterstörungen).

Die frühesten Vorstellungen erfolgen bei Ausbleiben von Lautieren bzw. der ersten Wörter (exklusive »Mama« und »Papa«) etwa im 12.–18. Lebensmonat. Ein sicheres Erkennen des frühkindlichen Autismus ist bei ausgeprägter Symptomatik folglich bei der Früherkennungsuntersuchung U6 oder U7 möglich.

tive einer anderen Person (▶ Kap. 3) können die Kinder kaum oder kein Rollen- bzw. Fantasiespiel durchführen; wenn überhaupt, dann überwiegend auf die eigene Person ausgerichtet. Insbesondere bereitet demnach das soziale Fantasiespiel Schwierigkeiten, in das eine andere Person mit einbezogen wird, da Kinder mit frühkindlichem Autismus nur unzureichend die Perspektive des Mitspielers übernehmen können. Bei autistischen Kindern ist ohne Förderung kein bzw. ein sehr ungewöhnliches Spielverhalten zu beobachten. Sie spielen lieber allein, sie beteiligen sich nicht von selbst aktiv an Gruppenspielen und sie neigen dazu, andere Menschen eher als »mechanische Hilfsmittel« zu benutzen. Es hat sich bei der Förderung gezeigt, dass die autistischen Kinder durch das Spieltraining, also durch einen systematischen Aufbau der bei gesunden Kindern von allein einsetzenden Entwicklungsphasen deutliche Fortschritte gemacht haben.

Familienanamnese

Familienanamnestisch ist das Vorkommen von Autismus-Spektrum-Störungen, Intelligenzminderungen, neurologischen Erkrankungen und Fehlbildungen besonders zu beachten. Die Familien-

anamnese sollte möglichst über drei Generationen hinweg erfragt werden.

4.1.2 Exploration

Die Exploration sollte zunächst mit einem offenen Gespräch begonnen werden. In diesem können die Eltern über ihre aktuellen Sorgen und Beobachtungen berichten.

Im zweiten Teil der Exploration sollten gezielte Fragen zur Symptomatik gestellt werden. Diese müssen abhängig vom Alter des Kindes bei Vorstellung erfragt werden. Über alle Altersstufen hinweg sollten jedoch die drei Kernbereiche des frühkindlichen Autismus abgefragt werden:

- qualitative Auffälligkeiten der gegenseitigen sozialen Interaktion,
- qualitative Beeinträchtigung der Kommunikation,
- begrenzte repetitive und stereotype Verhaltensmuster.

◻ Tab. 4.1 Entwicklung des Spielverhaltens und Besonderheiten beim frühkindlichen Autismus

Alter	Phase	Inhalt	Beispiel	Besonderheiten beim frühkindlichen Autismus
3.–4. Lebensmonat	Sensomotorisches Spiel	Ungezieltes Spiel mit Gegenständen durch Schmecken, Riechen, Fühlen	Betrachtung und Drehen eines Gegenstandes vor den Augen	Wird lange beibehalten
10. Lebensmonat	Kombinatorisches Spiel	Kombinieren von zwei oder mehr Objekten	*Nicht zweckmäßig:* – Berühren eines Gegenstandes mit einem anderen – Gegeneinanderschlagen zweier Gegenstände *Zweckmäßig:* – Bauklötzchen zu einem Turm aufstapeln – Einen Gegenstand als Behälter für einen anderen gebrauchen	
12. Lebensmonat	Funktionelles Spiel Vier Arten des funktionalen Spiels: – Objektgerichtetes Spiel – Selbstgerichtetes Spiel – Puppengerichtetes Spiel – Auf andere gerichtetes Spiel	Angemessener Gebrauch von Objekten bzw. eine zweckmäßige Verknüpfung von zwei oder mehr Gegenständen	– Haar der Puppe mit Kamm kämmen – Die Puppe mit dem Löffel füttern – Den Deckel auf die Teekanne setzen – Das eigene Haar kämmen – Das Haar der Puppe kämmen – Telefonhörer an das Ohr des Erwachsenen halten	Durch eingeschränktes Imitationsverhalten deutliche Defizite
18.–24. Lebensmonat	Symbolisches Spiel (»So-tun-also-ob-Spiel«) Voraussetzung: Vorhandensein von Objektpermanenz	– Komplette Differenzierung zwischen den Objekten und dem Handeln – Fähigkeit, eine Vorstellung von Gegenständen zu erlangen und diese in Gedanken umzugestalten – Spiel nicht länger von physikalischen und funktionellen Eigenschaften des verfügbaren Objektes abhängig	– Nutzung eines Holzstäbchens als Löffel – Puppen werden so behandelt, **als ob** sie reale Menschen wären – Kind macht Essgeräusche, während es von einem leeren Teller löffelt	Deutlich eingeschränkt, kein oder kaum So-tun-als-ob-Spiel

Tab. 4.1 Fortsetzung

Alter	Phase	Inhalt	Beispiel	Besonderheiten beim frühkindlichen Autismus
Ab 2. Lebensjahr	Soziales Fantasiespiel	Kind – lernt soziale Verhaltensregeln – nimmt soziale Rollen ein – ahmt Erwachsene nach	– Mutter-Vater-Kind-Spiele – Tierspiele – Spiel zu zweit im Kaufladen	Kaum vorhanden
Ab 4. Lebensjahr	Komplexes Fantasiespiel			Kaum vorhanden
Ab 5. Lebensjahr	Regelspiel	Das Kind muss lernen, sich an Abmachungen zu halten. Es lernt Regeln und Grenzen kennen und soll eine angemessene Frustrationstoleranz entwickeln	– Gesellschaftsspiele – Kartenspiele – Interaktive Bewegungsspiele	Bei ausreichender intellektueller Fähigkeit werden Regeln verstanden, können jedoch nicht flexibel bzw. aus dem Blickwinkel einer anderen Person angewendet werden

Qualitative Auffälligkeiten der gegenseitigen sozialen Interaktion
Soziale Modulation von Interaktion

Menschen mit frühkindlichem Autismus weisen ein mehr oder minder ausgeprägtes Unvermögen auf, Blickkontakt, Mimik, Körperhaltung und Gestik zur Modulation und Regulation sozialer Interaktionen einzusetzen. Wichtig ist es, darauf zu achten, ob Blickkontakt, Mimik und Gestik intuitiv richtig verwendet werden, beispielsweise in Form von sozialem Lächeln, Kopfnicken oder -schütteln, und ob sie verwendet werden, um ein Gefühl zu vermitteln bzw. reziprok zu erwidern. Häufig werden extreme Formen emotionaler Mimik verwendet, welches nicht immer zur Situation passt. Auch Gestik kann sowohl gar nicht als auch übertrieben ausgeprägt sein. Sie wird im sozialen Kontakt nicht eingesetzt, um etwas zu unterstreichen. Des Weiteren werden instrumentelle Gesten (z. B. in die Hände klatschen) oder instrumentelle Gesten (z. B. Winken, Zeigen usw.) nicht eingesetzt.

> Fehlender Blickkontakt ist ein häufig aufgeführtes Kriterium, das zur Verdachtsdiagnose eines frühkindlichen Autismus führt. Entscheidend ist jedoch nicht, ob kein oder wenig Blickkontakt vorliegt, sondern ob dieser nicht sozial moduliert ist. So gibt es auch therapieerfahrene Menschen mit einem frühkindlichen Autismus, die gelernt haben, dass man ein Gegenüber anschauen sollte; dies tun sie zuweilen zu lang oder in falschen sozialen Kontexten. Fehlender Blickkontakt kann beispielsweise auch bei depressiven Kindern und Jugendlichen vorkommen, der jedoch dann, wenn er auftritt, sozial adäquat moduliert ist.

Beziehungsaufnahme und sozioemotionale Gegenseitigkeit

Die Beziehungsaufnahme zu Gleichaltrigen ist erschwert. Es werden hierfür von den Betroffenen keine gemeinsamen Aktivitäten, Interessen, Erlebnisse oder Gefühle genutzt, obwohl es hinreichende Möglichkeiten gäbe. Die Schwierigkeiten in der Beziehungsaufnahme sind eng mit einem Mangel an sozioemotionaler Gegenseitigkeit bzw. Wechselseitigkeit in Interaktion assoziiert. Dieser Mangel führt dazu, dass Interessen des Gegenübers ignoriert werden und kein wechselseitiges Gespräch (z. B. in Form von Plaudern) geführt werden kann, da der Betroffene sehr auf seine eigenen Interessen und Themen fixiert ist. So fällt es den Betroffenen auch schwer, Emotionen, sowohl negative als auch positive, gemeinsam zu erleben. Ein Merkmal des Mangels an sozioemotionaler Gegenseitigkeit kann ebenfalls sein, dass der Betroffene ohne auf seinen Gesprächspartner zu achten, über diesen spricht.

Fähigkeit zur Empathie und zur »Perspektivübernahme«

Laienhaft wird oft formuliert, dass Menschen mit Autismus einen Empathiemangel aufwiesen und deshalb keine Gefühle zeigen könnten. Dies ist insofern falsch, als Menschen mit Autismus auch in der Lage sind, Emotionen zu empfinden. Das Problem besteht vielmehr darin, die Gefühle und auch Gedanken der Mitmenschen bzw. des direkten Gegenübers zu erspüren und mit demjenigen mitzuschwingen. Möglicherweise wird ein emotionaler Ausdruck verstanden, jedoch nicht adäquat nachempfunden, so dass der Betroffene im Situationszusammenhang intuitiv auch nicht darauf entsprechend reagiert. Das Wort »empathy« wurde erstmals im Amerikanischen als Übersetzung für das deutsche Wort »Einfühlung« verwendet und Ende des 20. Jahrhunderts wiederum als Begriff der »Empathie« ins Deutsche zurückübersetzt. Ein weiterer bedeutsamer Begriff ist in diesem Zusammenhang die »Theory of Mind« (Mentalisierungsfähigkeit), die bereits in ▶ Kap. 3 näher erläutert wurde.

Wichtig ist abzuklären, ob ein Kind, seinen intellektuellen Möglichkeiten entsprechend, sein Verhalten flexibel an eine Situation anpassen, also Verhaltensmodulation entsprechend dem sozialen Kontext zeigen kann (z. B. beim Besuch eines Gottesdienstes sehr leise zu sein, beim Einkauf nicht über andere laut zu reden) oder ob soziales, emotionales und kommunikatives Verhalten in der Reaktion auf ein anderes Verhalten (z. B. Trost spenden, wenn jemand traurig ist und weint) integriert werden kann. Des Weiteren ist beim Highfunctioning-Autismus darauf zu achten, ob Stimmungen, Ironie, Metakommunikation, Witze oder Täuschungsinhalte verstanden werden können.

Gemeinsame soziale Interessen

Menschen mit frühkindlichem Autismus fällt es schwer, spontan Freude, Interessen oder Tätigkeiten mit anderen zu teilen (z. B. anderen Menschen Dinge, die für die Betroffenen von Bedeutung sind, zeigen, bringen oder erklären).

Qualitative Beeinträchtigung der Kommunikation
Sprachentwicklungsstörung

Kinder mit einem frühkindlichen Autismus weisen entweder keine Sprachentwicklung oder eine Sprachentwicklungsstörung auf. Das heißt, sie lernen entweder nie zu sprechen oder erlernte Sprache bildet sich zurück oder die Sprachentwicklung verläuft nicht nur verzögert, sondern auch andersartig als bei anderen Kindern. Dabei treten Phänomene auf, die in der normalen Sprachentwicklung nicht vorkommen, wie stereotype und repetitive Verwendung der Sprache oder idiosynkratischer Gebrauch von Worten oder Phrasen (z. B. Echolalie). Oftmals werden keine Sprachlaute, aber (stereotype) Geräusche produziert. Es muss darauf geachtet werden, dies nicht mit einer Sprachentwicklungsverzögerung zu verwechseln, bei der die einzelnen Stadien der Sprachentwicklung in der richtigen Reihenfolge durchlaufen, jedoch der Beginn der Sprachentwicklung verzögert ist. Zusätzlich besteht kein Kompensationsversuch durch Gestik oder Mimik als Alternative zur Kommunikation.

> ❯❯ Es kann durchaus vorkommen, dass die Sprachfähigkeit vollständig erworben wird. Allerdings weisen Kinder mit einem frühkindlichen Autismus hinsichtlich der Sprache typischerweise Auffälligkeiten in der Prosodie, also in der Metrik und Rhythmik, und in der Pragmatik, also im Sprachverständnis, auf.

Störungen der Prosodie zeigen sich in Besonderheiten bezüglich Intonation, Rhythmus, Geschwindigkeit, Lautstärke und Modulation. Die pragmatische Sprachverständnisstörung zeigt sich in einer Tendenz zum Konkreten, in Schwierigkeiten, wenn es nicht um die lexikalische Bedeutung von Wörtern und Sätzen geht, in Schwierigkeiten, Sprachkonnotationen zu erkennen oder indirekte Formulierungen zu verstehen. So resultieren beispielsweise Schwierigkeiten mit Sprichwörtern oder Redensarten.

Bei der Stationsvisite wird von der Ärztin bemerkt, dass »nun Karneval vor der Tür stehe«, woraufhin Karl, 12 Jahre, vor der Zimmertür nachschaut, ob dies stimmt.

Paul, 14 Jahre ist verwirrt, als er gefragt wird, warum er denn sein Geld nicht zu einer Bank bringe.

Matthias, 18 Jahre, möchte mit seiner Freundin nicht zum Tanzen gehen, da er Angst vor dem »Partnerwechsel« habe.

Aufbau eines Kommunikationsaustauschs

Die pragmatische Sprachverständnisstörung führt zu vielfältigen Problemen für die Betroffenen, da die sozialen Regeln der Sprache nicht eingehalten werden können. Es entstehen Situationen durch inadäquate Kommentare oder Bemerkungen und Schwierigkeiten mit Small Talk. Darüber hinaus besteht auf dem jeweiligen Sprachniveau eine Unfähigkeit, einen sprachlichen Kontakt zu beginnen oder aufrechtzuerhalten, bei dem es einen gegenseitigen Kommunikationsaustausch mit anderen Personen gibt.

Eva, 16 Jahre, stellt sich ambulant vor, da es in der Schule zu massiven Auseinandersetzungen mit Lehrern und Gleichaltrigen kommt. In einer anderen Klinik sei die Diagnose einer Störung des Sozialverhaltens gestellt worden. Mutter und Tochter bitten um Prüfung der Diagnose. Im Verlauf des Explorationsgespräches korrigiert Eva die Untersucherin gehäuft hinsichtlich grammatikalischer Fehler und wird ungehalten, wenn diese nicht sprachlich korrigiert werden.

Begrenzte repetitive und stereotype Verhaltensmuster
Stereotypes und begrenztes Interessensspektrum

Kinder mit frühkindlichem Autismus weisen umfassende Beschäftigungen oder Interessen auf, die in Inhalt und Schwerpunkt abnorm sind (vor allem

stereotyp) oder die von ungewöhnlicher Intensität und Begrenztheit geprägt sind. Beispielsweise können sich die betroffenen Kinder vorherrschend mit Teilobjekten oder nichtfunktionalen Elementen eines Spielzeugs (z. B. Rad eines Autos) beschäftigen oder aber sich mit durchaus relevanten und alterstypischen Interessen, nur bei ausreichenden intellektuellen Fähigkeiten, überaus intensiv beschäftigen (Liebe, Sexualität). Beim Vorliegen eines ungewöhnlichen Interesses beziehen sich die Themen jedoch oft auf Sachinhalte, wie z. B. Erderwärmung oder Ähnliches.

Veränderungsängste

Veränderungen im Tagesablauf oder der vertrauten räumlichen Umgebung können bei Menschen mit frühkindlichem Autismus große Ängste auslösen. So fällt eine offensichtlich zwanghafte Anhänglichkeit an spezifische, nichtfunktionale Handlungen oder Rituale auf. Häufig sind dies Dinge, die von anderen nicht wahrgenommen werden, da keine entsprechende Wertigkeit vorliegt (wie z. B. ein neuer Pullover bei einem Lehrer).

Ein Vater eines autistischen Jungen muss stets die gleiche Fahrtroute auf der Rückfahrt wählen unabhängig davon, ob dies günstig oder ungünstig ist.

Ein autistischer Junge zeigte große Schwierigkeiten beim Wechsel der Kleidung gemäß dem Jahreszeitenwechsel.

Stereotype und repetitive motorische Manierismen

Zu den stereotypen und repetitiven motorischen Manierismen werden Hand- und Fingerschlagen, Verbiegen oder komplexe Bewegungen des ganzen Körpers gezählt. Es muss auf Drehen oder Flackern der Finger vor den Augen, Schaukelbewegungen und Auf-und-ab-Hüpfen vor allem beim Erleben von intensiven Emotionen geachtet werden.

Sensorische Interessen

Die vorherrschende Beschäftigung mit Teilobjekten oder nichtfunktionalen Elementen von Spielmaterial kann auch durch den Einsatz sensorischer Interessen geprägt sein. So wird das Material berochen, beleckt oder immer wieder angefasst. Macht ein Gegenstand Geräusche, so wird dieses wiederholt erzeugt.

> **Für den klinischen Alltag ist zu beachten, dass der Symptomkomplex der begrenzten, repetitiven und stereotypen Verhaltensmuster, Interessen und Aktivitäten häufig das schlechteste Merkmal zur Diagnostik des frühkindlichen Autismus darstellt. Ausgeprägte beeindruckende Sonderinteressen sind nicht immer bei den betroffenen Individuen zu finden. Darüber hinaus sind sie nicht immer leicht als solche zu erkennen.**

Durchführung der Exploration

Viele Auffälligkeiten des frühkindlichen Autismus sind in einem ersten Gespräch häufig zu unspezifisch, wie z. B. Schlaf-, Schrei- und Essgewohnheiten im Säuglingsalter, und müssen im Zusammenhang mit der Gesamtsituation der Familie und in Relation zu Alter und Entwicklungsstand des Kindes gesehen werden. ◘ Tab. 4.2 gibt Beispiele für wesentliche Fragen, die im Rahmen einer Exploration gestellt werden sollten. Die Fragen zum Verhalten sind jeweils in dem Altersbereich aufgeführt, in dem sie im Rahmen einer normalen Entwicklung bejaht werden sollten.

Je nach Entwicklungsstand, Alter und sprachlichen Fähigkeiten sollte das betroffene Kind bzw. der betroffene Jugendliche in die Exploration mit einbezogen werden (◘ Tab. 4.3). Die Exploration sollte sowohl mit dem Kind bzw. dem Jugendlichen alleine als auch gemeinsam mit den Eltern durchgeführt werden.

Besonderheiten bei Erwachsenen mit frühkindlichem Autismus werden in ▶ Kap. 7 beschrieben.

4.2   Komorbidität und Begleitstörungen

4.2.1   Komorbide psychische Störungen und Begleitsymptomatik

Grundsätzlich muss beim zusätzlichen Auftreten von Verhaltensauffälligkeiten beim frühkindlichen

Autismus unterschieden werden, ob es sich um unspezifische Begleitsymptome ohne Krankheitsschwelle, die gehäuft beim frühkindlichen Autismus auftreten, handelt oder um eine komorbide Störung. Hinsichtlich der komorbiden Störungen ist nochmals zu unterscheiden zwischen einer zufälligen Komorbidität, die eher reaktiv zu betrachten ist, und einer überzufälligen Komorbidität, die systematisch auftritt und vermutlich auf einer ähnlichen molekularbiologischen Ätiopathogenese (▶ Kap. 5) beruht.

Eine weitere Schwierigkeit stellt die Tatsache dar, dass komorbide Störungen auch häufig Differenzialdiagnosen darstellen (▶ Kap. 5).

Komorbide psychische Störungen und Begleitsymptomatik beim frühkindlichen Autismus
- Unspezifische Begleitsymptomatik
    - Schlafstörungen
    - Allgemeine Befürchtungen
    - Phobien
    - Essstörungen
    - Autoaggressives Verhalten
    - Allgemeine Unruhe
- Komorbiditäten
    - Reaktive Komorbiditäten
        - Depressive Episoden
        - Aggressives Verhalten
    - Überzufällig häufige systematische Komorbiditäten
        - Zwangsstörungen
        - Aufmerksamkeitsdefizit-/Hyperaktivitätsstörung (ADHS)
        - Störungen des Sozialverhaltens mit oppositionellem, aggressivem und impulsivem Verhalten
        - Tic-Störungen

Die ▶ Übersicht macht deutlich, dass die Übergänge zwischen den Kategorien fließend sind, so dass für alle aufgeführten Verhaltensauffälligkeiten nicht abschließend geklärt ist, ob sie Teil einer autistischen Störung sind oder als komorbide Störung aufgefasst werden müssen (▶ Abschn. »Autismus-Spektrum-Störungen und ADHS«). Eine Schwierigkeit ist allerdings, dass eine inkorrekte Diagnose

Tab. 4.2	Wesentliche Fragen in der Exploration der altersabhängigen Symptomatik des frühkindlichen Autismus
Säuglingsalter	– Lacht Ihr Kind, wenn es von Ihnen angesprochen bzw. angelächelt wird? – Streckt Ihr Kind die Arme nach Ihnen aus, z. B. wenn es aus dem Bettchen gehoben werden möchte? – Fremdelt Ihr Kind? – Ist Ihr Kind sehr schreckhaft gegenüber Geräuschen des Alltags? – Lautiert Ihr Kind (mindestens am 1. Geburtstag)? – Ist Ihr Kind interessiert an seiner Umwelt und möchte diese mit Ihnen teilen, z. B. indem es auf Erkundungstouren geht oder Ihnen etwas zeigen möchte? – Beschäftigt sich Ihr Kind immer mit denselben, gleichartigen Tätigkeiten? – Wendet Ihr Kind den Kopf ab? – Zeigt Ihr Kind eine starre Körperhaltung auf dem Arm?
Kleinkind	– Sucht Ihr Kind Körperkontakt? – Reagiert Ihr Kind, wenn Sie es ansprechen? – Sagt Ihr Kind andere Wörter außer Mama und Papa (mindestens am 2. Geburtstag) bzw. spricht Ihr Kind in 2- und 3-Wort-Sätzen (mindestens am 3. Geburtstag)? – Sucht Ihr Kind Trost bei Ihnen? – Imitiert Ihr Kind Ihre Handlungen oder die anderer Menschen?
Kindergartenalter	– Spielt Ihr Kind Rollenspiele mit anderen oder mit seinen Spielsachen? – Bewegt oder dreht Ihr Kind bestimmte Gegenstände oder seine Hände vor den Augen? – Ist Ihr Kind interessiert an gegenseitigem Spiel mit anderen Kindern? – Vermeidet Ihr Kind Körperkontakt? – Unterstreicht Ihr Kind seine Sprache durch Gestik? – Deutet es auf Dinge, um Sie aufmerksam zu machen oder nur um etwas haben zu wollen? – Tröstet Ihr Kind Sie? – Folgt Ihr Kind Ihrem Blick, wenn Sie es auf etwas aufmerksam machen wollen?
Grundschulalter	– Spricht Ihr Kind mit auffallend monotoner Stimmlage, hat es eine sehr hohe Stimme oder Ähnliches? – Sperrt sich Ihr Kind gegen Veränderungen des Alltags bzw. seiner räumlichen Umgebung? – Kann es Freude, Trauer, Wut und Furcht mimisch ausdrücken? – Bewegt sich Ihr Kind oft bizarr? – Haben Sie den Eindruck, dass es versteht, was andere Menschen denken, beabsichtigen oder sich vorstellen?
Jugendalter	– Ist der Jugendliche daran interessiert, dass Sie an seiner Freude teilnehmen? – Erscheint er interessiert an den Kommentaren und Bemerkungen des Gesprächspartners? – Fragt er nach oder nimmt Stellung zu Gedanken oder Einstellungen des Gesprächspartners? – Hat er Schwierigkeiten, eine Konversation zu beginnen oder weiterzuführen? – Redet er exzessiv über Lieblingsthemen, die bei anderen Personen nur von begrenztem Interesse sind?

häufig zu Fehlbehandlungen führt. So erhielten in einer Untersuchung beispielsweise 74% der Kinder mit einer Autismus-Spektrum-Störung zuvor eine ADHS-Diagnose (Jensen u. Mack 1997). Da Kinder mit einer autistischen Störung teilweise von gleichen Ansätzen profitieren, die in der Behandlung der ADHS angewendet werden, schlagen Gillberg et al. (2006) vor, dass diejenige Diagnose, die hinsichtlich der Therapie eine höhere Bedeutsamkeit hat, vorrangig gestellt werden sollte. Unter Umständen könne sich die Priorität der Diagnose im Altersverlauf ändern (Beispiel: 3. Lebensjahr: ADHS; 4. Lebensjahr: ADHS und atypischer Autismus; 9. Lebensjahr: frühkindlicher Autismus mit ADHS). Allerdings muss berücksichtigt werden, dass spezifische Therapieprogramme für Kinder mit frühkindlichem Autismus und beispielsweise komorbider ADHS bisher nicht entwickelt wurden.

4

◘ Tab. 4.3 Hilfreiche Fragen an Kinder und Jugendliche (in Anlehnung an die Beobachtungsskala für Autistische Störungen, Rühl et al. 2004)

Kinder	– Hast du Freunde? Was bedeutet es für dich, ein Freund zu sein? – Was unternehmt ihr gerne zusammen? – Was unterscheidet einen Freund von jemandem, der zur Arbeit geht oder mit dem man zur Schule geht?
Kinder/Jugendliche	– Hast du jemals Probleme gehabt, in der Schule oder auf der Arbeit mit anderen Menschen auszukommen? – Machen andere Menschen manchmal Dinge, die dich stören, nerven oder irritieren? – Machst du manchmal Dinge, die andere stören oder nerven? – Gibt es zurzeit ein Thema oder eine Beschäftigung, die dich besonders interessiert?
Jugendliche	– Was machst du in deiner Freizeit zuhause? – Denkst du manchmal daran, eine Beziehung zu haben oder zu heiraten, wenn du älter bist? Was wäre daran schön, was könnte schwierig sein, wenn man verheiratet ist?

◘ Tab. 4.4 Häufigkeit komorbider Symptome bei Kindern und Jugendlichen mit Autismus-Spektrum-Störungen. (Nach Leyfer et al. 2006)

Häufigkeit (%)	Komorbide Symptome
~50–60	Aufmerksamkeitsdefizit-/Hyperaktivitätsstörung (ADHS)
~44–80	Schlafstörungen
~10–40	Angststörungen
~35	Zwangsstörungen
~10	Oppositionelle Störung des Sozialverhaltens
~3–4	Bipolare Störung

Betrachtet man zusätzliche Symptome bei frühkindlichem Autismus unabhängig von der oben genannten Einteilung (unspezifische Begleitsymptomatik vs. Komorbidität), ergeben sich die in ◘ Tab. 4.4 genannten Häufigkeitsraten, die in einer Arbeit von Leyfer et al. (2006) dargestellt wurden.

Zur Diagnose komorbider Störungen können die üblichen störungsspezifischen Fragebögen bzw. testpsychologischen Instrumente verwendet werden, sofern nicht Sprach- oder Verständnisprobleme, beispielsweise in der Selbstbeurteilung, auftreten.

Um allgemeine Verhaltensprobleme unter dimensionalen Gesichtspunkten zu erheben, können die Elternfragebögen, wie z. B. die »Child Behavior Checklist« für Klein- und Vorschulkinder bzw. für Schulkinder (CBCL 1½–5 bzw. CBCL, Achenbach 1991a), und Lehrerfragebögen, wie z. B. die »Tea-cher Report Form« (TRF, Achenbach 1991b) oder die »Caregiver-Teacher Report Form« (C-TRF 1½–5, Achenbach 1997) benutzt werden.

Um kategoriale komorbide Diagnosen zu erfassen, bieten sich das »Diagnostische Interview bei psychischen Störungen im Kindes- und Jugendalter« (Kinder-DIPS, Unnewehr et al. 2009) oder das »Kiddie-Sads-Present and Lifetime Version« (K-SADS-PL, Delmo et al. 2001) an. Auch hier kann allerdings die Untersuchung durch Sprach- oder Verständnisschwierigkeiten beeinträchtigt werden.

Autismus-Spektrum-Störungen und ADHS

Aufgrund der diagnostischen Kriterien der ICD-10 darf eine ADHS nicht zusätzlich diagnostiziert werden, wenn eine autistische Störung diagnos-

◻ **Tab. 4.5** Ergebnisse früherer Studien zu ADHS-Symptomen bei Individuen mit Autismus-Spektrum-Störungen (N[%] bzw. Mittelwert)

	Goldstein u. Schwebach 2004 (n = 37)	Yoshida u. Uchiyama 2004 (n = 53)	Gadow et al. 2006 (n = 483)	Lee u. Ousley 2006 (n = 83)
Geschlecht (n)				
Männlich	?	48	398	66
Weiblich	?	5	85	17
Alter (Jahre) (Min–Max)	8;5 (?)	10;3 (7–15)	6;5 (3–12)	11;2 (4–20)
IQ (Min–Max)	86,1 (?)	87 (>70)	83 (?)	? (?)
Autismus-Diagnose [N (%)]				
Kanner-Syndrom	9 (24,3)	–	170 (35)	58 (70)
HFA	–	33 (62,2)	–	–
Asperger-Syndrom	–	3 (5,6)	104 (21,5)	12 (14)
TES n.n.b.	28 (75,6)	17 (32,0)	209 (43,2)	13 (16)
ADHS Diagnose (in %) (ASE–/ASE+)	59	68	44	65
Kombinierter Subtyp	26/44	23/33	16/30	49/63
Unaufmerksamer Subtyp	33/56	38/56	31/58	23/29
Hyperaktiver/impulsiver Subtyp	–	8/11	7/12	6/8

ASE–/ASE+ Autismus-Spektrum-Störung mit bzw. ohne ADHS-ähnliche Symptome; *HFA* High-functioning-Autismus; *TES n.n.b.* tiefgreifende Entwicklungsstörung, nicht näher bezeichnet.

tiziert wird. Dies entspricht allerdings nicht den Erkenntnissen jüngerer klinischer Studien, die in einer Subgruppe von Kindern und Jugendlichen eine Überlappung von autistischen Symptomen und Symptomen der ADHS fanden.

Genetische, neuropsychologische und psychopathologische Befunde weisen auf einen Zusammenhang von autistischen Störungen und ADHS hin. Obwohl die Störungsbilder nosologisch unterschiedliche Diagnosen abbilden, beinhalten sie teilweise gleiche Symptome wie Hypermotorik, Impulsivität und Aufmerksamkeitsstörungen.

In einer Studie von Yoshida und Ushiyama (2004) wiesen 68% der Probanden mit autistischen Störungen sowohl eine autistische Störung als auch eine ADHS auf. Sie untersuchten die Stichprobe erstmalig hinsichtlich ADHS-Subgruppen und fanden bei 33% den kombinierten Subtyp, bei 56% den unaufmerksamen Subtyp und bei 11% den hyperaktiv-impulsiven Subtyp. Ähnliche Ergebnisse beschreiben Goldstein und Schwebach (2004) im Rahmen einer retrospektiven Krankenaktendurchsicht sowie Gadow et al. (2006) an einer großen Stichprobe von 483 Patienten. Kategoriale Aspekte einer ADHS-Diagnose wurden ebenfalls von Lee und Ousley (2006) untersucht. 78% der Stichprobe erfüllten die DSM-IV-Kriterien für ADHS. ◻ Tab. 4.5 fasst die Ergebnisse ausgewählter früherer systematischer Studien zu ADHS-Symptomen bei Individuen mit Autismus-Spektrum-Störungen zusammen.

Neurobiologische Gemeinsamkeiten

Fisher et al. (2002) führten den ersten systematischen Linkage-Scan für ADHS an 126 betroffenen Geschwisterpaaren durch und fanden signifikante Ergebnisse für zwei Regionen (2q24 und 16p13), die in früheren Studien bei Genom-Scans von autistischen Geschwisterkindern ermittelt worden waren (Spence 2004). In diesem Zusammenhang beschreiben Smalley et al. (2002) die 12-cM- und die 7-Mb-Region des 16p13-Chromosoms als mögliche Variation, die zur gemeinsamen Symptomatik bei tiefgreifenden Entwicklungsstörungen und ADHS führen kann. In einer erweiterten Studie (Ogdie et al. 2003; Heiser et al. 2004), die eine Stichprobe von 270 betroffenen Geschwisterpaaren umfasste, fanden sich außerdem maximale LOD-Scores für die Regionen 17p11, 5p13, 6q14, 11q25, und 20q13. Zusammenfassend beschreibt die Studie die Regionen 16p1 und 17p11 sowie 5p13 als gemeinsame Risikogenregionen für ADHS und autistische Störungen. Eine holländische Studie von Bakker et al. (2003) fand die Region 15q als bedeutsam im Zusammenhang mit phänotypischen ADHS-Merkmalen. Diese Region wurde ebenfalls bezüglich autistischer Störungen beschrieben. Zwei voneinander unabhängige Genom-Scans, durchgeführt von IMGS-AC, einem der führenden Autismus-Konsortien, haben für autistische Störungen an insgesamt 153 Geschwisterpaaren Kandiatenregionen auf den Genen 2q, 7q, 16p und 17q identifiziert. 7q22–q32 mit einem maximalen LOD-Score von 3.37 auf D7S477 erwies sich als hervorstechendste Kandidatenregion. Für das Störungsbild ADHS wurden interessanterweise in Genom-Scans Kandidatenregionen auf 16p13, 17p11 und 5p13 gefunden.

Eine Übersicht über die zahlreichen Befunde zu »single nucleotide polymorphisms« (SNPs) geben Rommelse und Mitarbeiter (2010).

Übersichtsarbeiten zu bildgebenden Untersuchungen bei Kindern mit autistischen Störungen sind in der näheren Vergangenheit erschienen (Filipek 1999; Chugani 2000; Santosh 2000). So beschreiben Piven et al. (1997) ein disproportional verkleinertes Corpus callosum. Eine Hypoplasie des Wurmfortsatzes des Kleinhirns wurde bereits 1988 von Courchesne et al. beschrieben. Hynd et al. (1991, 1993) beschreiben bei Kindern mit ADHS Auffälligkeiten in MRT-Studien, u. a. Abweichungen im Kleinhirn, ein kleineres rechtshemisphärisches Planum temporale und ein kleineres Corpus callosum. Durston et al. (2004) fanden eine Kleinhirnhypoplasie.

Frontale Dysfunktionen wurden sowohl für die ADHS (z. B. Faraone u. Biedermann 1998; Ozonoff et al. 2004; Hale et al. 2000) als auch für Autismus (z. B. Bailey 1996; Chugani 2000; Eliez u. Reiss 2000; Minshew 1996) festgestellt. Eine Vergleichsstudie an Kindern mit Autismus und ADHS wurde 2007 erstmals von Brieber et al. publiziert. Die Autoren beschreiben verstärkte Volumina der grauen Substanz im linken parietalen Kortex und gemeinsame Auffälligkeiten im mediotemporalen und inferior-parietalen Lobus.

Neuropsychologische Ergebnisse

Neuropsychologische Untersuchungen, die im direkten Vergleich von Kindern und Jugendlichen mit autistischen Störungen und ADHS bzw. bei Kindern und Jugendlichen mit autistischen Störungen und Aufmerksamkeitsproblemen durchgeführt wurden, sind ein aktuelles Interesse der Forschung. Bislang wurden in sechs Studien exekutive Funktionen bei Autismus-Spektrum-Störungen und ADHS verglichen. ◘ Tab. 4.6 fasst die Studien zusammen.

Zwei Studien aus dem Jahre 1999 von Ozonoff und Jensen und Nyden et al. verglichen Kinder und Jugendliche mit autistischen Störungen und ADHS hinsichtlich exekutiver Funktionen. Ozonoff und Jensen fanden bei Kindern mit Autismus Schwierigkeiten in der planerischen und kognitiven Flexibilität, aber kein Inhibitionsdefizit, und bei ADHS-Kindern ein umgekehrtes neuropsychologisches Muster. Dies konnte von Nyden et al. nicht repliziert werden. Beide Störungsgruppen wiesen in der Studie ein Inhibitionsdefizit und die ADHS-Kinder eine eingeschränkte kognitive Flexibilität auf.

Geurts und Mitarbeiter (2004) ergänzten die oben genannten Studien, indem sie ein breiteres Spektrum exekutiver Funktionen an 54 Patienten mit ADHS und 41 mit HFA (High-functioning-Autismus) mit dem Ziel untersuchten, anhand der Profile der exekutiven Funktionen zwischen den

◘ Tab. 4.6 Frühere Studien zum Vergleich exekutiver Funktionen bei Autismus-Spektrum-Störungen und ADHS

	Ozonoff u. Jensen 1999	Nyden et al. 1999	Geurts et al. 2004	Goldberg et al. 2005	Happé et al. 2006	Johnson et al. 2007
Stichprobe	n=93	n=30	n=136	n=70	n=94	n=62
– Autismus	40	10	41	17	32	21
– ADHS	24	10	54	21	30	23
– Kontrollgruppe	29	10	41	32	32	18
Autismus-Diagnose [N (%)]						
– HFA	40 (100)	–	41 (100)	17 (100)	6 (19)	21 (100)
– AS	–	10 (100)	–	–	26 (81)	–
ADHS-Subtyp [N (%)]	?	?		?	?	
– Kombinierter Subtyp			36 (67)			22
– Unaufmerksamer Subtyp			16 (29)			1
– Hyperaktiver/impulsiver Subtyp			2 (4)			–
Einschluss von ADHS in die ASE-Gruppe	?	?	Ja, nur unaufmerksamer Subtyp	Nein	Nein	Nein
Alter (Jahre)	12;1	10;0	9;3	11;2	10;1	11;2
Min – Max	6–18	8;9–11;9	6–13	?	8–12	?
IQ	103,4	95,6	103,1	107,6	101,8	101,2
Neuropsychologische Testverfahren						
– Inhibition	Stroop CWT	Go/NoGo, RIT	CT, CDT, TEACh	Stroop CWT	Go/NoGo	SART
– Arbeitsgedächtnis	–	–	–	C SWM	C SWM	–
– Planungsverhalten	TOH	–	TOL	C SOC	C SOC	–
– Flexibilität	WCST	WCST	WCST	C ID/ED	C ID/ED, Verbal Fluency	–

AS Asperger-Syndrom; *ASE* Autismus-Spektrum-Störung; *CDT* Circle Drawing Task; *C ID/ED* CANTAB Intra-Dimensional/Extra-Dimensional Shift Task; *C SOC* CANTAB Stockings of Cambridge; *C SWM* CANTAB Spatial Working Memory; *CT* Change Task; *HFA* High-functioning-Autismus; *RIT* Response Inhibition Task; *SART* Sustained Attention to Response Task; *S-OPT* Self-Ordered Pointing; *Stroop CWT* Stroop Colour Word Test; *TEA-Ch* Test of Everyday Attention for Children; *TOH* Tower of Hanoi; *TOL* Tower of London; *WCST* Wisconsin Card Sorting Test.

beiden Störungsbildern zu unterscheiden. Sie fanden unterschiedliche neuropsychologische Muster zwischen den beiden Störungsbildern. So zeigte die HFA-Gruppe Defizite in der Inhibition und in planerischer und kognitiver Flexibilität sowie der verbalen Gewandtheit, jedoch keine Einschränkungen des Arbeitsgedächtnisses. Die ADHS-Gruppe wies ebenfalls Inhibitionsdefizite und eine eingeschränkte verbale Gewandtheit auf.

Goldberg et al. (2005) konnten für die 2 Störungsbilder Autismus-Spektrum-Störungen und ADHS im Vergleich zu gesunden Kindern Einschränkungen im Bereich des Arbeitsgedächtnisses finden, jedoch nicht bei Inhibitions-, Planungs- und Flexibilitätsaufgaben.

Happé et al. (2006) verglichen Alters- und IQ-gemischte Gruppen mit Autismus-Spektrum-Störungen und ADHS und berichten von größeren Defiziten in der ADHS-Gruppe im Bereich der Inhibition, bei Durchführung einer Go/No-go-Aufgabe, im Bereich des Planungsverhaltens und des Arbeitsgedächtnisses, wohingegen die Probanden mit autistischen Störungen lediglich Auffälligkeiten in einem »response selection task« aufwiesen.

Johnson et al. (2007) untersuchten Kinder mit HFA und ADHS mit Hilfe eines «sustained attention to response task« (SART) und berichten von deutlichen Einschränkungen in der »response inhibition« und der Daueraufmerksamkeit (»sustained attention«) in der ADHS-Gruppe. Die Studie von Johnson ist die erste, die Aufmerksamkeitsleistungen im engeren Sinne untersucht hat. Vergleichende Studien zwischen den Störungsbildern Autismus-Spektrum-Störungen und ADHS liegen bisher nicht vor. ◘ Tab. 4.6 fasst die Ergebnisse zusammen.

Noch bis vor Kurzem wurde angenommen, dass es sich bei den beobachteten Theory-of-Mind-Beeinträchtigungen bei Autismus-Spektrum-Störungen um ein autismusspezifisches Defizit handele. Erst in der letzten Zeit, bedingt durch neuere Forschungsergebnisse z. B. an Kindern mit ADHS, entstanden Zweifel an dieser Annahme. Eine bedeutende Untersuchung von Buitelaar et al. (1999), die Kinder mit Autismus und ADHS verglich, konnte keine Unterschiede bei der Bearbeitung unterschiedlicher Theory-of-Mind-Aufgaben und einer Aufgabe zur Emotionserkennung zwischen den beiden Gruppen nachweisen. Downs und Smith (2004) fanden in ihrer Studie ebenfalls Defizite in Theory-of-Mind-Fähigkeiten bei ADHS-Kindern. Darüber hinaus erzielten Kinder mit ADHS und einer komorbiden Oppositional Defiant Disorder (Störung des Sozialverhaltens mit oppositionellem Verhalten) noch schlechtere Leistungen bei der Bearbeitung von Theory-of-Mind-Aufgaben als rein autistische Kinder.

Auch hinsichtlich des Erkennens von Gesichtsausdrücken wurden Schwierigkeiten bei Kindern mit ADHS beschrieben. Singh et al. (1998) untersuchten 50 Kinder mit ADHS anhand der 6 Grundemotionen nach Ekman et al. (1972). 74% der Kinder ordneten die Gesichter richtig zu. Verglichen mit gesunden Kontrollkindern ergaben sich jedoch deutliche Defizite. Eine Studie von Corbett und Glidden (2000) zeigte ähnliche Ergebnisse. In einem Vergleich von Kindern mit ADHS bzw. ADHS und Conduct Disorder fanden Cadesky et al. (2000) Unterschiede in der Art der Fehler zwischen den beiden Gruppen. Eine Studie an Erwachsenen mit ADHS konnte diese Ergebnisse (Rapport et al. 2002) replizieren. Eine Untersuchung von Sinzig et al. (2009) wies jedoch darauf hin, dass die Defizite im Erkennen von Gesichtern bei Kindern mit ADHS im Unterschied zu solchen mit einer autistischen Störung mit Aufmerksamkeitsproblemen assoziiert waren.

4.2.2 Somatische Komorbiditäten und Begleitstörungen

Weit über 40 körperliche Erkrankungen sind überzufällig häufig mit frühkindlichem Autismus assoziiert (► Übersicht; Zusammenstellung in Zafeirou et al. 2007). Auch prä- und perinatale Hirnschädigungen können mit autistischen Störungen einhergehen. Dennoch lässt sich daraus keine substanzielle Erklärung für den frühkindlichen Autismus ableiten.

Möglicherweise stellt die geistige Behinderung, die mit der Mehrzahl dieser assoziierten Erkrankungen auftritt, das dominierende Symptom dar und die autistische Störung manifestiert sich zusätzlich. Bisher wird häufig ein atypischer Autismus diagnostiziert, wobei unklar ist, ob es sich nicht um eine eigene Subgruppe handelt.

> **Körperliche Erkrankungen, die überzufällig häufig mit frühkindlichem Autismus assoziiert sind**
> — Epilepsie
> — Hörstörungen
> — Akustische Hypersensitivität
> — Sehstörungen und Strabismus
> — Spezifische körperliche Erkrankungen (Prävalenz Autismus bei jeweiliger Störung)
>   – Tuberöse Sklerose (16–65%)
>   – Fragiles X-Syndrom (25–33%)
>   – Trisomie 15
>   – Rett-Syndrom
>   – Hypermelanosis Ito (10%)
>   – Möbius-Sequenz (34–40%)
>   – Angelman-Syndrom (42%)
>   – CHARGE-Assoziation (28–40%)
>   – Smith-Magenis-Syndrom (93%)
>   – 22q11-Deletions-Syndrom (20–31%)
>   – Rötelnembryopathie
>   – Phenylketonurie (6%)
>   – Sotos-Syndrom
>   – Down-Syndrom
>   – Zerebrale Lipoidosen
>   – Infantile Zerebralparesen
>   – Neurofibromatose Typ 1

4.3 Störungsrelevante Rahmenbedingungen

In den betroffenen Familien kann eine gewaltige Überforderung der Bezugspersonen des Kindes mit depressiver Symptomatik eines Elternteils entstehen. Nicht selten kommt es zu einem Auseinanderbrechen der Familie oder kompensatorisch zu einer überprotektiven Schutzhaltung dem Kind gegenüber. Die Pflegebedürftigkeit des betroffenen Patienten ist in der Regel überdurchschnittlich hoch. Zusätzlich führen Schlafstörungen, Partnerkonflikte (»ein Elternteil kümmert sich mehr als der andere«), Schuldfragen, hohe berufliche Beanspruchungen und reaktive Schwierigkeiten bei Geschwistern zu Teufelskreisen und hohen Belastungen im Alltag. Es sollte stets darauf geachtet werde, ob Belastungen zu verborgener Aggressivität führen, die unter Umständen die Neigung zu bestimmten Methoden, wie z. B. der Festhaltetherapie, erhöht.

Des Weiteren sind die Ressourcen in Schule oder einer anderen besuchten Einrichtung bedeutsam (z. B. Klassengröße, Entfernung der Schule zum Wohnort, Kenntnisse der Lehrer über das Störungsbild, Möglichkeiten der Inanspruchnahme von Nachteilsausgleichen oder Integrationshilfe u.v.a.). Relevant sind auch örtliche bzw. häusliche und finanzielle Gegebenheiten (z. B. Entfernung zu Therapiezentren, Rückzugsmöglichkeiten durch eigenes Zimmer, Notwendigkeit der Berufstätigkeit beider Elternteile).

4.4 Somatische und apparative Diagnostik, Labor- und Testdiagnostik

4.4.1 Somatische Diagnostik

Unabhängig von der Auswahl spezieller apparativer, Labor- oder Testdiagnostik muss grundsätzlich zusätzlich zur störungsspezifischen Anamnese eine medizinische Anamnese (inklusive somatischer und psychiatrischer Familienanamnese) erhoben werden. Diese sollte Angaben zu früheren und der eigentlichen Schwangerschaft, zum Geburtsverlauf, zur postpartalen Anpassung, zur Neugeborenenperiode, zu komorbiden körperlichen Erkrankungen (insbesondere Anfallsleiden) und zu früheren und aktuellen Medikationen umfassen. Außerdem muss immer eine körperlich-neurologische Untersuchung durchgeführt werden (◘ Tab. 4.7, ▶ Minor physical abnormalities).

4.4.2 Apparative Diagnostik

Die Leitlinien der Deutschen Gesellschaft für Kinder- und Jugendpsychiatrie (2007) empfehlen zusätzlich eine Hör- und Sehprüfung, die Ableitung eines Elektroenzephalogramms (EEG), mindestens einmal eine Untersuchung mit Hilfe eines bild-

◻ Tab. 4.7 Besonderheiten beim frühkindlichen Autismus, die im Rahmen einer körperlich-neurologischen Untersuchung auffallen können

Befund	Ursache
Makrozephalie	Vermutliche genetische Ursache mit Zellabbaustörung
Narben an Händen	Autoaggressives Verhalten in Form von In-die-Hand-Beißen
Niedriger BMI	Annahme, dass Autismus allgemeine Wachstumsstörung darstellt
Zungenbiss	Ggf. nach epileptischen Anfall
Zehengang	Aufgrund von motorischer Entwicklungsverzögerung
Hautauffälligkeiten	Bei organischen Syndromen, z. B. Café-au-lait-Flecken bei Neurofibromatose

Minor physical abnormalities

Ozgen et al. (2010) weisen aufgrund der Ergebnisse einer Metaanalyse darauf hin, dass eine körperliche Untersuchung zusätzlich wichtige Hinweise in Bezug auf »Minor physical abnormalities« geben kann. Damit sind kleine morphologische Abweichungen gemeint, die keine medizinische oder kosmetische Bedeutung haben, jedoch häufiger bei Individuen mit einem offensichtlichen embryonalen Defekt auftreten. Das Vorhandensein von Minor physical abnormalities beim frühkindlichen Autismus könnte folglich auf das genetische Risiko für die Entwicklung eines Autismus hinwei-

sen. Beispielsweise gibt es eine steigende Anzahl an bekannten Genen, die für die zerebrokraniofaziale Entwicklung verantwortlich sind. Wenn also bekannt wäre, dass Kinder mit frühkindlichem Autismus Auffälligkeiten in diesem morphologischen Bereich zeigen, könnten die zugrunde liegenden genetischen Defekte als polygenetischer Baustein beim frühkindlichen Autismus weiter untersucht werden. Die zugrunde liegenden genetischen Veränderungen können ererbt sein oder durch prä-, oder postnatale Infektionen (durch Röteln-, Zytomegalie- oder Herpes-simplex-Viren), durch die

Exposition gegenüber bestimmten Noxen, wie z. B. für Thalidomid beschrieben (▶ Kap. 3) oder durch Neumutationen erworben sein (Zafeiriu et al. 2007; Jones u. Smith 2006). Die Minor physical abnormalities werden mit der Waldrop-Skala von Goldfarb und Botstein (1956) ermittelt und bewertet.

Allerdings muss darauf hingewiesen werden, dass sie keineswegs spezifisch für den frühkindlichen Autismus sind. Man findet sie z. B. auch bei chronischen Delinquenten und anderen psychischen Störungen.

gebenden Verfahrens (CT oder MRT) und eine neuropsychologische Untersuchung von insbesondere Aufmerksamkeits- und exekutiven Funktionen. Die Ergebnisse aus der Bildgebung und den neuropsychologischen Untersuchungen sollten jedoch allenfalls zur individuellen Beurteilung von Defiziten herangezogen werden, da bisherige Befunde insgesamt zu uneinheitlich, nicht störungsspezifisch und nicht ausreichend sensitiv sind.

In Studien zu Autismus-Spektrum-Störungen für Betroffene mit ausreichender intellektueller Leistungsfähigkeit haben sich in der praktischen Anwendung zur Prüfung von Aufmerksamkeitsfunktionen und exekutiven Funktionen die »Testbatterie zur Aufmerksamkeitsprüfung« (TAP; Psy-

Test) (Inhibition: Go/No-go, Flexibilität: Geteilte Aufmerksamkeit, Reaktionswechsel, Flexibilität, Arbeitsgedächtnis) und die »Cambridge Neuropsychological Test Automated Battery« (CANTAB, Cambridge Cognition) [Flexibilität: Intra/Extradimensional Set Shift (IED), Planungsverhalten: Stockings of Cambridge, Arbeitsgedächtnis: Spatial Working Memory (SWM)] bewährt. Zur Prüfung von Theory-of-Mind-Fähigkeiten, insbesondere Emotionserkennung, eignen sich der »Frankfurter Test und Training zur Erkennung von sozialem Affekt« (FEFA, Bölte et al. 2003) sowie der »Reading Mind in the Eye Test« von Baron-Cohen.

Die neuropsychologischen Verfahren können je nach Ausprägungsgrad der autistischen Symptomatik bzw. der intellektuellen Leistungsfähigkeit zur Klärung von speziellen differenzialdiagnostischen Überlegungen angewendet werden. Zum Ausschluss (hirn-)organischer Erkrankungen kann des Weiteren der »Benton Visual Retention Test« (Benton 1990) oder der »Trail Making Test« (Reitan 1992) eingesetzt werden.

Apparativ können mit Einverständnis der Eltern Videoaufnahmen angefertigt werden, um Spiel- oder Interaktionssituationen des betroffenen Kindes oder Jugendlichen mit Eltern oder Gleichaltrigen auszuwerten. Hilfreich kann oft jedoch auch die Auswertung früherer Videoaufnahmen aus dem Klein- oder Kindergartenalter sein.

Da bei Menschen mit frühkindlichem Autismus das Epilepsierisiko erhöht ist (Tuchmann 2006), sollte, insbesondere bei Verdacht auf eine Störung aus dem epileptischen Formenkreis bzw. bei Verlust von bereits erworbenen Fähigkeiten trotz fehlender Anfälle, eine Elektroenzephalogramm (EEG-Ableitung im Wachzustand, bei Epilepsieverdacht, auffälligem Wach-EEG und Schlafstörungen auch im Schlafzustand) durchgeführt werden (▸ Epilepsie bei Menschen mit Autismus).

4.4.3 Labordiagnostik

Eine spezifische Labordiagnostik ist nicht erforderlich (Filipek et al. 2000).

Zur Differenzierung von möglichen Begleiterkrankungen, wie z. B. dem Fragilen X-Syndrom, sind gegebenenfalls die Durchführung chromosomaler Untersuchungen zur Detektion chromosomaler Aberrationen und molekulargenetische Untersuchungen sinnvoll.

Im seltenen Verdachtsfall einer Zöliakie bei einem Kind mit frühkindlichem Autismus sollte diese laborchemisch bzw. durch eine Biopsie bestätigt oder ausgeschlossen werden, da die autistische Symptomatik durch eine zöliakiespezifische Diät (milch- und glutenfrei) verbessert werden kann (Millward et al. 2004). Selten ist die Durchführung einer Stoffwechseluntersuchung sinnvoll, insbesondere bei dem Vorliegen von epileptischen Anfällen, Intelligenzminderung und dem Verlust erworbener Fähigkeiten.

4.4.4 Fragebögenverfahren, Interviews und Testdiagnostik

Für die Diagnostik autistischer Störungen stehen umfangreiche diagnostische Verfahren zu Verfügung. Es können Screening-Fragebögen, die von den Eltern ausgefüllt werden, und bei sich daraus ergebendem Verdacht auf eine autistische Störung oder auch direkt ein standardisiertes, strukturiertes Testverfahren mit Verhaltensbeobachtung durchgeführt werden.

Jeder Testdiagnostik sollte eine klinische Verhaltensdiagnostik in verschiedenen Kontexten (z. B. Spiel-, oder Gesprächssituation mit Eltern bzw. Bezugspersonen oder Gleichaltrigen, Trennungssituationen und Kontaktaufnahme zu unbekannten Personen) vorausgehen (▸ Abschn. 4.1). In einem Explorationsgespräch mit den Eltern bzw. den Bezugspersonen (und je nach Alter und intellektueller Leitungsfähigkeit mit dem betroffenen Kind oder Jugendlichen) sollten u. a. die Bereiche soziale Interaktionen, Kommunikationsmöglichkeiten, Beschäftigung, Hygiene, Schule und Hausaufgaben erfragt werden.

Screening-Verfahren
Mittlerweile liegen für den deutschen Sprachraum normierte Screening-Fragebögen vor.

Frühkindlicher Autismus, HFA Bei Verdacht auf einen frühkindlichen Autismus kann der »Fragebogen zur Sozialen Kommunikation« (FSK, Bölte et al. 2006) verwendet werden. Besteht der Verdacht auf einen High-functioning-Autismus, bietet sich die »Marburger Beurteilungsskala zum Asperger-Syndrom« (MBAS, Kamp-Becker et al. 2005) an.

Kleinkindalter Für das Kleinkindalter kann die »Checklist for Autism in Toddlers« (CHAT, Baron-Cohen et al. 2000) oder die überarbeitete »Modified Checklist for Autism in Toddlers« (M-CHAT, Robins u. Dumont-Mathieu 2006) oder der niederländische »Early Screening of Autistic Traits Questionnaire« (ESAT, Dietz et al. 2006) eingesetzt werden. In der Anwendung als populationsbasiertes Verfahren weisen beide Screening-Fragebögen allerdings eine geringe Sensitivität mit vielen

4

Epilepsie bei Menschen mit Autismus (in Anlehnung an Neubauer, Abteilung Neuropädiatrie und Sozialpädiatrie, Epilepsiezentrum Grad III)

Epidemiologie

Steffenburg und Mitarbeiter (1996) untersuchten das relative kumulative Risiko, an einer Epilepsie zu erkranken, bei Kindern mit Autismus und unterschiedlichen Behinderungsgraden. Bei Probanden, die abgesehen von dem Autismus selbst keinerlei weitere neurologische Störungen und keine mentale Retardierung zeigten, lag die kumulative Inzidenz bis zum 1. Lebensjahr bei 0,02%, innerhalb der ersten 5 Lebensjahre wieder bei 0,02% und innerhalb der ersten 10 Lebensjahre bei 0,08%. In einer Gruppe von Kindern, die zusätzlich zu den Symptomen des Autismus eine mentale Retardierung, aber keine weiteren fokal-neurologischen Defizite zeigten, lag die Inzidenz innerhalb des 1. Lebensjahres bereits bei 0,07%, innerhalb der ersten 5 Lebensjahre bei 0,16% und innerhalb der ersten 10 Lebensjahre bei 0,27%. Bei Probanden mit Autismus, mentaler Retardierung und schwerer neurologischer Symptomatik (Zerebralparese) lag die Inzidenz deutlich höher und betrug im 1. Lebensjahr 0,29%, innerhalb der ersten 5 Lebensjahre dann 0,35% und innerhalb der ersten 10 Lebensjahre sogar 0,67%. Inwieweit das Epilepsierisiko mit dem Autismus per se im Zusammenhang steht, untersuchten Steffenburg und Mitarbeiter, in dem sie zusätzlich auch eine Kontrollgruppe mit Kindern, die keine Zeichen eines Autismus zeigten, aber eine ausgeprägte Sprachentwicklungsverzögerung hatten, in die Studie einschlossen. Diese Kinder waren ebenso wie die erste untersuchte Gruppe von Kindern mit Autismus durchschnittlich intelligent und zeigten keine neurologischen Störungen. Hier ergaben sich praktisch vollständig identische Werte mit einem kumulativen Epilepsierisiko von 0,08% bis zum 10. Lebensjahr. Das Epilepsierisiko

in einer Gruppe von Kindern mit reinem Autismus ohne mentale Retardierung und ohne neurologische Symptomatik war somit genauso hoch wie das entsprechende Risiko bei Kindern mit einer reinen Sprachentwicklungsverzögerung.

Der erste Manifestationsgipfel liegt demnach zwischen dem 3. und dem 5. Lebensjahr, der zweite oberhalb des 10. Lebensjahres.

Welche Anfallstypen und Epilepsiesyndrome findet man bei Patienten mit Autismus?

Eine exemplarische Arbeit hierzu legten Giovanardi-Rossi et al. (2000) vor. Sie untersuchten 60 Patienten mit Autismus ohne deutliche Zeichen einer mentalen Retardierung und ohne Zeichen eines neurologischen Defizits. Die Autoren fanden, dass insgesamt 38% der Probanden Fieberkrämpfe und Epilepsien aufwiesen. Zog man den Anteil der Fieberkrämpfe ab, blieben noch 31% der Patienten mit Autismus und einer Epilepsie zurück. Untersuchte man die Gruppe der Epilepsiepatienten weiter, so zeigten sich Frontallappenepilepsien, Temporallappenepilepsien, Okzipitallappenepilepsien, generalisierte Grand-Mal-Epilepsien sowie die Rolando-Epilepsie. Die einzelnen Zahlen sind relativ klein und erschweren daher eine sichere Häufigkeitsverteilung. Die beschriebenen Epilepsiesyndrome folgen jedoch in etwa der zu erwartenden Verteilung, wie sie auch bei Personen ohne Autismus vorkommen.

Autismus, Epilepsie und Regression

Bei etwa 30% der Kinder mit frühkindlichem Autismus tritt etwa im Alter von 2 Jahren (Mittel: 21 Monate) eine Regression ein, die vorwiegend als Verlust bereits erworbener sprachlicher Fähigkeiten auffällt. Tuchmann und Rapin (1997) untersuchten die Frage, ob dieser

Einbruch in der psychomentalen Entwicklung bei dieser Gruppe von Patienten durch eine Epilepsie ausgelöst bzw. mit einer Epilepsie assoziiert auftritt. In die Studie wurden insgesamt 585 Mädchen und Jungen mit einer Autismus-Spektrum-Störung aufgenommen. Das mittlere Alter bei Aufnahme betrug 6 Jahre. 11% des Gesamtkollektivs hatten zu diesem Zeitpunkt eine Epilepsie. Die Autoren verglichen die Epilepsieverteilung bei dem Drittel der Patienten, das eine Regression zeigte, mit den verbleibenden zwei Dritteln, die keine regressiven Verhaltenstendenzen aufwiesen. In beiden Gruppen lag die Epilepsiehäufigkeit bei 11 bzw. 12% und unterschied sich somit nicht. Als nächstes gingen die Autoren der Frage nach, ob EEG-Veränderungen, die nicht direkt zu einer Epilepsie geführt hatten, mit der Regression in Verbindung standen. Hier zeigte sich ein leichter Unterschied zu Ungunsten der Kinder mit Regression, die etwas häufiger epilepsietypische Potenziale im EEG hatten (19% versus 10% bei der Kontrollgruppe). Der Unterschied war jedoch so gering bzw. die verbliebenen Patientenzahlen so klein, dass er sich statistisch nicht absichern ließ.

Eine genaue Differenzierung der einzelnen untersuchten EEG-Merkmale ergab zwischen den beiden untersuchten Gruppen erneut keine signifikanten Unterschiede.

Autismus und der Formenkreis der benignen Partialepilepsien

Etwa 10% der Kinder mit der Diagnose Autismus zeigen im EEG so genannte zentrotemporale Spikes, wie sie für die Rolando-Epilepsie typisch sind. Die Beobachtung führte zur Hypothese, dass eventuell, zumindest bei einigen Kindern, das EEG-Merkmal der benignen Partialepilepsien (Rolando-Epilepsie) mit dem Krankheitsverlauf in Beziehung zu bringen sei. 10% erscheint zwar als hohe Zahl, jedoch muss man bedenken, dass Olofsson und Mitarbeiter (1971) bei einem Kollektiv gesunder Schulkinder eine Häufigkeit von 1,5% des EEG-Merkmals mittels einer einzelnen EEG-Wachableitung fanden. Man weiß, dass Schlafableitungen die Ausbeute entsprechend erhöhen, die dann bis zu 5% betragen kann. Auch ist bekannt, dass das mehrfache Ableiten von EEGs die Sensibilität der EEG-Diagnostik entsprechend steigert. Bei Kindern mit Autismus muss man davon ausgehen, dass mindestens eine Schlafableitung durchgeführt wurde, in aller Regel sogar mehrfache EEG-Ableitungen erfolgten. Zusammengefasst kann man annehmen, dass das rolandische EEG-Merkmal bei Kindern mit Autismus nicht deutlich gehäuft auftritt.

Eine Untergruppe der benignen Partialepilepsien des Kindesalters ist das so genannte **Landau-Kleffner-Syndrom**, das einige Autoren synonym mit ESES-Syndrom benutzen. Es handelt sich hierbei um ein eigenständiges Epilepsie-Syndrom, dessen Zuordnung zum Formenkreis der benignen Partialepilepsien von verschiedenen Autoren unterschiedlich getroffen wird. Insgesamt geht man davon aus, dass zumindest ein Teil der Fälle des Landau-Kleffner-Syndroms bzw. ESES ungünstige Verlaufsformen der idiopathischen Partialepilepsien des Kindesalters darstellt. Beim Landau-Kleffner-Syndrom kommt es üblicherweise zu einer regressiven Entwicklung (Verlust erworbener Fähigkeiten), hier wiederum vorwiegend der Sprache. Vergleicht man die Charakteristika der Regression bei Kindern mit frühkindlichem Autismus und mit Landau-Kleffner-Syndrom, ergeben sich jedoch spezifische Unterschiede. Die Sprachregression bei Kindern mit frühkindlichem Autismus tritt üblicherweise mit 2 Jahren ein, bei Kindern mit Landau-Kleffner-Syndrom deutlich später, nämlich mit dem 4.–9. Lebensjahr. Im EEG zeigen sich bei Kindern mit Autismus entsprechende EEG-Merkmale in 10% der Fälle, bei Kindern mit Landau-Kleffner-Syndrom sind diese dann jedoch immer vorhanden. Auch ergeben sich deutliche Unterschiede bei beiden Syndromen bezüglich der psychomentalen und psychiatrischen Auffälligkeiten (als Übersicht: Rapin 2002). Fasst man diese Daten zusammen, so geht man heute davon aus, dass die Regression bei frühkindlichem Autismus und Landau-Kleffner-Syndrom nicht miteinander verbunden sind. Jedoch ist das Landau-Kleffner-Syndrom eine wichtige Differenzialdiagnose der autistischen Regression, was die Bedeutung und Wertigkeit einer präzisen EEG-Diagnostik bei Kindern mit Autismus unterstreicht.

Antiepileptische Therapien bei Autismus und Epilepsie
Die medikamentöse Einstellung bei Kindern mit Epilepsie und Autismus unterscheidet sich nicht von dem sonst zu wählenden Vorgehen. Üblicherweise erfolgt eine Therapie nach dem zweiten unprovozierten Anfall. Der Einsatz der Antiepileptika orientiert sich wie üblich an der Anfallsmorphologie und der syndromatologischen Zuordnung der jeweiligen Epilepsie.

falsch-positiven Ergebnissen auf (Baird et al. 2000; Baron-Cohen et al. 2000).

Jugendalter Speziell für das Jugendalter können bei Verdacht auf einen High-functioning-Autismus Übersetzungen des »Asperger Questionnaire« (AQ, Baron-Cohen et al. 2001) angewendet werden, für den jedoch keine deutschen Normen vorliegen.

Strukturierte Interviews
ADI-R Als strukturiertes Interview mit den Eltern steht das »Autismus Diagnostische Interview – revidiert« (ADI-R, Bölte et al. 2006) zur Verfügung. Es umfasst 111 Items gemäß den ICD-10- bzw. DSM-IV-Klassifikationskriterien zu qualitativen Einschränkungen der sozialen Interaktion, zu Kommunikation und Sprache und zu stereotypen und repetitiven Verhalten und Interessen. Das ADI-R wird mit den Eltern bzw. mit engen Bezugspersonen, die Kenntnis von der frühkindlichen Entwicklung des Kindes haben, durchgeführt. Die Durchführungsdauer beträgt ca. 90–120 Minuten. Das Verfahren verfügt über eine gute Reliabilität und Validität, jedoch über eine eingeschränkte Sensitivität, wenn gute intellektuelle Leitungsfähigkeiten vorliegen. Das ADI-R ist testtheoretisch erst ab dem 5. Lebensjahr untersucht, so dass es sich nicht als Instrument zur frühen Diagnostik eignet. Da ein Hauptkriterium das Verhalten des Kindes im Alter von 4–5 Jahren ist, müssen bei der Untersuchung von älteren Kindern, Jugendlichen oder Erwachsenen Einschränkungen berücksichtigt werden.

SEAS-M Zur Unterscheidung zwischen einer tiefgreifenden Entwicklungsstörung, nicht näher bezeichnet, und einer geistigen Behinderung liegt mit deutscher Normierung als standardisiertes Interview die »Skala zur Erfassung von Autismusspektrumstörungen bei Minderbegabten« (SEAS-M, Kraijer u. Melchers 2005) vor.

Standardisierte Verhaltensbeobachtung
ADOS Mit der »Beobachtungsskala für autistische Störungen« existiert ein Verfahren zur standardisierten Verhaltensbeobachtung (ADOS, Rühl et al. 2004). Es erfasst Kommunikation, soziale Interaktion, Spielverhalten und Fantasiespiel mit Gegenständen und berücksichtigt diagnostisch auch Kinder und Erwachsene des autistischen Spektrums. Durch die Kombination von strukturierten Aktivitäten und Materialien mit weniger strukturierten Interaktionen kann so ein standardisierter Untersuchungsrahmen für die Beobachtung der sozialen, kommunikativen und sonstigen Verhaltensweisen vorgegeben werden. Das Beobachtungsinventar besteht aus 4 Modulen, jedes geeignet für Kinder und Erwachsene unterschiedlicher Entwicklungsniveaus und unterschiedlicher sprachlicher Entwicklungsstufen. Hinsichtlich des ADOS muss das Entwicklungsalter des Kindes mindestens bei 18 Monaten liegen. Die Reliabilität ist gut. Sowohl das ADI-R als auch das ADOS erfordern ein spezifisches Training.

PEP-R und AAPEP Zur Verhaltensbeobachtung bieten sich auch das »Entwicklungs- und Verhaltensprofil« für Kinder mit einem Entwicklungsalter bis zu 7 Jahren (PEP-R, Schopler et al. 2004) und das »Entwicklungs- und Verhaltensprofil für Jugendliche und Erwachsene« (AAPEP, Mesibov et al. 2000) an. Beide sind Verfahren zur förderdiagnostischen Untersuchung von Personen mit Autismus, Entwicklungsbehinderungen und geistiger Behinderung und eignen sich sowohl für die Erst- und Förder- als auch für die Verlaufsdiagnostik. Es liegen jedoch keine Normierungen für den deutschen Sprachraum vor.

Das PEP-R ermöglicht durch seine Flexibilität in der Durchführung und dem geringen sprachlichen Anteil bei den Testaufgaben auch bei solchen Kindern eine Sammlung sinnvoller Informationen, die mit üblichen psychodiagnostischen Verfahren nur unzureichend getestet werden können. Die Entwicklungsskalen umfassen 131 Aufgaben, mit deren Hilfe das Entwicklungsniveau in den folgenden sieben Bereichen geschätzt werden kann: Imitation, Wahrnehmung, Auge-Hand-Integration, Grob- und Feinmotorik, kognitive und sprachliche Leistungen. Daneben erhält man Informationen über Fähigkeitsansätze und kann somit sinnvolle Ausgangspunkte für eine Förderung identifizieren. Mit den 43 Items der Verhaltensskala des PEP-R erhebt man systematisch relevante Beobachtungen in den folgenden vier Verhaltensbereichen: Sprache, soziale Bezogenheit und Affektivität, Spiel und Interesse an Materialien sowie sensorische Reaktionen.

Das AAPEP umfasst neben Aufgaben und Verhaltensbeobachtungen in einer direkten Testsituation auch zwei strukturierte Interviews, mit denen Informationen aus den Lebensbereichen Wohnen und Schule/Arbeit erhoben werden. Dies ermöglicht einen systematischen Vergleich von Fähigkeitsprofilen und hilft, die bei Autismus typischen Generalisierungsschwierigkeiten aufzudecken. Es werden Kompetenzen in sechs Funktionsbereichen erhoben, die für eine erfolgreiche Eingliederung des Erwachsenen in die Gesellschaft wesentlich sind: berufliche Fertigkeiten, Eigenständigkeit, Kompetenzen zur Freizeitgestaltung, Arbeitsverhalten, funktionale Kommunikation und zwischenmenschliches Verhalten. Neben der Feststellung vorhandener Kompetenzen erhält man auch Informationen über Fähigkeitsansätze, welche somit sinnvolle Ausgangspunkte für eine Förderung darstellen.

Die dargestellten Verfahren zur Verhaltensbeobachtung sind in ◙ Tab. 4.8 noch einmal aufgelistet.

CARS Ein weiteres, weniger an den letzten Revisionen der Klassifikationssysteme (ICD-10/DSM-IV) orientiertes Verfahren ist die die »Childhood Autism Rating Scale« (CARS, Schopler 1980), die folgende Bereiche umfasst: Beziehungen zu Menschen, Imitation (verbal und motorisch), Affekt, Einsatz des Körpers, Beziehung zu nichtbelebten Objekten, Anpassung an Umgebungsveränderungen, visuelle Reaktionsbereitschaft, akustische Reaktionsbereitschaft, Reaktion der Nah-Rezeptoren, Angst-Reaktion, verbale Kommunikation, non-

◘ Tab. 4.8 Ausgewählte Verfahren zur Diagnostik des frühkindlichen Autismus mit deutscher Normierung

	Verfahren	Normierter Altersbereich
Screening-Fragebögen		
Frühkindlicher Autismus	Fragebogen zur Sozialen Kommunikation (FSK, Bölte u. Poustka 2006)	Alle Altersbereiche
High-functioning-Autismus	Marburger Beurteilungsskala zum Asperger-Syndrom (MBAS, Kamp-Becker et al. 2005)	6–24 Jahre
Strukturierte Interviews		
Alle Autismusformen	Autismus Diagnostisches Interview (ADI-R, Bölte et al. 2006)	5–29 Jahre
Autistische Störung, nicht näher bezeichnet, mit IQ-Minderung	Skala zur Erfassung von Autismusspektrumstörungen bei Minderbegabten (SEAS-M, Kraijer u. Melchers 2005)	2–70 Jahre
Strukturierte Verhaltensbeobachtung		
Alle Autismusformen	Beobachtungsskala für autistische Störungen (ADOS, Rühl et al. 2004)	4–18 Jahre

verbale Kommunikation, Aktivitätsniveau (Bewegungsmuster), Funktionsniveau der Intelligenz.

Intelligenz- bzw. Entwicklungsdiagnostik

Jenseits der autistischen Symptomatik empfiehlt es sich, die kognitiven Fähigkeiten des Kindes zu beurteilen, wobei sprachliche Einschränkungen und die autistische Symptomatik die Ergebnisse oft verfälschen.

Nonverbale Verfahren Bei defizitärer bzw. fehlender Sprache oder auch bei einer ausgeprägten Intelligenzminderung kann ein nonverbales Intelligenzverfahren verwendet werden. Für die nonverbalen Grundintelligenztests (»Culture Fair Intelligenz Test«, Cattel et al. 1997; Weiß et al. 2006) CFT 1 und CFT 20-R liegen deutsche Normierungen vor. Für beide Versionen des »Snijders-Oomen Intelligenztest« (SON-R 2½–7, Tellegen u. Laros 1998 und SON-R 5½–17, Snijders et al. 1997) liegen niederländische Normierungen vor. Dieser nonverbale Intelligenztest arbeitet im Vergleich zum CFT auch mit nonverbalen Anweisungen, so dass er auch für gehörlose Kinder und solche mit einer rezeptiven Sprachstörung geeignet ist.

Mehrdimensionale Verfahren Mehrdimensionale Intelligenzverfahren, wie die »Kaufmann Assessment Battery for Children« (K-ABC; Melchers u. Preuß 2001) und der »Hamburg-Wechsler-Intelligenztest für Kinder-IV« (HAWIK-IV, Petermann u. Petermann 2007) erfahrungsgemäß ab einem Alter von 5 bzw. 6 Jahren eingesetzt werden. Sie bieten den Vorteil, im Unterschied zu eindimensionalen Verfahren Stärken und Schwächen präziser beurteilen zu können. Dies ist mitunter für die Diagnose und die Therapieplanung von Bedeutung.

Die beschriebenen Verfahren zur Intelligenzdiagnostik sind in ◘ Tab. 4.9, die Verfahren zur Entwicklungsdiagnostik in ◘ Tab. 4.10 zusammengestellt.

Vineland-Skalen Ist die Durchführung eines Intelligenztests aufgrund schwerer Intelligenzminderung, fehlenden Instruktionsverständnisses oder fehlender Kooperationsbereitschaft nicht möglich, sollte mindestens eine Einschätzung des Funktionsniveaus, etwa durch die Vineland-Skalen, oder des Entwicklungsstandes des Kindes durch spezifische Entwicklungstests erfolgen.

Die Vineland-Skalen (»Vineland Social Maturity Scale«, Doll 1953) liegen in deutscher Übersetzung, jedoch ohne deutsche Normierung, von

◘ Tab. 4.9   Ausgewählte standardisierte Verfahren zur Intelligenzdiagnostik mit deutscher Normierung

	Verfahren	Normierter Altersbereich
Mehrdimensionale Verfahren	Kaufman-ABC (K-ABC; Melchers u. Preuß 2001)	2;6–12;5 Jahre
	Hannover-Wechsler-Intelligenztest für das Vorschulalter (HAWIWA-III, Ricken et al. 2007)	2;6–3;11 Jahre 4;0–6;11 Jahre
	Hamburg-Wechsler-Intelligenztest für Kinder-IV (HAWIK-IV, Petermann u. Petermann 2007)	6–16;11 Jahre
	Wechsler Intelligenztest für Erwachsene (WIE, Aster et al. 2006)	Ab 16 Jahren
Eindimensionale sprachfreie Verfahren	Snijders-Oomen Intelligenztest 2½–7 (SON-R 2½–7; Tellegen u. Laros 1998)	2;5–7 Jahre
	Snijders-Oomen Intelligenztest 5½–17 (SON-R 5½–17; Snijders et al. 1997)	5;5–17 Jahre (Normierung aus den Niederlanden)
	Progressiver Matrizen Test (Raven et al. 2002)	
	– CPM	4–11;8 Jahre
	– SPM/SPM+	10–15 Jahre
	Culture Fair Intelligenz Test (Cattel et al. 1997; Weiß et al. 2006)	
	– CFT 1	5–9 Jahre
	– CFT 20-R	Ab 8 Jahren

◘ Tab. 4.10   Ausgewählte Skalen und Funktionstests zur Entwicklungsdiagnostik mit deutscher Normierung

Verfahren	Normierter Altersbereich
Vineland-Skalen (Doll 1953, deutsche Version: Lüer et al. 1966)	–
Griffiths-Entwicklungsskalen (Brandt u. Sticker 2001)	1–24 Monate
Wiener Entwicklungstest (WET, Kastner-Koller u. Deimann 2002)	3–6 Jahre
Münchner funktionelle Entwicklungsdiagnostik (MFED, Hellbrügge 1994)	1–3 Jahre

Lüer et al. (1966) vor. Anhand der Skala können die Bereiche Kommunikation, lebenspraktische Fähigkeiten und Aspekte der Sozialisation ökonomischer zur Therapieplanung, aber auch im Entwicklungsverlauf beurteilt werden. Zur Erfassung des Entwicklungsstandes von Kindern mit frühkindlichem Autismus bieten sich nicht alle verfügbaren Entwicklungstests gleichermaßen an. Ein grundsätzliches Problem besteht darin, dass Kinder mit frühkindlichem Autismus gerade im Kleinkindalter die Mitarbeit verweigern.

Entwicklungstests Erfahrungsgemäß lassen sich die »Münchner funktionelle Entwicklungsdiagnostik« (MFED, Hellbrügge 1994) und der »Wiener Entwicklungstest« (WET, Kastner-Koller u. Deimann 2002) gut durchführen. Die »Bayley Scales of Infant Development« (Bayley-III, 2005) stellen das international am besten untersuchte Instrument

□ Tab. 4.11	Ausgewählte Verfahren zur Sprachentwicklungsdiagnostik mit deutscher Normierung	
	Verfahren	**Normierter Alters-bereich**
Screening-Fragebögen	Sprachbeurteilung durch Eltern (SBE-2-KT, Suchodoletz u. Sachse 2009)	21–24 Monate
	Elternfragebogen für die Erkennung von Risikokindern (ELFRA-1 und ELFRA-2, Grimm u. Doil 2006)	10–12 Monate bzw. 21–24 Monate
Strukturierte Tests	Sprachentwicklungstest für Kinder (SETK 2; Grimm et al. 2000)	2 Jahre
	Sprachentwicklungstest für Kinder (SETK 3–5, Grimm et al. 2001)	3–5 Jahre
	Heidelberger Sprachentwicklungstest (HSET, Grimm u. Schöler 1991)	3–9 Jahre

dar, es liegt jedoch bisher nicht in deutscher Übersetzung und Normierung vor. Im Gegensatz dazu sind die »Griffiths-Entwicklungsskalen« (Brandt u. Sticker 2001) auch für deutsche Kinder normiert und bieten darüber hinaus den Vorteil, dass sie nicht nur eine Verhaltensbeobachtung, sondern auch ein Gespräch mit den Eltern oder einer engen Bezugsperson umfassen.

Sprachentwicklungsdiagnostik

Da eine Verzögerung bzw. ein Ausbleiben der Sprache ein Hauptsymptom des frühkindlichen Autismus sind, ist eine frühe Sprachentwicklungsdiagnostik wichtig, insbesondere wenn Kinder im Kleinkindalter vorgestellt werden (□ Tab. 4.11).

ELFRA Als Screening-Fragebogen bietet sich der »Elternfragebogen für die Erkennung von Risikokindern« (ELFRA-1 und ELFRA-2, Grimm u. Doil 2006) an. Für die kinderärztliche Praxis eignet sich darüber hinaus im Rahmen der U7-Vorsorgeuntersuchung für die Sprachbeurteilung durch Eltern der Kurztest für die U7 (SBE-2-KT, Suchodoletz u. Sachse 2009).

SETK Beim Auftreten und/oder auffälligem Ergebnis im Screening-Fragebogen sollte zur Unterscheidung der Qualität der Sprachentwicklungsstörung ein Sprachentwicklungstest durchgeführt werden. So können rezeptive Sprachstörungen von expressiven Sprachstörungen und lexikalischen Sprachstörungen unterschieden werden. Hierzu kann der neu normierte Sprachentwicklungstest für Kinder

in der Version für 2-jährige (SETK 2) bzw. für 3- bis 5-jährige (SETK 3–5) Kinder verwendet werden (Grimm et al. 2000, 2001). Beide Tests erfordern ein Mindestmaß an Sprachentwicklung. Ausgehend von den Testbefunden können sprachtherapeutische Behandlungen geplant werden.

HSET Für das Schulalter (3–9 Jahre) steht der »Heidelberger Sprachentwicklungstest« (HSET, Grimm u. Schöler 1991) zur Verfügung, für den allerdings keine aktuellen Normierungen vorliegen.

> **Es ist zu beachten, dass Sprachentwicklungstests keine pragmatischen Sprachstörungen erfassen, die das wesentliche Problem bei der beim frühkindlichen Autismus auftretenden Sprachentwicklungsstörung darstellen (► Abschn. 4.1.2).**

□ Abb. 4.1 gibt eine Übersicht zur Diagnostik des frühkindlichen Autismus, modifiziert nach den Leitlinien der Deutschen Gesellschaft für Kinder- und Jugendpsychiatrie und -psychotherapie (2007).

4.5 Entbehrliche Diagnostik

Außer bei schwerer geistiger Behinderung sind weiterführende Stoffwechseluntersuchungen nicht sinnvoll. Des Weiteren sollte auf psychodynamische Untersuchungen, mit dem Ziel, pathogene Erziehungseinflüsse zu eruieren und Schuldzuweisungen durchzuführen, verzichtet werden. Dennoch müssen natürlich im Rahmen der Eltern-

4

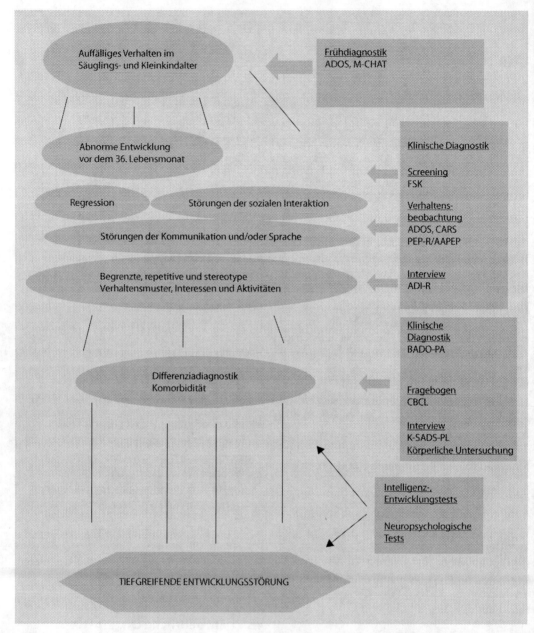

Abb. 4.1   Synopsis der Diagnostik autistischer Störungen. (Mit freundlicher Genehmigung des Deutschen Ärzte-Verlages aus: Leitlinien zu Diagnostik und Therapie von psychischen Störungen im Säuglings-, Kindes- und Jugendalter, 3. überarbeitete und erweiterte Auflage 2007)

arbeit pathogene Erziehungseinflüsse mit den Eltern angesprochen werden.

Projektive Verfahren und Bindungstests sind absolut entbehrlich. Bildgebende Untersuchungen sind nur bei neurologischen Besonderheiten oder EEG-Auffälligkeiten sinnvoll. Die bisherigen wissenschaftlichen Befunde sind zu unspezifisch, um sie diagnostisch ausreichend nutzen zu können.

Literatur

Aarons M, Gittens T (2005) Autismus kompensieren. Soziales Training für Kinder und Jugendliche ab drei Jahren. Beltz, Weinheim

Achenbach T (1991a) Manual for the Child Behavior Checklist/4–18 & 1991 Profile. University of Vermont, Department of Psychiatry, Burlington

Achenbach T (1991b) Manual for the Teacher's Report Form & 1991 Profile. University of Vermont, Department of Psychiatry, Burlington

Achenbach T (1997) Guide for the Caregiver-Teacher Report Form for Ages 1½–5. University of Vermont, Department of Psychiatry, Burlington

Aster M, Neubauer A, Horn R (2006) Wechsler Intelligenztest für Erwachsene (WIE, WAIS-III). Harcourt Test Services, Frankfurt

Bakker SC, Meulen EM van der, Buitelaar JK et al. (2003) A whole-genome scan in 164 Dutch sib pairs with attention-deficit/hyperactivity disorder: suggestive evidence for linkage on chromosomes 7p and 15q. Am J Hum Genet 72(5): 1251–1260

Bailey A, Philips W, Rutter M (1996) Autism: Towards an integration of clinical, genetic, neuropsychological and neurobehavioral perspectives. J Child Psychol Psychiatry 37: 89–126

Baird G, Charman T, Baron-Cohen S et al. (2000) A screening instrument for autism at 18 months of age: a 6-year follow-up study. J Am Acad Child Adolesc Psychiatry 39(6): 694–702

Baron-Cohen S, Cox A, Baird G et al. (1996) Psychological markers in the detection of autism in infancy in a large population. Br J Psychiatry 168(2): 158–163

Baron-Cohen S, Wheelwright S, Cox A et al. (2000) Early identification of autism by the Checklist for Autism in Toddlers (CHAT). J R Soc Med 93(10): 521–525

Baron-Cohen S, Wheelwright S, Skinner R, Martin J, Clubley E (2001) The autism-spectrum quotient (AQ): evidence from Asperger syndrome/high-functioning autism, males and females, scientists and mathematicians. J Autism Dev Disorders 31(1): 5–17. Erratum in: J Autism Dev Disord 31(6): 603

Benton AL (1990) Der Benton-Test. Handbuch, 6 Aufl. Huber, Bern

Bölte S, Poustka F (2006) Fragebogen zur Sozialen Kommunikation – Autismus Screening (FSK). Huber, Bern

Bölte S, Feineis-Matthews S, Poustka F (2003) Frankfurter Test und Training des Erkennens von Fazialem Affekt, FEFA. J.W.Goethe-Universitätsklinikum, Frankfurt/Main

Bölte S, Rühl D, Schmötzer G, Poustka F (2006) ADI-R. Diagnostisches Interview für Autismus – Revidiert. Huber, Bern

Brandt I, Sticker EJ (2001) Griffiths-Entwicklungsskalen (GES) zur Beurteilung der Entwicklung in den ersten beiden Lebensjahren, 2. Aufl. Beltz, Weinheim

Brieber S, Neufang S, Bruning N et al. (2007) Structural brain abnormalities in adolescents with autism spectrum disorder and patients with attention deficit/hyperactivity disorder. J Child Psychol Psychiatry 48(12): 1251–1258

Buitelaar JK, Wees M van der, Swaab-Barneveld H, Gaag RJ van der (1999) Theory of Mind and emotion-recognition in autistic spectrum disorders and in psychiatric control and normal children. Dev Psychopathol 11: 39–58

Cadesky EB, Mota VL, Schachar RJ (2000) Beyond words: how do children with ADHD and/or conduct problems process nonverbal information about affect? J Am Acad Child Adolesc Psychiatry 39: 1160–1167

Cattell RB, Weiß RH, Osterland J (1997) Grundintelligenztest Skala 1 (CFT 1), 5. Aufl. Hogrefe, Göttingen

Chugani DC (2000) Autism. In: Ernst M, Rumsey JM (eds) Functional neuroimaging in child psychiatry, 2nd edn. University Press, Cambridge, pp 171–188

Corbett B, Glidden H (2000) Processing affective stimuli in children with attention-deficit/hyperactivity disorder. Child Neuropsychol 6: 144–155

Courchesne E, Yeung-Courchesne R, Press GA, Hesselink JR, Jernigan TL (1988) Hypoplasia of cerebellar vermal lobules VI and VII in autism. N Engl J Med 318(21): 1349–1354

Delmo C, Weiffenbach O, Gabriel M et al. (2001) Diagnostisches Interview – Kiddie-Sads-Present und Lifetime Version (K-SADS-PL), 5. Aufl. der deutschen Forschungsversion. Klinik für Psychiatrie und Psychotherapie des Kindes- und Jugendalters, Frankfurt/Main

Deutsche Gesellschaft für Kinder- und Jugendpsychiatrie und Psychotherapie (2007) Leitlinien zur Diagnostik und Therapie von psychischen Störungen im Säuglings-, Kindes- und Jugendalter, 3. Aufl. Deutscher Ärzte Verlag, Köln

Dietz C, Swinkels S, Daalen E van, Engeland H van, Buitelaar JK (2006) Screening for autistic spectrum disorder in children aged 14–15 months. J Autism Dev Disord 36: 713–722

Doll EA (1953) The measurement of social competence: A manual for the Vineland Social Maturity Scale. Educational Test Bureau, Educational Publishers, Minneapolis

Downs A, Smith T (2004) Emotional understanding, cooperation, and social behaviour in high-functioning children with autism. J Autism Dev Disord 34: 625–35

Durston S, Hulshoff Pol HE, Schnack HG et al. (2004) Magnetic resonance imaging of boys with attention-deficit/hyperactivity disorder and their unaffected siblings. J Am Acad Child Adolesc Psychiatry 43(3): 332–340

Ekman P, Friesen WU, Ellsworth P (1972) Emotion in the human face. Pergamon, New York

Eliez S, Reiss A (2000) MRI neuroimaging of childhood psychiatric disorders: a selective review. J Child Psychol Psychiatry 41: 679–694

Faraone SV, Biedermann J (1998) Neurobiology of attention-deficit hyperactivity disorder. Biol Psychiatry 44: 951–958

Filipek PA (1999) Neuroimaging in the developmental disorders: the state of the science. J Child Psychol Psychiatry 40(1): 113–128

Filipek PA, Accardo PJ, Ashwal S et al. (2000) Practice parameter: screening and diagnosis of autism: report of the

Quality Standards Subcommittee of the American Academy of Neurology and the Child Neurology Society. Neurology 55(4): 468–479

Fisher SE, Francks C, McCracken JT et al. (2002) A genomewide scan for loci involved in attention-deficit/hyperactivity disorder. Am J Hum Genet 70(5): 1183–1196

Gadow KD, DeVincent CJ, Pomeroy J (2006) ADHD symptom subtypes in children with pervasive developmental disorder. J Autism Dev Disord 36(2): 271–283

Geurts HM, Verté S, Oosterlaan J, Roeyers H, Sergeant JA (2004) How specific are executive functioning deficits in attention deficit hyperactivity disorder and autism? J Autism Dev Disord 45(4): 836–854

Gillberg C (2006) Autism spectrum disorders. In: Gillberg C, Harrington R, Steinhausen HC (eds) A clinician's handbook of child and adolescent psychiatry. Cambridge University Press, Cambridge, pp 447–489

Giovanardi Rossi P, Posar A, Parmeggiani A (2000) Epilepsy in adolescents and young adults with autistic disorder. Brain Dev 22(2): 102–106

Goldberg MC, Mostowsky SH, Cutting LE et al. (2005) Subtle executive impairment in children with autism and children with ADHD. J Autism Dev Disord 35: 279–293

Goldfarb W, Botstein A (1956) Physical stigmata in schizophrenic children. Henry Ittleson Center for Child Research, Brooklyn, NY (unpublished manuscript)

Goldstein S, Schwebach AJ (2004) The comorbidity of pervasive developmental disorder and attention deficit hyperactivity disorder: results of a retrospective chart review. J Autism Dev Disord 34: 329–339

Grimm H, Doil H (2006) Elternfragebögen für die Früherkennung von Risikokindern (ELFRA-1, ELFRA-2), 2. Aufl. Hogrefe, Göttingen

Grimm H, Schöler H (1991) HSET Heidelberger Sprachentwicklungstest, 2. Aufl. Hogrefe, Göttingen

Grimm H, Aktas M, Frevert S (2000) SETK-2 Sprachentwicklungstest für zweijährige Kinder. Diagnose rezeptiver und produktiver Sprachverarbeitungsfähigkeiten. Hogrefe, Göttingen

Grimm H, Aktas M, Frevert S (2001) SETK 3-5 Sprachentwicklungstest für drei- bis fünfjährige Kinder. Diagnose von Sprachverarbeitungsfähigkeiten und auditiven Gedächtnisleistungen. Hogrefe, Göttingen

Hale TS, Hariri AR, McCracken JT (2000) Attention-deficit/hyperactivity disorder: perspectives from neuroimaging. Ment Retard Dev Disabil Res Rev 6(3): 214–219

Happé F, Booth R, Charlton R, Hughes C (2006) Executive function deficits in autism spectrum disorders and attention-deficit/hyperactivity disorder: examining profiles across domains and ages. Brain Cogn 61: 25–39

Hellbrügge T (Hrsg) (1994) Münchener Funktionelle Entwicklungsdiagnostik. Zweites und drittes Lebensjahr, 4. Aufl. Deutsche Akademie für Entwicklungsrehabilitation, München

Heiser P, Friedel S, Dempfle A et al. (2004) Molecular genetic aspects of attention-deficit/hyperactivity disorder. Neurosci Biobehav Rev 28: 625–641

Hynd GW, Semrud-Clikeman M, Lorys AR et al. (1991) Corpus callosum morphology in attention deficit-hyperactivity disorder: morphometric analysis of MRI. Learn Disabil 24(3): 141–146

Hynd GW, Hern KL, Novey ES et al. (1993) Attention deficit-hyperactivity disorder and asymmetry of the caudate nucleus. J Child Neurol 8(4): 339–347

Jensen VK, Mack KK (1997) Differential diagnosis between attention-deficit/hyperactivity disorder and pervasive developmental disorder not otherwise specified. Clin Pediatrics 36: 555–5561

Jones KL, Smith DW (2006) Smith's recognizable patterns of human malformation, 6th edn. Elsevier Saunders, Philadelphia

Johnson KA, Robertson IH, Kelly SP et al. (2007) Dissociation in performance of children with ADHD and high-functioning autism on a task of sustained attention. Neuropsychologia 45: 2234–2245

Kamp-Becker I, Mattejat F, Wolf-Ostermann K, Remschmidt H (2005) Die Marburger Beurteilungsskala zum Asperger-Syndrom (MBAS) – ein Screening-Verfahren für autistische Störungen auf hohem Funktionsniveau. Z Kinder Jugendpsychiatrie Psychother 33(1): 15–26

Kastner-Koller U, Deimann P (2002) Der Wiener Entwicklungstest, 2. Aufl. Hogrefe, Göttingen

Kraijer D, Melchers P (2005) Skala zur Erfassung von Autismusspektrumstörungen bei Minderbegabten. PITS, Leiden

Lee DO, Ousley OY (2006) Attention-deficit hyperactivity disorder symptoms in a clinic sample of children and adolescents with pervasive developmental disorders. J Child Adolesc Psychopharmacol 16(6): 737–746

Leyfer OT, Folstein SE, Bacalman S et al. (2006) Comorbid psychiatric disorders in children with autism: interview development and rates of disorders. J Autism Dev Disord 36(7): 849–861

Lüer G, Cohen R, Nauck W (1966) On short form of the Vineland Sociality Maturity Scale for mentally retarded children. Praxis der Kinderpsychologie und Kinderpsychiatrie 15(3): 101–105

Melchers P, Preuß U (2001) Kaufman Assessment Battery for Children. Deutsche Version, 6. Aufl. PITS, Leiden

Mesibov GB, Schopler E, Schaffer B, Landrus R (2000) AAPEP, Entwicklungs- und Verhaltensprofil für Jugendliche und Erwachsene. Modernes Lernen, Dortmund

Millward C, Ferriter M, Calver S, Connell-Jones G (2004) Gluten- and casein-free diets for autistic spectrum disorder. Cochrane Database Syst Rev (2): CD003498. Update in: Cochrane Database Syst Rev 2008; 2: CD003498

Minshew NJ (1996) Brief report: Brain mechanisms in autism: Functional and structural abnormalities. J Autism Dev Disord 26: 205–209

Nyden A, Gillberg C, Hjelmquist E, Heimann M (1999) Executive function/attention deficits in boys with Asperger syndrome, attention disorder and reading/writing disorder. Autism 3: 213–228

Ogdie MN, Macphie IL, Minassian SL et al. (2003) A genome-wide scan for attention-deficit/hyperactivity disorder in an extended sample: suggestive linkage on 17p11. Am J Hum Genet 72: 1268–1279

Olofsson O, Petersén I, Selldén U (1971) The development of the electroencephalogram in normal children from the age of 1 through 15 years. Paroxysmal activity. Neuro-pädiatrie 2(4): 375–404

Ozgen HM, Hop JW, Hox JJ, Beemer FA, Engeland H van (2010) Minor physical anomalies in autism: a meta-ana-lysis. Mol Psychiatry 15(3): 300–307

Ozonoff S, Jensen J (1999) Brief report: Specific executive function profiles in three neurodevelopmental disor-ders. J Autism Dev Disord 29: 171–177

Ozonoff S, Cook I, Coon H et al. (2004) Performance on Cambridge Neuropsychological Test Automated Battery subtests sensitive to frontal lobe function in people with autistic disorder: evidence from the Collaborative Programs of Excellence in Autism network. J Autism Dev Disord 34: 139–150

Petermann F, Petermann U (2007) Hamburg-Wechsler-Intelli-genztest für Kinder IV (HAWIK-IV). Hogrefe, Göttingen

Piven J, Bailey J, Ranson BJ, Arndt S (1997) An MRI-study of the corpus callosum in autism. Am J Psychiatry 154: 1051–1056

Rapin I (2002) The autistic-spectrum disorders. N Engl J Med 347(5): 302–303

Rapport LJ, Friedman SR, Tzelepis A, Van Voorhis A (2002) Experienced emotion and affect recognition in adult attention-deficit/hyperactivity disorder. Neuropsycho-logy 16: 102–110

Raven JC (2002) Coloured Progressive Matrices (CPM), 3. Aufl. Harcourt Test Services, Frankfurt

Reitan RM (1992) Trail Making Test. Reitan Neuropsychology Laboratory, Tucson, AZ

Ricken G, Fritz A, Preuss U, Schuck KD (2007) Hannover-Wechsler Intelligenztest für das Vorschulalter (HAWIVA-III). Huber, Bern

Robins DL, Dumont-Mathieu TM (2006) Early screening for autism spectrum disorders: update on the modified checklist for autism in toddlers and other measures. J Dev Beh Pediatr 27(2 Suppl): 111–119

Rommelse NN, Franke B, Geurts HM, Hartman CA, Buitelaar JK (2010) Shared heritability of attention-deficit/hype-ractivity disorder and autism spectrum disorder. Euro Child Adolesc Psychiatry 19(3): 281–295

Rühl D, Bölte S, Feineis-Matthews S, Poustka F (2004) Diag-nostische Beobachtungsskala für Autistische Störungen (ADOS). Huber, Bern

Santosh PJ (2000) Neuroimaging in child and adolescent psychiatric disorders. Arch Dis Child 82: 412–419

Schopler E, Reichler RJ, DeVellis RF, Daly K (1980) Toward objective classification of childhood autism: Childhood Autism Rating Scale (CARS). J Autism Dev Disord 10(1): 91–103

Schopler E, Reichler RJ, Bashford A (2004) PEP-R. Entwi-cklungs- und Verhaltensprofil, Bd 1. Modernes Lernen Borgmann, Dortmund

Siegel B, Pliner C, Eschler J, Elliott GR (1988) How children with autism are diagnosed: difficulties in identification of children with multiple developmental delays. J Dev Beh Pediatr 9(4): 199–204

Singh SD, Ellis CR, Winton AS et al. (1998) Recognition of fa-cial expressions of emotion by children with attention-deficit/hyperactivity disorder. Beh Modif 22: 128–142

Sinzig J, Morsch D, Lehmkuhl G (2009) Do hyperactivity, im-pulsivity and inattention have an impact on the ability of facial affect recognition in children with autism and ADHD? Euro Child Adolesc Psychiatry 17(2): 63–72

Smalley SL, Kustanovich V, Minassian SL et al. (2002) Genetic linkage of attention-deficit/hyperactivity disorder on chromosome 16p13, in a region implicated in autism. Am J Hum Genet 71(4): 959–963

Snijders JT, Tellegen PJ, Laros JA (1997) Snijders-Oomen Non-verbaler Intelligenztest von 5½ bis 17 Jahren (SON-R 51/2–17). Hogrefe, Göttingen

Spence SJ (2004) The genetics of autism. Semin Pediatr Neurol 11: 196–204

Steffenburg S, Gillberg C, Steffenburg U (1996) Psychiatric disorders in children and adolescents with mental retar-dation and active epilepsy. Arch Neurol 53(9): 904–912

Suchodoletz W von, Sachse S (2009) Der SBE-2-KT: Ein Eltern-fragebogen (Kurztest) zur Früherkennung von Late Talkers. In: Schulte-Markwort M (Hrsg) Psychosomatik – Kinder- und Jugendpsychiatrie als interdisziplinäres Fach. XXXI. Kongress der Deutschen Gesellschaft für Kinder- und Jugendpsychiatrie, Psychosomatik und Psychotherapie, Hamburg, 4.–7. März 2009. Abstracts. Medizinisch Wissenschaftliche Verlagsgesellschaft, Berlin, S 151

Tellegen PJ, Laros JA (1998) SON-R 2½-7. Non-verbaler Intelli-genztest. Dt Standardisierung von Tellegen PJ, Laros JA, Petermann F. Hogrefe, Göttingen

Tuchman R (2006) Autism and epilepsy: what has regression got to do with it? Epilepsy Curr 6(4): 107–111

Tuchman RF, Rapin I (1997) Regression in pervasive develop-mental disorders: seizures and epileptiform electroen-cephalogram correlates. Pediatrics 99(4): 560–566

Unnewehr S, Schneider S, Margraf J (2009) Kinder-DIPS – Diagnostisches Interview bei psychischen Störungen im Kindes- und Jugendalter, 2. Aufl. Springer, Berlin

Weiß RH (2006) Grundintelligenztest Skala 2 – Revision (CFT 20-R). Hogrefe, Göttingen

Yoshida Y, Uchiyama T (2004) The clinical necessity for asses-sing attention deficit/hyperactivity disorder (AD/HD) symptoms in children with high-functioning pervasive developmental disorder (PDD). Eur Child Adolesc Psy-chiatry 13(5): 307–314

Zafeirou DI, Ververi A, Vargiami E (2007) Childhood autism and associated comorbidities. Brain Dev 29(5): 257–272

Unterscheiden ist wichtig: Differenzialdiagnose und multiaxiale Bewertung

5.1 Identifizierung von Leitsymptomen, weiteren Symptomen und Belastungen

Um das Störungsbild des frühkindlichen Autismus in seiner Gesamtheit zu erfassen und zu beschreiben, ist die Anwendung des Multiaxialen Klassifikationssystems (MAS, Remschmidt et al. 2001) unerlässlich. Es beinhaltet eine 6-achsige mehrdimensionale Beschreibung psychischer Störungen im Kindes- und Jugendalter (◘ Tab. 5.1, ◘ Tab. 5.2).

Achse I Auf der Achse I wird die psychiatrische Hauptdiagnose des frühkindlichen Autismus (ggf. Typ High-functioning-Autismus) klassifiziert. Die Kriterien der Diagnose eines Autismus entsprechen hierbei den Leitsymptomen. Auf der Achse I des MAS können ebenso häufige Begleitsymptome und eventuelle komorbide Störungen (▸ Kap. 4) klassifiziert werden, wenn die Symptomatik ein beträchtliches Ausmaß erreicht hat und gegebenenfalls eine Behandlungsnotwendigkeit nach sich zieht. Hierunter zählen beispielsweise depressive Störungen, Angststörungen, Zwangssymptome, komplexe Tic-Störungen oder Aufmerksamkeitsstörungen und Hyperaktivität sowie aggressives Verhalten. Nosologisch ungeklärt ist jedoch, ob es sich bei Zwangssymptomen, komplexen Tic-Störungen und ADHS-ähnlichen Symptomen um Verhaltensauffälligkeiten handelt, die als der autistischen Störung zugehörig angesehen werden müssen, oder ob es sich um »eigenständige« Komorbiditäten handelt. Schwierigkeiten ergeben sich auch aus der Zusatzdiagnose einer »sozialen Phobie«, die in der letzen Zeit als eine eigenständige Diagnose im Rahmen von High-functioning-Autismus diskutiert wird. Aktuelle bildgebende Befunde weisen jedoch darauf hin, dass es sich dabei um voneinander abgrenzbare Störungsbilder handelt. Im Rahmen einer Untersuchung mittels funktioneller Bildgebung wurde bei Vorhandensein von sozialer Phobie eine erhöhte Funktion im Bereich der Amygdala beobachtet (Stein u. Stein 2008), während bei Kindern und Jugendlichen mit frühkindlichem Autismus in diesem Bereich eine Unterfunktion vorliegt (Grelotti et al. 2005). Weitere Untersuchungen, die auch andere Störungsbilder behandeln, werden notwendig sein, um die Frage beantworten zu können, ab wann eine dimensionale zusätzliche Symptomatik bei einem frühkindlichen Autismus tatsächlich als eigenständige kategoriale komorbide Störung zu verstehen ist. Allerdings wird diese Frage am ehesten durch neurobiologische Untersuchungsverfahren (Molekularbiologie und Bildgebung) behandelbar sein.

Achse II Achse II ergänzt die umschriebenen Entwicklungsstörungen, wie z. B. Teilleistungsstörungen. Die beim frühkindlichen Autismus immer vorliegende Sprachentwicklungsstörung darf nicht auf der Achse II angegeben werden, da sie als Teil der autistischen Diagnose bereits auf der Achse I abgebildet wird. Dies gilt jedoch nicht für motorische Entwicklungsstörungen, die stets in Relation zur intellektuellen Leistungsfähigkeit bewertet werden.

Achse III Achse III beschäftigt sich mit der intellektuellen Leistungsfähigkeit, die zur Unterscheidung zwischen dem frühkindlichen und dem High-functioning-Autismus von Bedeutung ist.

Achse IV Achse IV beschreibt das Vorliegen von somatischen Grunderkrankungen, wie beispielsweise im Fall des frühkindlichen Autismus Störungen des epileptischen Formenkreises oder monogene bzw. sonstige körperliche Erkrankungen (◘ Tab. 5.1). Bei schwerer intellektueller Behinderung findet sich ein vermehrter Anteil organischer Ursachen, die vornehmlich mit der Diagnose »atypischer Autismus« einhergehen.

Achse V Achse V gibt Hinweise auf abnorme psychosoziale Faktoren, wie weitere Behinderungen in der Familie, psychische Erkrankungen der Eltern (z. B. Depressivität aufgrund von Überforderung), Disharmonie zwischen den Eltern, überprotektive Schutzhaltung, institutionelle Erziehung, störungsbedingte Schwierigkeiten in der Schule oder eine abweichende Elternsituation.

Achse VI Bedeutsam ist Achse VI, die globale Beurteilung des psychosozialen Funktionsniveaus, mit der adäquat abgebildet werden kann, ob ein

◻ Tab. 5.1 Multiaxiales Klassifikationsschema (nach Remschmidt et al. 2001) und mögliche Kodierung beim Vorliegen eines frühkindlichen Autismus

Achse	Bezeichnung	Inhalt	Frühkindlicher Autismus/Beispiele
I	Klinisch-psychiatrisches Syndrom	Hauptdiagnose (psychiatrisch)	Frühkindlicher Autismus (ICD-10: F84.0) Frühkindlicher Autismus (Typ: High-functioning-Autismus, ICD-10: F84.0) Atypischer Autismus (ICD-10: F84.1)
II	Umschriebene Entwicklungsstörungen	Motorische und sprachliche Entwicklungsstörungen, Entwicklungsstörungen schulischer Fertigkeiten	Lese-Rechtschreib-Störung (ICD-10: F81.0) Isolierte Rechtschreibstörung (ICD-10: F81.1) Rechenstörung (ICD-10: F81.2) Kombinierte Störung schulischer Fertigkeiten (ICD-10: F81.3) Umschriebene Entwicklungsstörungen der motorischen Funktionen (ICD-10: F82)
III	Intelligenzniveau	Ergebnisse der Leistungsdiagnostik	Schwere Intelligenzminderung bis durchschnittliche (selten auch überdurchschnittliche) Intelligenz
IV	Körperliche Symptomatik	Körperliche Erkrankungen	Epilepsie Hörstörungen Sehstörungen und Strabismus Spezifische körperliche Erkrankungen (▶ Abschn. 4.2.2)
V	Assoziierte aktuelle abnorme psychosoziale Umstände	*Abnorme intrafamiliäre Beziehungen* – Mangel an Wärme (Eltern/Kind-Beziehung) – Disharmonie in der Familie zwischen Erwachsenen – Feindselige Ablehnung – Körperliche Kindesmisshandlung – Sexueller Missbrauch	Häufiger Streit zwischen den Eltern aufgrund von Belastung oder anderen Beziehungsschwierigkeiten
		Abweichendes Verhalten oder Behinderung in der Familie – Psychische Störung/abweichendes Verhalten (Elternteil) – Behinderungen (Elternteil) – Behinderungen (Geschwister)	Ein Elternteil weist ebenfalls »autistische« Symptome auf
		Inadäquate oder verzerrte intrafamiliäre Kommunikation	Innerhalb der Familie wird nicht über Schwierigkeiten, die durch die Erkrankung des Kindes entstehen, gesprochen
		Abnorme Erziehungsbedingungen – Überfürsorge – Unzureichende Aufsicht und Steuerung – Erziehung mit unzureichender Erfahrungsvermittlung – Unangemessene Anforderungen	Familie nimmt aufgrund der Verhaltensauffälligkeiten ihres Kindes nicht an sozialen Aktivitäten teil und ist isoliert

5

Tab. 5.1 Fortsetzung			
Achse	**Bezeichnung**	**Inhalt**	**Frühkindlicher Autismus/Beispiele**
		Abnorme unmittelbare Umgebung – Erziehung in einer Institution – Abweichende Elternsituation – Isolierte Familie – Lebensbedingungen mit möglicher psychosozialer Gefährdung	Tod eines Elternteils oder einer wichtigen Bezugsperson (Erzieher, Lehrer)
		Akute belastende Lebensereignisse – Verlust einer liebevollen Beziehung – Bedrohliche Umstände infolge von Fremdunterbringung – durch andere Familienmitglieder – Ereignisse, die zur Herabsetzung der Selbstachtung führen – Außerfamiliärer sexueller Missbrauch – Unmittelbar beängstigende Erlebnisse	Durch öffentliche Demütigungen durch Gleichaltrige kommt es zu einer Herabsetzung der Selbstachtung
		Gesellschaftliche Belastungsfaktoren – Verfolgung/Diskriminierung – Migration oder Verpflanzung	Familie kommt aus dem Ausland und verfügt nur über wenige Deutschkenntnisse
		Chronische zwischenmenschliche Belastungen im Zusammenhang mit Schule oder Arbeit – Streitbeziehungen mit Schülern/Mitarbeitern – Sündenbockzuweisung durch Lehrer/Ausbilder – Allgemeine Unruhe in Schule/Arbeitssituation	Ein Schüler ist aufgrund seiner Auffälligkeiten immer wieder Mobbing-Situationen in der Schule ausgesetzt
		Belastende Lebensereignisse/-situationen infolge von Verhaltensstörungen/Behinderungen des Kindes – Institutionelle Erziehung – Bedrohliche Umstände infolge Fremdunterbringung – Ereignisse mit Herabsetzung der Selbstachtung	Entwicklung einer Depression, da der Betroffene keine Freundin hat wie andere Gleichaltrige (Häufig High-functioning-Autismus)

☐ Tab. 5.1 Fortsetzung

Achse	Bezeichnung	Inhalt	Frühkindlicher Autismus/Beispiele
VI	Globale Be-urteilung des psychosozialen Funktions-niveaus	0 = Herausragende oder gute soziale Anpassung auf allen Gebieten	17-jähriger Junge mit High-functioning-Autismus, der regelmäßig das Gymnasium besucht, hat wenigstens einen Freund, besucht einen Sportverein
		1 = Befriedigende soziale Anpassung mit vorüberge-henden oder geringgradigen Schwierigkeiten in lediglich einem oder zwei Bereichen	15-jähriges Mädchen mit High-functioning-Autismus, das regelmäßig eine Realschule besucht, nach Schulwech-sel gelegentlich leichtes verbal-aggressives Verhalten gegenüber Mitschülern und Lehrern zeigt
		2 = leichte soziale Beein-trächtigung mit leichten Schwierigkeiten in min-destens einem oder zwei Bereichen	8-jähriger Junge mit High-functioning-Autismus, der eine Grundschule besucht, keine ernsthaften Freund-schaften hat, nimmt jedoch Kontakt mit anderen auf
		3 = mäßige soziale Beein-trächtigung in mindestens einem oder zwei Bereichen	5-jähriger Junge mit High-functioning-Autismus, der einen Kindergarten besucht, deutlich ritualisiertes und repetitives Verhalten, das er jedoch bei deutlicher Auf-forderung unterbrechen kann
		4 = deutliche soziale Beein-trächtigung in mindestens einem oder zwei Bereichen	11-jähriger Junge mit frühkindlichem Autismus, der eine Schule für Lernbehinderung besucht, verbal und körper-lich aggressives Verhalten bei Stresssituationen in der Schule gegenüber Schülern und Lehrern zeigt
		5 = deutliche und übergrei-fende (durchgängige) soziale Beeinträchtigung in den meisten Bereichen	8-jähriges Mädchen mit frühkindlichem Autismus und leichter Intelligenzminderung, das über eine mäßige Sprachentwicklung verfügt, in Schule und Familie nur geringe adäquate Kontaktaufnahme; häufige Beschäfti-gung mit stereotypen Verhaltensweisen
		6 = Tiefgreifende und schwerwiegende Beein-trächtigung in den meisten Bereichen	10-jähriger Junge mit frühkindlichem Autismus, Sprache nicht vorhanden, deutlich stereotypes und unruhiges Verhalten, regelmäßiger Schulbesuch, teilweise durch Schulbegleitung unterstützt, kann selbstständig essen, Körperhygiene durchführen und sich anziehen, kaum adäquate Kontaktaufnahme
		7 = braucht beträchtliche Betreuung	10-jähriger Junge mit einem frühkindlichen Autismus ohne Sprachentwicklung, der die Schule niederfrequent und nur mit einer Schulbegleitung besucht; Neigung zu autoaggressivem Verhalten in Stresssituationen
		8 = braucht ständige Be-treuung (24-Stunden-Ver-sorgung) (Unfähigkeit zur Körperhygi-ene oder Gefahr der Selbst- und Eigenverletzung oder fehlende Kommunikation)	15-jähriger Jugendlicher mit einem frühkindlichen Autis-mus mit schwerer Intelligenzminderung; Sprache nicht vorhanden; Ausscheidungsstörungen; ausgeprägtes stereotypes Verhalten und Autoaggression

▢ Tab. 5.2 Möglichkeiten der Abbildung des frühkindlichen Autismus im MAS

	Alter, Geschlecht		
Achse I	Frühkindlicher Autismus (ICD-10: F84.0)	Frühkindlicher Autismus, Typ High-functioning-Autismus (ICD-10: F84.0)	Atypischer Autismus (ICD-10: F84.1)
Achse II	Keine umschriebenen Entwicklungsstörungen	Keine umschriebenen Entwicklungsstörungen	Motorische Entwicklungsverzögerung
Achse III	Leichte geistige Behinderung	Durchschnittliche Intelligenz	Schwere geistige Behinderung
Achse IV	Grand-Mal-Anfälle, nicht näher bezeichnet (mit oder ohne Petit Mal) (ICD-10: F40.6)	Keine körperliche Symptomatik	Tuberöse Hirnsklerose (ICD-10: Q85.1)
Achse V	Belastende Lebensereignisse oder Situationen infolge von Verhaltensstörungen oder Behinderungen des Kindes (institutionelle Erziehung); abnorme unmittelbare Umgebung (abweichende Elternsituation)	Chronische zwischenmenschliche Belastungsfaktoren im Zusammenhang mit Arbeit oder Schule (Sündenbock-Zuweisung durch Lehrer); abnorme intrafamiliäre Beziehungen (Disharmonie zwischen Erwachsenen)	Abnorme Erziehungsbedingungen (Überfürsorge)
Achse VI	Funktionsfähig in den meisten Bereichen, benötigt Betreuung und Aufsicht (6)	Ernsthafte soziale Beeinträchtigung in 1–3 Bereichen (4)	Tiefe und durchgängige soziale Beeinträchtigung (Unfähigkeit zur Körperhygiene oder Gefahr der Selbst- und Eigenverletzung oder fehlende Kommunikation) (8)

Kind oder Jugendlicher mit einem frühkindlichen Autismus eine tiefe und durchgängige soziale Beeinträchtigung oder auch nur eine mäßige soziale Beeinträchtigung aufweist. Bezug genommen wird dabei auf drei Verhaltensbereiche: Familie/Gruppe, Schule/Arbeitsplatz, Freizeit/Verhalten unter Gleichaltrigen.

Tipps

Im Zweifelsfall wird empfohlen, eher nur die Diagnose des frühkindlichen Autismus zu stellen und Begleitsymptome im psychopathologischen Befund ausführlich zu beschreiben.

5.2 Differenzialdiagnosen und Hierarchie des diagnostischen Vorgehens

5.2.1 Abgrenzung von psychischen und Entwicklungsstörungen

Differenzialdiagnostisch müssen vom frühkindlichen Autismus eine Reihe von Störungen unterschieden werden, die gegebenenfalls auch komorbid auftreten können (▢ Tab. 5.3).

Intelligenzminderung In Abgrenzung zum frühkindlichen Autismus mit einer Intelligenzminderung muss insbesondere an eine reine Intelligenzminderung ohne Interaktions- und Kommunikationsstörung gedacht werden. Da dies nicht immer einfach ist, können neben der Verhaltensbeobachtung auch spezifische testdiagnostische Unter-

Tab. 5.3 Differenzialdiagnosen des frühkindlichen Autismus

Differenzialdiagnose	Unterscheidendes Merkmal
Intelligenzminderung	Keine Interaktions- und Kommunikationsstörung
Entwicklungsstörung der rezeptiven Sprache	Mimische und gestische Kommunikation sind vorhanden
Bindungsstörungen im frühen Alter	Kein eingeschränktes Interessen- und Aktivitätsspektrum; nach einigen Monaten in adäquatem Umfeld deutlich schnellere und bessere sprachliche Funktionen
Entwicklungsstörungen der Sprache	Keine für autistische Störungen typischen Auffälligkeiten des Sprechens (monotone Modulation, Lautstärke, Sprachflüssigkeit, Sprechgeschwindigkeit, Tonfall und Rhythmus) und der stereotypen und repetitiven Verwendung der Sprache, nonverbale Kommunikation noch relativ intakt
Landau-Kleffner-Syndrom	Zusätzlich: Sprachregression im 4.–9. Lebensjahr Im EEG immer: zentrotemporale Spikes
Entwicklungsstörungen der Motorik	Keine motorischen Stereotypien
Spezielle Differenzialdiagnosen des High-functioning-Autismus	
Schizoide Persönlichkeitsstörung im Jugendalter	Weit in die frühe Kindheit zurückführende klare Anamnese mit Auffälligkeiten entsprechend den Leitlinien autistischer Störungen
Sehr früh beginnende schizophrene Erkrankungen	Vorherige Phase normaler Entwicklung, Wahnsymptome, Halluzinationen
Aufmerksamkeitsdefizit-/Hyperaktivitätssyndrom	Keine qualitativen Beeinträchtigungen der sozialen Interaktion; deutlich bessere averbale Reaktivitäten von Mimik, Gestik und Blickkontakt; kein eingeschränktes Interessen- oder Aktivitätsspektrum
Zwangsstörungen	Keine qualitativen Beeinträchtigungen der sozialen Interaktion; Symptomatik wird als etwas Fremdes (ich-dyston) erlebt
Angstsyndrome	Kein eingeschränktes Interessen- und Aktivitätsspektrum; Interaktionsstörungen verbessern sich in vertrauter und nicht angstbesetzter Umgebung
Depressive Störungen	Einschränkungen in der sozialen Kommunikation und Interaktion nicht qualitativ beeinträchtigt
Elektiver Mutismus	Keine Interaktionsstörungen; kein eingeschränktes Interessen- und Aktivitätsspektrum; die Situationen, in denen Auffälligkeiten gezeigt werden, sind selektiv, z. B. unauffälliger Gebrauch der Sprache bei mutistischen Kindern in vertrauter Umgebung; deutlich bessere averbale Reaktivitäten von Mimik, Gestik und Blickkontakt

suchungsverfahren eingesetzt werden, wie die SE-AS-M (▶ Kap. 4).

Entwicklungsstörung der rezeptiven Sprache Bei einer Entwicklungsstörung der rezeptiven Sprache sind mimische und gestische Kommunikation vorhanden und werden als alternative Kommunikationsmittel eingesetzt.

Schizophrenie Schizophrene Erkrankungen (Schizophrenia simplex, frühkindliche schizophrene Psychose) müssen nur bei sehr frühem Beginn derselben abgegrenzt werden. Sie zeigen eine vorherige Phase normaler Entwicklung und keine inhaltlichen Denkstörungen wie Halluzinationen und Wahnphänomene. Auch fehlt beim frühkindlichen Autismus der Rückgang der kognitiven Leistungsfähigkeit. Bedeutsamer ist die Unterscheidung im

◘ Tab. 5.4 Unterschiede und Gemeinsamkeiten zwischen frühkindlichen Autismus und Asperger-Syndrom

	Frühkindlicher Autismus	Asperger-Syndrom
Sprachentwicklung	Spät oder fehlend	Normal oder früh
Pragmatische Sprachentwick-lungsstörung	Vorhanden	
Interaktion	Eingeschränkt, keine sozioemotionale Gegenseitigkeit, keine geteilte Freude	
Kommunikation	Einseitig, wenig sozioemotionale Gegenseitigkeit, eingeschränkte Gestik, Mimik, Blickkontakt und nonverbale Kommunikation	
Theory-of-Mind-Fähigkeiten	Eingeschränkt	
Manierismen oder Bewegungs-stereotypien	Häufig	Selten
Egozentrismus	Kaum eingeschränkt	Deutlich ausgeprägt
»Instrumenteller Gebrauch« anderer Personen	Häufig	Selten
Emotionaler Kontakt	Deutlich eingeschränkt	Eingeschränkt
Intelligenz	Deutlich eingeschränkt bis durchschnittlich	(Über)durchschnittlich
Zeitpunkt der Diagnose	2.–3. Lebensjahr	7.–10. Lebensjahr
Motorik	Unterschiedlich	Häufig eingeschränkt

Erwachsenenalter, da das Störungsbild des früh-kindlichen Autismus noch nicht ausreichend Eingang in das Fachgebiet der Psychiatrie und Psychotherapie gefunden hat. Bei Auftreten von Denkstörungen muss jedoch eine »Multicomplex developmental disorder« ausgeschlossen werden (▶ Kap. 2)

Bindungsstörungen Bindungsstörungen können vom Erscheinungsbild her dem frühkindlichen Autismus sehr ähnlich sein. Diese Kinder weisen jedoch kein eingeschränktes Interessen- und Aktivitätsspektrum auf und zeigen einen besseren Verlauf nach Aufenthalt in einem adäquaten Umfeld.

Depressive Störungen Im Rahmen von depressiven Syndromen auftretende Einschränkungen in der sozialen Kommunikation und Interaktion sind im Unterschied zu solchen beim frühkindlichen Autismus nicht qualitativ beeinträchtigt.

Angststörungen Angstsyndrome sind nicht geprägt von eingeschränkten Interessen- und Aktivitätsspektren. Die Interaktionsstörungen verbessern

sich in vertrauter und nicht angstbesetzter Umgebung.

Elektiver Mutismus Der elektive Mutismus weist ebenfalls keine Interaktionsstörungen und kein eingeschränktes Interessen- und Aktivitätsspektrum auf. Darüber hinaus tritt die mutistische Symptomatik nur in spezifischen Kontexten (Kind spricht zuhause, aber nicht in der Schule) auf.

Schizoide Persönlichkeitsstörung Speziell der High-functioning-Autismus muss darüber hinaus selten von der schizoiden Persönlichkeitsstörung abgegrenzt werden. Diese ist gekennzeichnet durch einen Rückzug von affektiven und sozialen Kontakten und einem fehlendem Wunsch nach engen Beziehungen bei vorhandener Fähigkeit zur wechselseitigen Interaktion.

Zwangsstörungen Auch bei Zwangsstörungen fehlen die qualitativen Auffälligkeiten der Interaktion. Im Unterschied zu Individuen mit High-functioning-Autismus leiden die ausschließlich

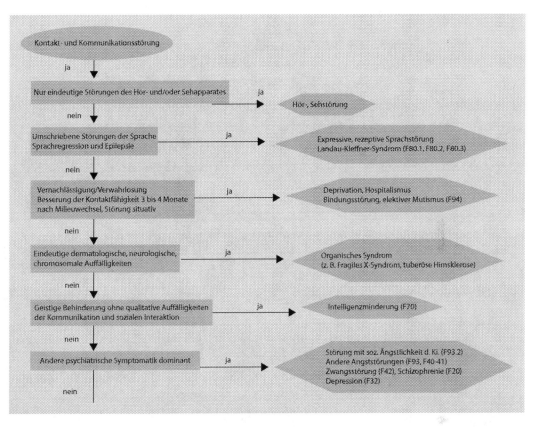

☐ Abb. 5.1 Differenzialdiagnostischer Entscheidungsbaum für autistische Störungen (gemäß Leitlinien). (Mit freundlicher Genehmigung des Deutschen Ärzte-Verlages aus: Leitlinien zu Diagnostik und Therapie von psychischen Störungen im Säuglings-, Kindes- und Jugendalter, 3. überarbeitete und erweiterte Auflage 2007)

von Zwangsstörungen Betroffenen an der Symptomatik und empfinden diese als ich-dyston, d. h. als etwas Fremdes.

ADHS Die Verwechslungsmöglichkeit mit der Aufmerksamkeitsdefizit-/Hyperaktivitätsstörung (ADHS) beruht auf der häufigen komorbiden Aufmerksamkeits- und Hyperaktivitätssymptomatik bei frühkindlichem Autismus (▶ Abschn. 4.2).

> **Die Differenzierung zur expressiven (F80.1) und rezeptiven (F80.2) Sprachstörung ist unter Umständen erschwert, da nicht wenige dieser Kinder auch autismusähnliche Verhaltensauffälligkeiten zeigen.**

5.2.2 Abgrenzung innerhalb des Autismus-Spektrums

Innerhalb der Autismus-Spektrum-Störungen müssen der **frühkindliche Autismus** bzw. der **High-functioning-Autismus** kategorial vom **Asperger-Syndrom** abgegrenzt werden. Letztendlich ist fehlende Sprache oder eine Sprachentwicklungsstörung nach den Klassifikationskriterien das differenzialdiagnostische Kriterium. Hinsichtlich der dimensionalen Symptomausprägungen finden sich jedoch ebenfalls Unterschiede (☐ Tab. 5.4). Betroffene mit einem Asperger-Syndrom zeigen leichtere und häufig deutlich später bemerkte und diagnostizierte Symptome hinsichtlich der Interaktions-, Kommunikations- und Sozialstörung. Sie haben einen besseren emotionalen Kontakt, ein immer noch formelles, aber korrekteres Sozialverhalten,

☐ Tab. 5.5   Diagnostische Methoden zur Erkennung von organischen Syndromen, die mit frühkindlichem Autismus assoziiert sind

Fragiles X-Syndrom	Molekulargenetische Untersuchung
Tuberöse Hirnsklerose	Bildgebende Verfahren, Hautdiagnostik
Phenylketonurie	Nachweis des gestörten Phenylalaninabbaus erforderlich
Down-Syndrom	Körperliche Untersuchung, molekulargenetische Untersuchung
Neurofibromatose Typ 1	Hautdiagnostik, molekulargenetische Untersuchung
Angelman-Syndrom, Prader-Willi-Syndrom	Molekulargenetische Untersuchung, Messung des Kopfumfangs
CHARGE-Assoziation	Echokardiographie, HNO-Untersuchung, augenärztliche Untersuchung, urologische Untersuchung
Möbius-Syndrom	HNO-Untersuchung, augenärztliche Untersuchung
Hypermelanosis Ito	Hautdiagnostik
Sotos-Syndrom	Messung des Kopfumfangs
22q11-Deletions-Syndrom	Echokardiographie, HNO-Untersuchung

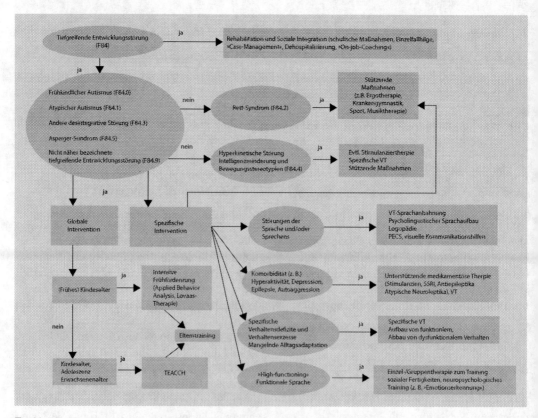

☐ Abb. 5.2   Therapeutischer Entscheidungsbaum für tiefgreifende Entwicklungsstörungen (gemäß Leitlinien). (Mit freundlicher Genehmigung des Deutschen Ärzte-Verlages aus: Leitlinien zu Diagnostik und Therapie von psychischen Störungen im Säuglings-, Kindes- und Jugendalter, 3. überarbeitete und erweiterte Auflage 2007)

sind jedoch ebenfalls in ihrer Interaktion mit anderen Menschen sonderbar und wenig spontan. Ihr Egozentrismus ist deutlich stärker ausgeprägt als beim frühkindlichen Autismus. Beim frühkindlichen Autismus fallen im Vergleich zum Asperger-Syndrom häufiger Bewegungsstereotypien, Manierismen oder der »instrumentelle Gebrauch« von anderen Personen auf. Die Möglichkeit der klaren Abgrenzung zwischen einem Asperger-Syndrom oder einem High-functioning-Autismus wurde und wird immer wieder diskutiert und ist Gegenstand aktueller Forschung (Ozonoff et al. 1991; Kamp-Becker 2010).

5.2.3 Diagnostisches Vorgehen

In ◘ Abb. 5.1 ist ein diagnostischer Entscheidungsbaum (nach den Leitlinien der Deutschen Gesellschaft für Kinder- und Jugendpsychiatrie und Psychotherapie) bei dem Verdacht auf einen frühkindlichen Autismus dargestellt. Eine weitere Diagnostik ist notwendig, wenn ein organisches Syndrom, das mit Autismus assoziiert ist, identifiziert werden soll (◘ Tab. 5.5).

5.3 Interventionsrelevante Diagnostik unter multiaxialen Gesichtspunkten

Eine ausführliche Diagnostik ist notwendig insbesondere hinsichtlich der eigentlichen Primärdiagnose (auch innerhalb des Autismus-Spektrums), aber auch hinsichtlich von Komorbiditäten und Begleitstörungen und dem Ausschluss von möglichen Differenzialdiagnosen, um die richtige und wirksamste Therapie wählen zu können. Interventionsrelevante Diagnostik dient auch der Bestimmung von relevanten Zielbereichen. Möglicherweise ist bei einem Kind das stereotype Verhalten das Hauptproblem, bei einem anderen sind es jedoch eher Sprachprobleme. Entsprechend muss der Fokus der Therapie unterschiedlich gewählt werden. ◘ Abb. 5.2 bildet einen therapeutischen Entscheidungsbaum für tiefgreifende Entwicklungsstörungen (gemäß der Leitlinien) ab.

Literatur

Deutsche Gesellschaft für Kinder- und Jugendpsychiatrie und Psychotherapie (2007) Leitlinien zur Diagnostik und Therapie von psychischen Störungen im Säuglings-, Kindes- und Jugendalter, 3. Aufl. Deutscher Ärzte Verlag, Köln

Grelotti DJ, Klin AJ, Gauthier I et al. (2005) fMRI activation of the fusiform gyrus and amygdala to cartoon characters but not to faces in a boy with autism. Neuropsychologia 43(3): 373–385

Kamp-Becker I, Smidt J, Ghahreman M et al. (2010) Categorical and dimensional structure of autism spectrum disorders: the nosologic validity of Asperger syndrome. J Autism Dev Disord 40(8): 921–929

Ozonoff S, Rogers SJ, Pennington BF (1991) Asperger's syndrome: evidence of an empirical distinction from high-functioning autism. J Child Psychol Psychiatry 32(7): 1107–1122

Remschmidt H, Schmidt M, Poustka F (2001) Multiaxiales Klassifikationsschema für psychische Störungen des Kindes- und Jugendalters nach ICD-10 der WHO. Huber, Bern

Stein MB, Stein DJ (2008) Social anxiety disorder. Lancet 371(9618): 1115–1125

Was zu tun ist: Interventionen

6.1 Krankheitsstadienbezogene Therapie

Krankheitsstadienbezogene Behandlung ist bei frühkindlichem Autismus nur begrenzt anzuwenden, da im Gegensatz zu anderen Störungsbildern weniger stadienbezogen als eher alters- oder symptombezogen behandelt wird. Folgende altersbezogene Überlegungen sind zu berücksichtigen:

6.1.1 Säuglings- und Kleinkindalter

Der frühkindliche Autismus kann in Ausnahmefällen vor dem 3. Lebensjahr sicher, jedoch nicht vor dem 18. Lebensmonat (Baron-Cohen et al. 1996) diagnostiziert werden (▶ Kap. 4). Wenn tatsächlich im Säuglings- bzw. Kleinkindalter bereits eindeutige Symptome auftreten, die die Diagnose Autismus erlauben, sollten Eltern frühzeitig an psychoedukativen Maßnahmen teilnehmen können. Frühinterventionen können insbesondere zur Verbesserung der sprachlichen und kommunikativen Fähigkeiten angewendet werden. Eltern sollten jedoch ausreichend über Wirksamkeitsnachweise solcher Interventionen, insbesondere auch hochfrequenter Fördermaßnahmen aufgeklärt werden, damit keine zu hohen Erwartungen geweckt werden (▶ Pro und Kontra von Frühinterventionen). In diesem Alter kann der Einsatz einer aufsuchenden ambulanten Erziehungshilfe sinnvoll sein.

6.1.2 Kindergartenalter

Spätestens im Kindergartenalter ist – insbesondere bei fehlender oder mangelhafter produktiver Sprache – diese zu fördern. Nach dem 7. Lebensjahr ist durch Förderung keine bzw. nur eine mäßige Sprachentwicklung zu erwarten.

Des Weiteren kann in diesem Alter das Spielverhalten gefördert werden. Hinsichtlich der Therapie des Autismus sind verhaltenstherapeutisch basierte spieltherapeutische Ansätze angewendet und evaluiert worden. Schwerpunkt dieser Interventionen ist die Förderung der Kommunikation mit Gleichaltrigen, sozialer Interaktion, funktionellen, interaktiven Spiels und später auch Fanta-

siespiels. Es können zum einen Spielförderungen mit Eltern und/oder Therapeuten (Bernard-Opitz 2004) oder Spielförderungen mit Gleichaltrigen (Rogers 2000) durchgeführt werden. Ein Beispiel hierfür ist die von Goldstein entwickelte Gruppenspieltherapie »Stay, Play and Talk«, bei der 1–2 gesunde Kinder mit einem Kind mit Autismus gemeinsam im Spielverhalten angeleitet werden. In nichtrandomisierten Studien mit sehr kleinen Stichproben konnte eine Verbesserung der sozialen Interaktion beschrieben werden (Goldstein u. Cisar 1992). Jüngere und schwer betroffene Kinder mit Autismus profitieren von stark strukturierten und direktiven Spieltherapien, während ältere und weniger stark betroffene Kinder deutlich besser von Spiel in integrierten Spielgruppen (z. B. auch Tagesgruppen mit einem heilpädagogischen Ansatz) im natürlichen Rahmen profitieren. Aktuell existieren keine deutschsprachigen Manuale.

Für den Besuch eines Kindergartens sollten integrative Gruppen bevorzugt und auf eine klare Tagestrukturierung geachtet werden. Die Mitarbeiter müssen ausführlich aufgeklärt sein. Gegebenenfalls können visualisierte Hilfen eingesetzt werden.

6.1.3 Schulalter

Die Auswahl der Schulform ist neben therapeutischen Maßnahmen im Übergang zur Schule für die weitere Entwicklung eines Kindes, insbesondere mit einem hochfunktionalen Autismus sehr bedeutsam (▶ Übersicht). Oft geht es nicht um die Festlegung des geeigneten Förderschwerpunktes im Rahmen der Förderbedarfsfeststellung, sondern um die konkrete Wahl einer Schule. Wichtige Voraussetzung ist bei Lehrern das Wissen über und eine Offenheit gegenüber dem Störungsbild. Es muss darauf geachtet werden, dass oftmals soziale Kompetenzen gefordert werden, die ein Kind mit Autismus nicht mitbringt, wie z. B. interaktives Verhalten auf dem Schulhof, aber auch bei Gruppenarbeiten. Nicht selten kommt es deshalb zu Zuspitzungen von Verhaltensweisen, deren Ursachen mit einem Blick ohne Fachwissen über Autismus nicht zu erklären sind. So kann es zu vermeidbaren Missverständnissen zwischen Lehrern, Eltern und Schüler kommen.

Pro und Kontra von Frühinterventionen

Pro

In einer Metaanalyse von Eldevik et al. (2009) wurden neun Studien verglichen, die die Kriterien für kontrollierte Studien unter Verwendung von entweder einer Kontroll- oder einer anderen Interventionsvergleichsgruppe erfüllten. Es ergaben sich Effektstärken von 1,1 für die Verbesserung von Gesamt-IQ-Werten und von 0,64 für die Verbesserung von adaptivem Verhalten. Aufgrund dieser mittleren bis hohen Effektstärken können Frühinterventionen, auch in Anbetracht der Tatsache, dass andere Interventionen mit etablierter Wirksamkeit aktuell nicht vorhanden sind, als Behandlung der Wahl für Kinder mit autistischen Störungen angesehen werden. Zu gleichen Schlussfolgerungen kommen Eikeseth (2009) sowie Rogers und Vismara (2008) in zwei Übersichtsarbeiten. Insbesondere so genannte »Early Intensive Behavioral Interventions« (EIBI), die die Methode der »Applied Behavior Analysis« (ABA) verwenden, sind auch im Vergleich mit Kontrollgruppen ohne Behandlung oder mit anderen autismusspezifischen verhaltenstherapeutischen Interventionen als effektiv einzustufen (Anderson et al. 1987; Birnbrauer u. Leach 1993; Fenske et al. 1985; Lovaas 1987; McEachinet al. 1993). Auch wenn formalere Kriterien nach Chambless und Hollon (1998) angewendet werden, können diese Interventionsansätze als »gut bestätigte« (»well established«) Therapien angesehen werden.

Kontra

Bisher gilt keine frühe Behandlung allen anderen Behandlungen als überlegen und als gleich effektiv für alle Kinder mit autistischen Störungen. Für andere frühe Interventionsformen außer verhaltenstherapeutischen Interventionen in Anlehnung an ABA sind keine Wirksamkeitsnachweise vorhanden.

Es ist aktuell nicht geklärt, inwiefern sich spätere Interventionen gegenüber frühen Interventionen als nachteilig erweisen. Wesentliche Forschungsergebnisse weisen darauf hin, dass im Altersverlauf per se deutliche Verbesserungen von spezifischen Schwierigkeiten bei Individuen mit Autismus zu beobachten sind (Gilchrist et al. 2001; Howlin 2003; Mawhood et al. 2000; Piven et al. 1996). Kanner (1973) selbst beschrieb, dass sich autistische Menschen gerade in der Adoleszenz mehr der eigenen Schwierigkeiten bewusst werden und dadurch mehr Verhaltensmodifikationen vornehmen können. Howlin (2003) beschreibt ausgehend von Daten einer Langzeitstudie, dass für einen positiven Verlauf insbesondere auch Beschäftigungs- bzw. Ausbildungsmöglichkeiten eine Rolle spielen.

Die Bedeutung von Alter und IQ für den Verlauf von autistischer Symptomatik ist nicht ausreichend untersucht und wurde bei der Bewertung von Therapieergebnissen nicht ausreichend berücksichtigt (Harris u. Handleman 2000). Dietz und Mitarbeiter (2007) untersuchten die Entwicklung bei Autismus mit Intelligenzminderung und gesunden Kontrollen im Alter von 24 und 43 Monaten. Bei einem Drittel der autistischen Kinder fand sich ein IQ-Anstieg von15 oder mehr Punkten, so dass der Verlauf der Symptomatik von der expressiven Sprache und dem Autismus-Score, jedoch nicht von der Therapie abhängig war.

Für Eltern kann es wichtig sein, zu verstehen, dass für den langfristigen Verlauf nicht die Förderung der kognitiven Fähigkeiten oder gar Inhalten von Sonderinteressen wichtig ist, sondern die Förderung sozialer Kompetenzen, weil von ihnen die langfristige Lebensqualität des Betroffenen abhängt. Aus diesem Grund ist in diesem Alter die Teilnahme an einer Gruppe zur Förderung der sozialen Kompetenz sinnvoll.

> Die Kultusministerkonferenz aller Bundesländer hat in einer gemeinsamen Konferenz am 16.02.2000 »Empfehlungen zu Erziehung und Unterricht von Kindern und Jugendlichen mit autistischen Verhalten« herausgegeben (www.kmk.org).

Fragen nach der richtigen Schule. (Nach Ölsner 2000)

- Wo kann ausreichend Schutz erfahren werden?
- Welche Schule bietet die geeignete Förderung und Forderung?
- Wie groß und belastbar ist die Klasse?
- Wie groß ist der Stressfaktor für das Kind bei der in Aussicht genommenen Schule?
- Wie ist die Akzeptanz innerhalb der Klassengemeinschaft?
- Gibt es Sonderprogramme für autistische Kinder?
- Wie ist das Schulprogramm, das Bedingungsumfeld der Klasse (z. B. räumliche

> Möglichkeiten), die Stundenplanorgani-
> sation, der Sozialisationsstatus der Klasse
> gestaltet?
> — Wird ein Integrationshelfer akzeptiert?
> — Sind die Lehrer entsprechend fortgebildet?

In der Grundschulzeit, aber auch in der weiterführenden Schule kann der Einsatz einer ambulanten Erziehungshilfe u. a. zur Förderung der Hausaufgabensituation, aber auch zur Anleitung der Eltern in schwierigen Erziehungssituationen sowie zur Gestaltung von Alltagssituationen sinnvoll sein.

6.1.4 Jugendalter

Im Jugendalter werden sich die meisten Betroffenen ihrer Besonderheit bewusst. Sie erkennen, welche Konsequenzen die Behinderung im Vergleich zu Gleichaltrigen bedeutet (Führerschein, Partnerschaft, selbstständige Lebensführung). Das kann Krisen bis hin zu schweren Depressionen auslösen, die als Folgeerkrankung des frühkindlichen Autismus zu bewerten sind. Für sie kann spezifische Psychotherapie indiziert sein. Verzögerte Ablösung vom Elternhaus kann familientherapeutische Interventionen notwendig machen.

6.1.5 Ausbildung/Beruf

Für diesen Lebensabschnitt, in dem es um die Frage der Beschäftigung bzw. Ausbildung nach der Schule geht, gilt die gleiche Regel wie für die Schulzeit, nämlich dass ein angemessenes Gleichgewicht zwischen Schutz und Förderung (Ölsner 2000) hergestellt werden sollte.

Bei Betroffenen mit einer Intelligenzminderung kommt eine Beschäftigung in einer Werkstatt in Frage, gegebenenfalls kombiniert mit einer Wohnperspektive.

Liegt ein High-functioning-Autismus vor, hängen die beruflichen Möglichkeiten von persönlicher Motivation, komorbiden Störungen und dem Grad der Ausprägung der Symptomatik ab. Gegebenenfalls kann ein besonderes Interesse berücksichtigt

werden. Ungeeignet sind Arbeitsplätze, die Gruppenfähigkeit und eine hohe Flexibilität erfordern.

Die finanzielle Förderung der Teilnahme an berufsvorbereitenden Bildungsmaßnahmen, der Berufsausbildung in Betrieben, Reha-Einrichtungen sowie die anschließende Eingliederung auf dem Arbeitsmarkt fällt nach dem SGB III (Drittes Buch des Sozialgesetzbuches) fast ausschließlich in die Zuständigkeit des Arbeitsamtes.

In dieser Altersphase kann der Einsatz psychotherapeutischer Verfahren (Verhaltenstherapie oder Gesprächspsychotherapie) sinnvoll sein, um Ängste und Depressionen, die in der neuerlichen Auseinandersetzung mit dem Störungsbild auftreten können, zu behandeln.

6.1.6 Altersunabhängige Krisenintervention

Krisensituationen, die Kriseninterventionen notwendig machen, entstehen meistens aufgrund von Überforderungssituationen für den Betroffenen. Diese Überforderungssituationen entstehen durch fehlende oder nicht abrufbare Anpassungsfähigkeit an bestimmte Situationen. Dieses Erreichen einer Belastungsgrenze mit Zunahme der autistischen, aber auch anderer Symptomatik kann bereits durch geringe Anforderungen erfolgen.

Zum einen kann sich die autistische Symptomatik an sich verschlechtern mit einem erhöhten Auftreten von ritualisiertem oder repetitivem Verhalten, verstärkter Angst gegenüber gegebenenfalls bereits erfolgreich bewältigten Situationen – z. B. im Bereich der sozialen Interaktion – verbaler und/oder körperlicher Aggression und vermehrtem Auftreten von selbstverletzendem Verhalten.

Die Maßnahmen, die im Rahmen einer Krisenintervention ergriffen werden müssen, sind abhängig vom Schweregrad der krisenhaften Situation.

> **Folgende Maßnahmen kommen in Betracht: Beratung → höherfrequente Einzelpsychotherapie → ggf. (teil-)stationäre Aufnahme → Psychopharmakotherapie; ggf. Jugendhilfe**

6.2   Psychoedukative Maßnahmen

Psychoedukative Maßnahmen sind ein bedeutsamer Teil unterschiedlicher Therapiebausteine in der Therapie von frühkindlichem Autismus. Sie sollten immer am Anfang einer Therapie stehen. Je nachdem, wie gut diese Therapiebausteine von dem Betroffenen oder der Familie angenommen werden können, sind sie gegebenenfalls für eine gewisse Zeit einziges therapeutisches Mittel.

Psychoedukative Maßnahmen vermitteln dem Betroffenen, aber auch der Familie ein angemessenes Störungskonzept. Dabei geht es nicht nur um Informationsvermittlung, sondern auch um die Auseinandersetzung mit dem Störungsbild und seine Akzeptanz. Wichtig ist dabei, welche Information zu welchem Zeitpunkt vermittelt wird, um die Familie und den Betroffenen nicht zu überfordern, aber auch um die Annäherung an ein Störungskonzept an den Verlauf anpassen zu können.

6.2.1   Psychoedukative Maßnahmen für Betroffene

Psychoedukative Maßnahmen für Betroffene umfassen die Aufklärung über Ursachen, diagnostische Methoden, Behandlungsmöglichkeiten sowie den Verlauf der Störung von Kindern und Jugendlichen mit höherfunktionalem Autismus. Derartige Ansätze sind bisher nicht evaluiert worden.

6.2.2   Psychoedukative Maßnahmen für Angehörige

Zu den psychoedukativen Maßnahmen für Angehörige ist grundsätzlich eine ausführliche und umfassende Aufklärung der Eltern zu zählen, auch wenn diese meist nicht in standardisierter Form durchgeführt wird.

Inhalte psychoedukativer Gespräche sollten sein:

- Aufklärung über das Störungsbild (Ätiologie und Verlauf),
- Entlastung der Eltern hinsichtlich der Frage der eigenen Verantwortlichkeit für das Störungsbild,
- Darstellung von unterschiedlichen Therapiemöglichkeiten und das Wissen über den möglichen Nutzen,
- Beratung bezüglich Kindergarten, Schule und Ausbildung,
- Umgang mit dem Störungsbild in der Familie und der Öffentlichkeit.

Einige Studien mit Vorschulkindern zeigen, dass Elterntrainings mit 7–20 Sitzungen in wöchentlicher Frequenz zur Behandlung von Autismus wirksam sein können. Jedoch fehlen derzeit kontrollierte Studien, die Kinder im Schulalter einschließen. Die meisten dieser Studien wurden als Teil eines breiteren Behandlungsprogramms durchgeführt, das den Fokus auf das Kind legt, so dass reine Effekte für das Training bzw. die Psychoedukation von Eltern nicht untersucht werden konnten. Darüber hinaus wurden Effekte auf komorbide Symptome, psychosoziale Funktionen sowie elterlichen Stress nur unzureichend berücksichtigt.

Psychoedukative Maßnahmen für Angehörige eignen sich insbesondere für Eltern von Kindern mit Autismus, die nicht stark betroffen und in ihrer Alltagsfunktionalität nur leicht eingeschränkt sind. Des Weiteren können psychoedukative Maßnahmen für Angehörige genutzt werden, um Wartezeiten bis zum Beginn einer kind- bzw. jugendlichenzentrierten psychotherapeutischen Maßnahme zu überbrücken. Ein psychoedukatives Angebot in Gruppen kann darüber hinaus betroffenen Eltern eine Möglichkeit geben, sich mit anderen Eltern, die gleiche Probleme bzw. Fragen hinsichtlich ihres Kindes haben, auszutauschen.

In den vergangenen 20 Jahren ist ein breites Spektrum an familienbasierten psychosozialen Interventionen etabliert worden. Diese Interventionen umfassen Elternberatung, Elterntraining und Selbsthilfegruppen. Insbesondere psychoedukative Elterntrainings werden als effektiv in der Behandlung von Autismus beschrieben (McConachie u. Diggle 2007). Sie zielen darauf ab, psychologisches Wissen über das Störungsbild zu vermitteln und Eltern zu Mediatoren oder Kotherapeuten des Fachmanns zu machen, indem Techniken zur Verhaltensmodifikation vermittelt werden. Insbesondere im englischsprachigen Raum wurden verschiedene elternbasierte, sehr intensive Interventionen etab-

◘ Tab. 6.1 Elterntrainings aus dem englischsprachigen Raum

Autoren	Inhalt des Trainings	Frequenz	Effektstärken
Schopler-Mesibov	TEACCH–Ansatz mit einem Elterntraining, das eine positive Eltern-Kind-Interaktion fokussiert (▶ Abschn. 6.4.2)	5 h/Woche	Ozonoff u. Cathcart 1998: $d=0.23$ Bristol et al. 1993: $d=0.54$
Lovaas	ABA-Training mit einem Elterntraining, das die Anleitung von Eltern zu »primären Therapeuten« in der Eltern-Kind-Interaktion fokussiert (▶ Abschn. 6.4)	5–10 h/Woche über 2 Jahre	Lovaas 1987: $d=0.54$ Sheinkopf u. Siegel 1998: $d=0.88$
Koegel und Schreibmann	Training mit dem Fokus, Eltern zu Mediatoren im Spracherwerb des Kindes zu machen	?	Schreibmann et al. 1991: $d=1.08$ Koegel et al. 1996: $d=1.26$
Howlin und Rutter	Aufsuchendes Elterntraining mit dem Fokus, »Schlüsselkompetenzen« zu vermitteln	4,5 h/Woche	Howlin u. Rutter 1987: $d=0.7$

liert. Einige Elterntrainings sind in ◘ Tab. 6.1 vorgestellt. Für den deutschsprachigen Raum liegen derartige Interventionen derzeit nicht vor.

Die Studien wurden überwiegend mit jüngeren Kindern durchgeführt, die an einer starken Form des Autismus litten und niedrige intellektuelle Leistungsfähigkeiten aufwiesen. Studien, die die Wirksamkeit von Elterntrainings für Kinder und Jugendliche mit besseren intellektuellen und psychosozialen Funktionen prüfen, sind rar, obwohl eine klinische und ökonomische Bedeutsamkeit der elterlichen Rolle als Kotherapeut ausreichend dokumentiert ist (Howlin 2000; National Initiative for Autism 2003).

Darüber hinaus gibt es keine Studien bezüglich der Wirksamkeit von weniger intensiven Behandlungsmaßnahmen für Kinder und Jugendliche mit High-functioning-Autismus oder Asperger-Syndrom. Dies ist jedoch ein wichtiger Punkt, wenn man die steigende Rate von Kindern und Jugendlichen berücksichtigt, die die Diagnose einer Autismus-Spektrum-Störung erhalten. McConachie und Diggle (2007) beschreiben in einer Übersichtsarbeit kontrollierte Studien zu Frühinterventionen mit sehr jungen Kindern mit Autismus, in denen Eltern systematisch durch Elterntrainings mit niedriger Intensität (bis zu 20 Sitzungen) involviert wurden. Die Autoren schlussfolgern ausgehend von der kleinen Anzahl von Studien, dass Elterntrainings wirksam sind hinsichtlich der sozialen Kommu-

nikation des Kindes sowie der Eltern-Kind-Beziehung. Elterntrainings können darüber hinaus zur Verminderung von mütterlichen depressiven Symptomen führen (Bristol et al. 1993). Sofronoff et al. (2004) führten eine Studie mit Kindern mit Asperger-Syndrom im frühen Alter durch und fanden eine gute Wirksamkeit für Elterntrainings. Aman et al. (2009) fanden, dass die Anwendung einer Psychopharmakotherapie plus Elterntraining effektiver ist als die Anwendung einer Psychopharmakotherapie allein, um ernsthafte Verhaltensstörungen bei Autismus zu reduzieren. In Deutschland wurde lediglich eine nicht kontrollierte Pilotstudie an 23 Kindern und deren Eltern durchgeführt (Probst 2003; Süss-Burghart 1994).

6.3 Psychotherapie

6.3.1 Verhaltenstherapeutische Ansätze

Die Verhaltenstherapie sowie lerntheoretisch begründete Behandlungsansätze sind in der Behandlung von Kindern und Jugendlichen mit frühkindlichem Autismus hinsichtlich der Wirksamkeit am besten evaluiert. Diesen Behandlungsansätzen sind Begriffe zuzuordnen wie **respondentes, operantes** und **soziales Lernen** sowie das Konzept der **Selbstkontrolle** (Steinhausen u. von Aster 1999).

Für diese der Lerntherapie entstammenden Methoden sind die Grundsätze der Verhaltenstherapie zugrunde zu legen, wie das S-O-R-K-C-Modell (Stimulus – Organismusbedingungen – Reaktion des Individuums – Kontingenzverhältnis – Konsequenz des Verhaltens).

Die verhaltenstherapeutische Behandlung bei frühkindlichem Autismus umfasst ebenfalls grundsätzlich eine **Verhaltensanalyse** sowie eine **Verhaltensbeobachtung**, aufgrund derer sich entsprechende individuelle therapeutische Maßnahmen entwickeln.

Verhaltensanalyse

Die Verhaltensanalyse wird durchgeführt mit den Eltern oder auch mit Bezugspersonen in Kindergarten oder Schule. Schwerpunkt der Verhaltensanalyse ist die Erhebung des aktuellen Entwicklungsstandes hinsichtlich z. B. der Sprachfähigkeiten, der sozialen Interaktion, insbesondere mit Gleichaltrigen, des Spielverhaltens, des Kommunikationsverhaltens sowie des evtl. auftretenden stereotypen und repetitiven Verhaltens. Neben dem Problemverhalten, das abgewendet werden soll, dient die Verhaltensanalyse jedoch auch dazu, individuelle Stärken zu analysieren. Basierend auf dem S-O-R-K-C-Modell wird erfragt, welche Verhaltensweisen das Kind bzw. der Jugendliche zeigt, wie häufig und in welchen Situationen das Verhalten auftritt, was dazu führt, dass die Verhaltensweisen deutlicher gezeigt werden oder seltener auftreten und welche Konsequenzen dazu führen, dass diese Verhaltensweisen nicht gezeigt werden oder häufiger auftreten (► Übersicht).

Beispiel S-O-R-K-C-Störungsmodell	
Stimulus:	Kontakt mit Geschwistern
Organismusbedingungen:	Keine speziellen
Reaktion des Individuums:	Impulsives Verhalten
Kontingenzverhältnis:	Unkontrollierte Kontaktaufnahme durch Geschwister
Konsequenz des Verhaltens:	Klare Absprachen, wann Kontakt durch Geschwister aufgenommen werden soll

Verhaltensbeobachtung

Neben der Verhaltensanalyse ist die Verhaltensbeobachtung elementar. Die im Rahmen der Verhaltensanalyse erhobenen Verhaltensweisen werden im täglichen Verhalten abgeglichen. Diese Verhaltensbeobachtung kann auch mit Hilfe einer Videoaufnahme festgehalten werden.

> Es ist wichtig, eine Hierarchie von den als schwierig erlebten Verhaltensweisen zu erstellen und nur die zu behandeln, die als besonders einschränkend erlebt oder als ausreichend gut behandelbar beurteilt werden. So werden zum einen Familien und deren Kinder nicht überfordert, aber auch Misserfolge und damit eine Reduktion der Therapiemotivation verhindert.

Grundsätzlich muss immer erwogen werden, ob die Verhaltensweisen die Alltagsfunktionalität bedeutsam einschränken, also ob sich der therapeutische Einsatz lohnt und ob aufgrund von Erfahrungswerten aus Sicht der Eltern eine Verbesserung der beschriebenen Verhaltensweisen besteht.

Operantes Lernen

Verhaltenstherapeutische Interventionen umfassen Methoden des operanten Lernens (s. auch ► Neurofeedbacktraining bei Autismus). Hierfür werden verschiedene Methoden der »Verstärkung« eingesetzt:

- Einsatz positiver Verstärker (Belohnung von Zielverhalten),
- Entzug positiver Verstärker (Löschung von bestimmten Verhaltensweisen),
- Einsatz negativer Verstärker (direkte Bestrafung),
- Entfernung negativer Verstärker (indirekte Verstärkung).

Bei dem Einsatz eines bestimmten Sonderinteresses als positiver Verstärker muss eine gewisse Kontrolle über die Beschäftigung vorhanden sein. Beim Einsatz negativer Verstärker muss darauf geachtet werden, dass diese von der betroffenen Person nicht als zu aversiv erlebt werden, da dies aggressives oder vermeidendes Verhalten fördert.

Die folgenden Interventionen sind den positiven Verstärkungsmethoden zuzuordnen.

Neurofeedbacktraining bei Autismus

Neurofeedback ist ein verhaltenstherapeutisch fundiertes Verfahren, das über die gelernte Modifikation von EEG-Parametern eine Verbesserung psychopathologischer Symptome und neuropsychologischer Dysfunktionen anstrebt. Insbesondere für die Behandlung der Aufmerksamkeitsdefizit-/Hyperaktivitätsstörung (ADHS) konnte in den vergangenen Jahren in verschiedenen Studien eine Evidenzbasis für die Methode aufgezeigt werden. Neurofeedback beruht auf dem verhaltenstherapeutischen Prinzip des operanten Konditionierens. Während angenehme und leicht verständliche Rückmeldesignale verstärkt werden, wird die EEG-Aktivität bei gleichzeitiger Unterdrückung ohne gewünschte Aktivität durch die Darbietung angenehmer Reize verstärkt. Bisherige Studien belegen die Effekte von Neurofeedback auf autistische Symptome (sozialer Kontakt, Imitationsfähigkeit) (Cowan u. Markan 1994; Jarosiewcz 2002; Pineda et al. 2008). Allerdings zeigen die durchgeführten Studien zahlreiche methodische Mängel: die diagnostischen Kriterien waren uneinheitlich, die Stichproben klein, und es gab keine oder unzureichende Kontrollgruppen und uneinheitliche oder nicht validierte Veränderungsmaßnahmen. Unklar ist des Weiteren, ob es sich bei den berichteten Effekten vielfach eher um eine Besserung komorbider ADHS-Symptome handelt als um eine Änderung der autistischen Kernsymptomatik. Da in keiner der Publikationen eine komorbide ADHS-Symptomatik bei der diagnostischen Einordnung der jeweiligen Stichproben erfasst wurde, ist dies nicht eindeutig zu interpretieren.

Diskretes Lernformat Das diskrete Lernformat (Handlungssequenzen, Handlungsverkettung, Shaping, Diskriminationslernen und Generalisierung) wurde von Lovaas im Zusammenhang mit der intensiven Frühförderung von ca. 3–4 Jahre alten Kindern mit Autismus entwickelt (Lovaas u. Smith 1989). Handlungen werden in kleine **Handlungssequenzen** zerlegt und beginnen stets mit einer bestimmten Anweisung oder Aufgabe, dem so genannten diskriminierenden Stimulus. Wird eine Aufgabe richtig gelöst, wird sie sofort positiv verstärkt. Bei fehlerhafter Lösung wird sofort das richtige Verhalten über bestimmte Hilfestellungen (»Prompts«) gezeigt. Ziel ist es, Prompts im Verlauf zurückzunehmen.

Komplexe Handlungen werden miteinander verkettet (**Handlungsverkettung** oder **Chaining**). Beim **Shaping** wird zunächst auch nur die Annäherung an das erwünschte Verhalten, also der Aufbau bestimmter Verhaltensweisen verstärkt. Das **Diskriminationslernen** soll dazu führen, dass auf ähnliche Reize unterschiedlich reagiert werden kann. Die **Generalisierung** bedeutet abschließend, dass ein bestimmtes Verhalten auch in anderen Situationen als nur den gelernten auftritt.

Präzisionslernen Beim Präzisionslernen werden sehr kleine Handlungsschritte innerhalb einer Minute durchgeführt und mehrmals am Tag geübt.

Zufälliges Unterrichten (»Incidental Teaching«) Der Ansatz des zufälligen Lernens wurde von Hart und Risley (1975) eingeführt und wird von anderen Autoren auch Milieutherapie genannt. In natürlich auftretenden Situationen werden Gelegenheiten geschaffen, um nonverbale oder verbale Strategien anzuwenden und zu üben.

Natürliches Lernformat und Training von Schlüsselverhaltensweisen Dieser Ansatz entwickelte sich aus der Sprachtherapie und wurde von Koegel et al. 2001 unter dem Stichwort »Training von Schlüsselverhaltensweisen« weiter entwickelt. Dem Ansatz liegt zugrunde, dass Kinder mit Autismus eigene Motivation entwickeln sollen, um unter Anwendung von wiederholt auftretenden natürlichen Stimuli und natürlichen Verstärkern komplexe soziale Verhaltensweisen zu erlernen. Dabei wird Vermeidungsverhalten reduziert. Folgende Schlüsselverhaltensweisen werden als besonders relevant für eine erfolgreiche Behandlung angesehen: Eigene Auswahl von Spielsachen, Variieren der Aufgabenstellungen, positive Verstärkung schon bei leichten Erfolgen, Verwendung von natürlichen und unmittelbaren Verstärkern, Einsatz multipler Hinweisreize, Entwicklung eigener Verhaltensregulation und Entwicklung von Autonomie durch Selbstbelohnung.

Gebärdensprache

25–50% aller Personen mit frühkindlichem Autismus entwickeln keine
bzw. nur Ansätze einer produktiven
Sprache (Volkmar et al. 2004). Dieser Schwierigkeit kann durch alternative Kommunikationssysteme
begegnet werden. Dazu ist auch
die Gebärdensprache zu zählen.
Allerdings zeigen Betroffene mit
frühkindlichem Autismus Schwierigkeiten in der Anwendung der
Gebärdensprache, da sie zusätzlich
Schwierigkeiten bei der Imitation
von Bewegungen sowie grob- und
feinmotorische Schwierigkeiten
aufweisen. Matson et al. (1996) beschreiben jedoch, dass manche Personen mit frühkindlichem Autismus
eine einfache Art von Gebärdensprache erwerben und sich damit
auch verständigen können. Die
Schwierigkeitsstufe der Gebärdensprache muss in diesem Fall an die
allgemein-kognitiven Fähigkeiten
der Person angepasst werden.

**Entzug positiver und Einsatz negativer Verstär-
ker** Reichen positive Verstärker nicht aus (oftmals
bei aggressiven, autoaggressiven sowie stereotypen
Verhaltensweisen) kommt die Verwendung der
Methode des Entzugs von positiven Verstärkern
oder der Einsatz negativer Verstärkung in Betracht.
Es können folgende Methoden eingesetzt werden:
Ablenken, Ignorieren, Korrektur, unterschiedliche
Time-out-Maßnahmen, Verstärkung von alternativen Verhaltensweisen, die mit dem Problemverhalten unvereinbar sind.

6.3.2 Sprachaufbau und Kommunikationstraining

Im Rahmen verhaltenstherapeutischer Maßnahmen können gezielt Trainings für die Entwicklung
von Kommunikation stattfinden (▶ Gebärdensprache). Dazu zählt nicht nur das Erlernen von
Sprache selbst, sondern auch das Herstellen von
gemeinsamer Aufmerksamkeit, Aufnehmen von
Blickkontakt, die Orientierung an sozialen Regeln
sowie nonverbale kommunikative Imitation. Genutzt werden können hierfür das diskrete Lernformat, Training von Schlüsselverhaltensweisen, das
zufällige Unterrichten sowie die Milieutherapie.
Ein Übersichtsartikel von Goldstein (2002) fasst
60 Studien zusammen. Der Autor schlussfolgert,
dass Ansätze, die die Verwendung von Sprache
in Alltagssituationen einbetten, zu einer besseren
Generalisierung und der Anwendung von Sprache
führen. In Bezug auf spezifische Methoden des
Sprachaufbaus und des Kommunikationstrainings

liegen jedoch kaum Angaben zur besten zeitlichen
Intensität und Dauer der Therapien vor.

6.4 Spezifische Therapieprogramme

6.4.1 Interventionsprogramm nach Lovaas (Angewandte Verhaltensanalyse, ABA)

Im Jahre 1981 entwickelte Lovaas das erste manuali-
sierte Programm zur Frühförderung von Kindern
mit Autismus, das auf dem diskreten Lernformat
bei sehr jungen Kindern ab dem Alter von 2;5 Jahren basiert (Angewandte Verhaltensanalyse, engl.
»Applied Behavior Analysis«, ABA). Die Dauer
des Programms umfasst 3 Jahre. Während dieser
Zeit wird mit den Kindern und den Eltern über 40
oder mehr Stunden pro Woche in einer 1:1-Situa-
tion zwischen dem Erwachsenen und dem Kind ge-
arbeitet. Im Verlauf der Therapie werden die therapeutischen Einheiten zunächst in einer Einrichtung
durchgeführt, dann jedoch mehr und mehr von den
Eltern oder Therapeuten zu Hause übernommen.
Die Eltern beteiligen sich selbst als Kotherapeuten
5–10 Stunden pro Woche an dem Programm. Im
ersten Jahr wird die Selbststimulation reduziert sowie imitatives Antworten und funktionelles Spiel
geübt. Im zweiten Jahr wird die expressive und
abstrakte Sprache geübt sowie soziale Fertigkeiten
und der Umgang mit Gleichaltrigen. Im dritten
Jahr werden Emotionserkennung sowie Ausdruck
und Fähigkeiten für schulisches Lernen trainiert.
Zur Überprüfung der Wirksamkeit des Programms
wurde eine kontrollierte, jedoch nicht randomi-

sierte Langzeitstudie durchgeführt. In dieser Studie wurden insgesamt 40 Kinder mit der Diagnose Autismus aufgenommen. Die Studie wurde aus vielen Gründen kritisiert und ihre Ergebnisse infrage gestellt (Gresham u. McMillan 1998; Schopler et al. 1989). Bisher sind solche Studien nur mit sehr kleinen Stichproben und ohne Kontrollgruppendesign durchgeführt worden. Zusammenfassend könnten Vergleichsstudien zeigen, dass die frühe intensive Verhaltenstherapie insbesondere bei jüngeren Kindern mit Autismus im Alter zwischen 2 und 4 Jahren mit einem IQ >50 zu deutlichen Fortschritten führt, insbesondere bezüglich des IQ der rezeptiven sprachlichen Fähigkeiten und des adaptiven Verhaltens. Allerdings wird die autistische Kernsymptomatik durch diese intensive Form der Therapie weniger stark beeinflusst. Ausreichend ist eine Frequenz von ca. 20–25 Stunden pro Woche. Bei Kindern mit geistiger Behinderung ist diese Therapieform nicht zu empfehlen.

6.4.2 Hochfrequente Trainingsprogramme

Hochfrequente Elterntrainingsprogramme zielen darauf ab, autistische Kinder so früh wie möglich zu behandeln. Solche Elterntrainingsprogramme müssen die Weiterbildung von Eltern über die Ursachen der autistischen Störung sowie grundlegende Kenntnisse über besondere Verhaltensmerkmale der autistischen Kinder umfassen. Des Weiteren beinhalten sie verhaltenstherapeutische Trainings, die die Eltern in Grundlagen der Lerntherapie sowie autismusbezogener Verhaltenstherapie unterrichten. Außerdem sollen diese eine Professionalisierung der Eltern beinhalten, die Eltern zu Kotherapeuten macht. Dies erhöht die Selbstwirksamkeit der elterlichen Verhaltensweisen und reduziert die Stressbelastung, was wiederum zu einer positiven Eltern-Kind-Beziehung führt.

Darüber hinaus müssen Elterntrainings Programme über den Aufbau entwicklungsfördernder Interaktionen beinhalten, damit Eltern die besonderen Signale ihres Kindes verstehen und adäquat auf diese reagieren können.

Neben der Anwendung von Methoden des operanten Konditionierens in der Therapie autisti-

scher Kinder, die eine gute Wirksamkeit selbst bei schwer gestörten autistischen Kindern aufwiesen, verspricht auch die Durchführung verhaltenstherapeutischer Elterntrainings Erfolg. Es konnte gezeigt werden, dass Lernerfolge bestehen bleiben und ausgebaut werden können, wenn die Eltern ein verhaltenstherapeutisches Elterntraining erhalten und in die Programme eingearbeitet werden. Beispielhaft hierfür ist das »Early Autism Project«, das Anfang der 1970er Jahre von O. I. Lovaas an der Universität Los Angeles als erstes frühes Interventionsprojekt für autistische Kinder (bis 4 Jahre) entwickelt wurde. Die Therapieintensität umfasst 40 Stunden Therapie in der Woche in einer 1:1-Lernsituation. Alle Therapeuten, Kotherapeuten und die Eltern erhielten vor Beginn ein intensives verhaltenstherapeutisches Training. Die Förderung fand im Haus der Eltern statt. Das therapeutische Manual umfasste Inhalte wie Imitation, Sprachverständnis, expressive Sprache, soziales Spielverhalten, Selbstständigkeit, Grammatik, kognitive Funktionen, Emotionen, Lesen, Schreiben, Rechnen, Abbau von Verhaltensproblemen. Bei 50% der Kinder wurde ein normales Funktionsniveau erreicht. Allerdings wird seither eine andere Debatte geführt, ob die Lovaas-Studie methodisch alle wissenschaftlichen Anforderungen an Langzeitstudien erfüllt (Gresham u. MacMillan 1994).

6.4.3 TEACCH

Das Programm TEACCH (»Treatment and Education of Autistic and related Communication Handicapped Children«) stützt sich auf die visuell-räumlichen Fähigkeiten von Menschen mit frühkindlichem Autismus sowie das besondere Interesse für die Struktur von Abläufen oder auch Sonderinteressen selbst. Letztere werden zum zentralen Punkt der Förderung gemacht. TEACCH wird häufig in Deutschland eingesetzt und versteht sich eher als ein besonderer pädagogischer Ansatz, der strukturiert Übungen über Visualisierung ermöglichen soll. Dies geschieht durch spezifische Pläne, farbliche Kennzeichnung von Gegenständen, Zeitmesser sowie Visualisierung von Handlungsabläufen. Die Aufgabenstellungen sind nicht so strukturiert vorgegeben wie in anderen verhaltenstherapeutischen

Programmen. Das Programm wurde ursprünglich als ein Programm für Eltern entwickelt.

TEACCH behandelt gezielt einzelne defizitäre Verhaltensweisen im Unterschied zu ABA, das systematisch unterschiedliche Stufen defizitären Verhaltens behandelt.

Im Rahmen von TEACCH wurde eine eigene Diagnostik zur Überprüfung der Förderentwicklung etabliert, das »Psychoeducational Profile – Revised« (PEP-R) und das »Adolescent and Adult Psychoeducational Profile« (AAPEP) (Schopler et al. 2004; Mesibov et al. 2000) (▶ Abschn. 4.4.4).

Es liegen Fallstudien vor, die nach Durchführung des Programms eine Reduktion von aggressivem Verhalten und einen besseren Umgang mit schwierigen Verhaltensweisen des Kindes durch die Eltern beschreiben. Darüber hinaus existieren zwei kontrollierte nichtrandomisierte Studien für die Altersgruppen 2–6 Jahre, 16–28 Jahre sowie 6–10 Jahre. Die Ergebnisse dieser Studien zeigen positive Effekte. Die Personen verfügen nach Durchführung des Programms über eine bessere Strukturierung des Alltags sowie eine höhere Zufriedenheit mit dem Alltag. Die kognitiven Fähigkeiten verbesserten sich jedoch nicht (Panerai et al. 2002; Ozonoff u. Cathcart 1998; Van Bourgondien et al. 2003).

6.4.4 PECS

Das »Picture Exchange Communication System« (PECS) wurde 1994 von Lori A. Frost entwickelt und ist eine Methode zur Kommunikation mit Bildkarten für Kinder mit frühkindlichem Autismus (Frost u. Bondy 2004). Dieses System wurde als Alternative zum Erlernen von Gebärdensprache bei Personen mit Autismus eingeführt, da bekannt ist, dass diese gute visuelle Fähigkeiten besitzen und so leichter lernen können. Die Bilder werden darüber hinaus von fremden Personen schneller verstanden. PECS basiert auf der angewandten Verhaltensanalyse und dem diskreten Lernformat. PECS soll Menschen mit frühkindlichem Autismus helfen, sich mit Hilfe eines Bildkartensystems verständlich zu machen, Kommunikationen im sozialen Kontext zu sehen und zu praktizieren.

Die Kommunikationsübung beginnt mit einer physischen Annäherung an den Gesprächspartner und baut, wenn möglich, das Sprechen auf. Der Betroffene soll ohne Training andere Elemente der sozialen Interaktion, wie Blickkontakt oder Imitation, direkt trainieren, einen Wunsch mit einer Bildkarte zu äußern.

In mehreren Phasen lernt das Kind mit Hilfe von zunächst zwei Trainern (Therapeuten, Erziehern, Eltern, Lehrern etc.), eine Karte, welche einen begehrten Gegenstand, z. B. Süßigkeiten, Spielzeug, oder eine Aktivität wie Schaukeln, an seinen Gesprächspartner zu übergeben. Dieser reagiert sofort darauf, in dem er dem Kind das gewünschte Objekt, beispielsweise die Schokolade, gibt (Phase 1). Das Kind macht somit die Erfahrung, dass es verstanden und sein Bedürfnis erfüllt wird, wenn es auf jemanden zugeht. Sprache wird dabei von dem Therapeuten nicht eingefordert, soll aber durch diese Methode angeregt werden. Der Austausch der Bildkarten wird dem betroffenen Kind bzw. Jugendlichen unter Hilfestellung (Prompt) beigebracht. Diese Hilfestellungen werden immer mehr zurückgenommen. Anschließend soll das Kind lernen, selbstständig an seinen Bildordner zu gehen, ein Bild zu wählen und zu verschiedenen erwachsenen Personen zu gehen (Phase 2). Auch dies wird durch Hilfestellungen unterstützt, die dann reduziert werden. Darüber hinaus soll die Unterscheidung von Bildern trainiert werden (Phase 3). In der 4. Phase wird mit den Betroffenen geübt, Sätze zusammenzustellen. Auch hierfür werden verbale Hilfestellungen zunächst gegeben, die dann graduell entfernt werden. Es werden nun komplexere Satzstrukturen eingeübt. Es werden »ich möchte«, »ich höre« oder ähnliche Bildkarten eingeführt sowie Karten für Mengen, Präpositionen, Farben und Größen. Das Kind kann ganze Sätze auf der Vorderseite eines Buches ankletten, wie beispielsweise 3 Karten für: ich möchte, blau, Buntstift. Nicht alle Kinder haben jedoch die Möglichkeit, die 4. Phase zu verstehen und umzusetzen und bleiben so bei der Kommunikation mit allen kleinen Bildern stehen.

Die Textmethode hat den Vorteil, dass die Kinder nicht abhängig von der verbalen Aufforderung des Gegenübers sind, sondern lernen, sich selbstständig zu äußern und auf andere zuzugehen.

Fallstudien konnten zeigen, dass sich durch das Training die nonverbale Kommunikation verbessert hat (Ganz u. Simpson 2004). In einer weiteren randomisierten und kontrollierten Studie konnten Howlin et al. (2007) den Einsatz von PECS über 7 Monate im Unterricht bei Grundschulkindern untersuchen. In keiner der beiden Gruppen nahm die Lautsprache zu, allerdings konnte gezeigt werden, dass eine Supervision des Unterrichts zu einem höheren Einsatz der Bildkarten durch die betroffenen Kinder führte.

6.4.5 Training sozialer Fertigkeiten (Social Stories)

Insbesondere bei Kindern und Jugendlichen mit einem High-functioning-Autismus ist neben der Förderung von Sprache und Kommunikation der Bereich der sozialen Interaktion von zentraler Bedeutung. Im Rahmen basaler verhaltenstherapeutischer Maßnahmen bzw. Programme werden gezielt auch Fähigkeiten der sozialen Interaktion geübt. Bei älteren Kindern können spezifische Programme zum Training sozialer Fertigkeiten eingesetzt werden, wie beispielsweise die Anwendung der »Social Stories« oder auch Training im Rahmen eines gruppentherapeutischen Ansatzes (▶ Abschn. 6.4.4).

Carol Gray entwickelte die Technik der sozialen Geschichte für Menschen mit Autismus im Jahre 1991. Es werden darin Situationen, Verhaltenszusammenhänge sowie soziale Hinweise beschrieben und Möglichkeiten aufgezeigt, sich adäquat, also in sozial erwarteter Weise, zu verhalten.

Eine Social Story beschreibt eine soziale Situation in Form einer kurzen sozialen Geschichte, so dass dem Kind deren Regeln, der Ablauf und die Anforderung an das eigene Verhalten verständlich werden. Carol Gray entwickelte die sozialen Geschichten insbesondere für Kinder mit geistiger Behinderung, sie können jedoch auch für Betroffene mit hochfunktionalem Autismus eingesetzt werden. Allerdings fehlen aktuell wissenschaftliche Ergebnisse hinsichtlich der allgemeinen Effektivität der sozialen Geschichten.

6.4.6 Gruppentherapeutische Ansätze (SOKO, Kontakt)

Insbesondere für Menschen mit High-functioning-Autismus stellen Gruppenangebote zur Förderung sozialer Kompetenzen eine adäquate Therapiemethode dar. Für das Kindes- und auch Erwachsenenalter steht hier das »SOKO Autismus« zur Verfügung (Häußler et al. 2008). Das Programm basiert auf der TEACCH-Methode, ist nicht standardisiert, sondern ergibt verschiedene Alternativen zur Gestaltung von Situationen mittels bestimmter sozialer Erfahrungen bzw. kommunikativer Strategien. Die Ziele des Programms sind die Förderung der sozialen Interaktion, das Erlernen von sozialen Regeln, die Förderung von Aufmerksamkeit und Kommunikation sowie das Erleben positiver sozialer Erfahrungen. Behandlungsstrategien umfassen die individuelle Strukturierung der Gruppensituation sowie das Einüben von Routinen. Es werden kognitive und verhaltenstherapeutische Methoden mit handlungsorientiertem Schwerpunkt und Orientierung an individuellen Themen und Spezialinteressen der Teilnehmer genutzt. Praktisch werden gemeinsame Spiele, gemeinsame Mahlzeiten, Gruppengespräche, Übungen in Kleingruppen sowie gemeinsame Ausflüge angewendet.

Ein weiteres Manual zum Training sozialer Kompetenzen in der Gruppe ist das Programm »Kontakt« (Herbrecht et al. 2008). Dieses Therapiemanual wurde spezifisch für Kinder und Jugendliche mit autistischen Störungen entwickelt. Es ist verhaltenstherapeutisch und spielerisch ausgerichtet und übt direkt imitatives, kommunikatives und soziales Interaktionsverhalten in realen Gruppensituationen mit Gleichaltrigen ein. Grundlegende soziale Fertigkeiten wie Aufnahme von Blickkontakt, Begrüßung, Verabschiedung, nonverbale Kommunikation, Zuhören und Höflichkeit werden erarbeitet innerhalb der Gruppe, aber auch in Situationen außerhalb der Gruppe wie beispielsweise in einem Geschäft. Darüber hinaus werden spezifische neuropsychologische Aspekte der Theory of Mind und der Emotionserkennung trainiert. Allerdings ist für diese Aspekte ein Generalisierungseffekt außerhalb der Gruppe nicht zu beschreiben.

Eine Übersichtsarbeit von Williams und Mitarbeitern (2007) zur Gruppentherapie bei durch-

◻ Tab. 6.2 Bevorzugte Anwendbarkeit von Therapiebausteinen bei Low- bzw. High-functioning-Autismus und Evidenzgrad

Therapieansatz	LFA	HFA	Evidenzgrad
Verhaltenstherapie und lerntheoretische begründete pädagogische Therapieansätze	x	x	IV
ABA	x	x	I
Training sozialer Fertigkeiten		x	IV
Gruppentherapie		x	IV
TEACCH	x	x	II
PECS	x	x	II
Elterntrainingsprogramme	x	x	IV

LFA Low-functioning-Autismus; *HFA* High-functioning-Autismus.

schnittlich begabten Kindern sowohl mit Asperger-Syndrom als auch mit High-functioning-Autismus beschreibt folgende Punkte als wesentlich hinsichtlich der Effektivität eines gruppentherapeutischen Programms: Förderung der sozialen Motivation, Zunahme der aktiven Aufnahme von Sozialkontakten, Verbesserung der sozialen Reaktion, Abnahme von Störungen im Verhalten sowie Unterstützung der Generalisation von sozialen Fähigkeiten auf andere Situationen. In diesem Zusammenhang ist therapeutisch darauf zu achten, dass für das Üben sozialer Fertigkeiten die sozialen Zusammenhänge variiert werden und die Fertigkeiten in möglichst unterschiedlichen Kontexten innerhalb der Gruppe, mit Gleichaltrigen, Eltern, aber auch in anderen Situationen des Alltags geübt werden.

6.4.7 STEP

Das Programm STEP (»Strukturiertes Training und erfahrungsorientiertes Programm«, Bernard-Opitz 2005) wurde als Elterntrainingsprogramm entwickelt. Jedoch müssen die Eltern durch ausgebildete Verhaltenstherapeuten angeleitet werden. Der STEP-Ansatz umfasst verhaltenstherapeutische Ansätze des diskreten Lernformats, das Präzisionslernen, erfahrungs- und spielorientierte Ansätze sowie Elemente des TEACCH. Für die Eltern finden sich Übungen für die Bereiche gemeinsame Aufmerksamkeit und Blickkontakt, Zuordnen, Imi-

tation, Sprachverständnis, aktive Kommunikation, erweiterte Kommunikation, Spiel- und Sozialverhalten sowie Selbstversorgung und Selbstständigkeit. Das Buch richtet sich überwiegend an Kinder im Vorschul- oder Grundschulalter. Bisher liegt eine Fallstudie zur Evaluation des Programms vor.

◻ Tab. 6.2 gibt einen Überblick über die Anwendbarkeit der verschiedenen Therapieprogramme bei Low- und High-functioning-Autismus.

6.5 Pharmakotherapie

Grundsätzlich ist zu beachten, dass derzeit kein Medikament spezifisch und offiziell zur Behandlung des frühkindlichen Autismus zugelassen ist. Alle psychopharmakologischen Behandlungen, inklusive der Behandlung mit Psychostimulanzien ab dem 6. Lebensjahr, sind als individuelle Heilversuche anzusehen. Im Unterschied zu den USA wird in Deutschland nur ein kleiner Teil der Menschen mit frühkindlichem Autismus psychopharmakologisch behandelt (USA: Gesamt: 45,7% [teilweise Mehrfachkombinationen]; Antiepileptika: 53,1%; Antidepressiva: 21,7%; Antipsychotika: 16,8%; Psychostimulanzien: 13,9% – Deutschland: Gesamt: 15%; Antidepressiva: 1%; Antipsychotika: 11%; Psychostimulanzien: 3,5%; Langworthy-Lam et al. 2002; Bundschuh et al. 2007). In der amerikanischen Studie war die Behandlung mit psychotropen Substanzen unmittelbar mit dem Schweregrad der autistischen Störung, intellektueller Fähigkeit und psychosozialen Umständen wie beengten Wohnverhältnissen assoziiert.

> Die Kernsymptomatik des frühkindlichen Autismus kann psychopharmakologisch nicht behandelt werden. Lediglich auftretende komorbide Symptome können verbessert werden.

Eine psychopharmakologische Behandlung eines Kindes mit frühkindlichem Autismus stellt immer einen **individuellen Heilversuch** dar. Darüber müssen die Eltern des betroffenen Kindes aufgeklärt werden! Eine Ausnahme bildet die gezielte Behandlung von psychomotorischer Unruhe, Impulskontrollstörungen und (Auto-)Aggressivität mit dem atypischen Neuroleptikum Risperidon, das für Kinder ab 5 Jahren mit zusätzlicher Intelligenzminderung zugelassen ist.

» Der Begriff des Heilversuchs … stammt aus dem Bereich des ärztlichen Berufsrechts und betrifft grundsätzlich eine Einzelfallbehandlung, die auf einer plausiblen Hypothese basiert und bei der gerade durch Verlassen der ärztlichen Standardtherapie einem einzelnen Patienten geholfen werden soll. Wird mit der Behandlung eine Veränderung des ärztlichen Standards, die Begründung eines neuen ärztlichen Standards oder eine Hypothesengenerierung im Hinblick auf das Arzneimittel bezweckt oder werden derartige Erkenntnisse nicht nur bei Gelegenheit der Therapie gewonnen, handelt es sich nicht mehr um einen Heilversuch, sondern um eine klinische Prüfung. (Abschlussbericht der Bund-Länder-Arbeitsgruppe »Somatische Gentherapie«, Stand: Mai 1997, Bundesanzeiger Nr. 80a vom 29.04.1998, S. 40) «

Ein individueller Heilversuch stellt also im medizinrechtlichen Sinne eine medizinische Therapie dar, die der Arzt außerhalb der anerkannten Standards, also des »State of the Art« oder »lege artis« mit dem vollen Risiko für sich und den Patienten leitet. Ein solcher individueller Heilversuch ist nur möglich, wenn der Arzt den Patienten über das Risiko aufklärt, trotzdem eine positive Nutzen-Risiko-Analyse machbar ist und ein einsichtsfähiger

Patient einem solchen individuellen Heilversuch zugestimmt hat.

6.5.1 Grundsätzliche Überlegungen zur Pharmakotherapie

Grundsätzlich sollte zunächst die Symptomatik, die behandelt werden soll, klar mit den Eltern abgestimmt und Alternativen zur psychopharmakologischen Medikation diskutiert werden. Eine Medikation sollte durchgeführt werden, wenn:
1. andere Behandlungsoptionen als nicht ausreichend wirksam erscheinen,
2. die Alltagsfunktionen des Patienten eingeschränkt sind,
3. die Eltern vom Nutzen der Medikation überzeugt sind.

Den Eltern muss klar vermittelt werden, welche Schwierigkeiten des betroffenen Kindes mit dem Medikament behandelt werden sollen. Außerdem muss eine ausführliche Aufklärung über Wirkungen und Nebenwirkungen erfolgen, die schriftlich festgehalten werden sollte. Es sollte insbesondere auf häufige Nebenwirkungen (► Tab. 6.4) hingewiesen werden.

> **Tipps**
>
> Es ist empfehlenswert, zunächst und so lange wie möglich mit einer Monotherapie zu behandeln.

Es sollte eine langsame Erhöhung der Dosierung durchgeführt werden. Die abschließende Gesamtdosis sollte jedoch nicht zu zögerlich dosiert gewählt werden. Einem zu frühen Absetzen durch die Eltern kann so vorgebeugt werden.

Die in ◘ Tab. 6.3 genannten komorbiden kinder- und jugendpsychiatrischen Störungen (► Kap. 5) können durch eine psychopharmakologische Behandlung beeinflusst werden (► auch Behandlung von Schlafstörungen). In ◘ Tab. 6.4 sind die eingesetzten Medikamente mit ihren empfohlenen Dosierungen und Nebenwirkungen aufgelistet.

�‣ Tab. 6.3 Durch Medikation beeinflussbare komorbide Störungen

Komorbide Symptomatik	Medikament
Hyperaktivität	Psychostimulanzien (Methylphenidat, Amphetamin) Atomoxetin Atypische Neuroleptika (Risperidon, Olanzapin, Quetiapin, Aripripazol) Pipamperon
Unaufmerksamkeit	Psychostimulanzien (Methylphenidat, Amphetamin) Atomoxetin
Impulsivität	Psychostimulanzien (Methylphenidat, Amphetamin) Atomoxetin Atypische Neuroleptika (Risperidon, Olanzapin, Quetiapin, Aripripazol)
Verbale und körperliche Aggressivität	Psychostimulanzien (Methylphenidat, Amphetamin) Atomoxetin Atypische Neuroleptika (Risperidon, Olanzapin, Quetiapin, Aripripazol)
Autoaggression	Atypische Neuroleptika (Risperidon, Olanzapin, Quetiapin, Aripripazol)
Rigides, repetitives und stereotypes Verhalten	Atypische Neuroleptika (Risperidon, Olanzapin, Quetiapin, Aripripazol)
Zwänge	*Antidepressiva* SSRI (Fluoxetin, Fluvoxamin, Citalopram, Escitalopram, Paroxetin, Sertralin) Trizyklische Antidepressiva (Imipramin, Clomipramin)
Depression	*Antidepressiva* SSRI (Fluoxetin, Fluvoxamin, Citalopram, Escitalopram, Paroxetin, Sertralin)
Angst	*Antidepressiva* SSRI (Fluoxetin, Fluvoxamin, Citalopram, Escitalopram, Paroxetin, Sertralin) Trizyklische Antidepressiva (Imipramin, Clomipramin)
Schlafstörungen	Trizyklische Antidepressiva (Imipramin, Clomipramin)

SSRI Selektiver Serotoninwiederaufnahmehemmer.

> Die mittlerweile häufig eingesetzte Kombination von Psychostimulanzien und atypischen Neuroleptika ist häufig wirksam, aber nicht evaluiert.

Aus Gründen der Vollständigkeit soll an dieser Stelle darauf hingewiesen werden, dass in diesem Buch nicht auf antiepileptische medikamentöse Behandlungsmöglichkeiten eingegangen wird. Hierfür müssen Werke der Neuropädiatrie o. Ä. herangezogen werden.

6.5.2 Besonderheiten der Pharmakotherapie psychischer Störungen bei Kindern und Jugendlichen mit geistiger Behinderung

Da der frühkindliche Autismus häufig mit einer Intelligenzminderung assoziiert ist, müssen bei der Pharmakotherapie bei Kindern und Jugendlichen mit geistiger Behinderung einige Besonderheiten berücksichtigt werden (◘ Tab. 6.5). Grundsätzlich ist die Prävalenz der psychopharmakologischen Behandlung von Menschen mit geistiger Behinderung besonders in Einrichtungen sehr hoch (12–40%;

Tab. 6.4 Empfohlene Dosierung und Nebenwirkungen von in der Behandlung des frühkindlichen Autismus eingesetzten Medikamenten

Stoffgruppe/Medikament	Empfohlene Dosierung	Mögliche Unerwünschte Arzneimittelwirkung[a]	Besonderheiten für den frühkindlichen Autismus	Empfohlene Vor- bzw. Verlaufsuntersuchungen
Psychostimulanzien				
Methylphenidat	0,3–1 mg/kg KG/Tag	**Appetitmangel, Schlafstörungen,** Dysphorie, Hypertonie, Tachykardie, Tic-Störungen, Kopf- und Bauchschmerzen, Senkung der Krampfschwelle	Cave: ggf. Zunahme der Stereotypien. Paradoxe Wirkung vor allem bei Intelligenzminderung. Ggf. können höherfrequente Gaben kleiner Dosen eine höhere Wirksamkeit zeigen	Vorher: EEG, EKG, Routinelaborparameter, Puls und Blutdruck. Während (halbjährlich): Routinelaborparameter, Puls und Blutdruck
Amphetamin	0,15–0,5 mg/kg KG/Tag (2–4 ED, bis 16 Uhr)			
Selektive Noradrenalinwiederaufnahmehemmer				
Atomoxetin	1. Woche: 0,5 mg/kg KG/Tag. Ab 2. Woche: 1,2 mg/kg KG/Tag (2 ED)	**Appetitmangel, Schlafstörungen,** Dysphorie, Hypertonie, Tachykardie, Kopf- und Bauchschmerzen, Senkung der Krampfschwelle	Cave: ggf. Auftreten von selbstverletzendem Verhalten	Vorher: EEG, EKG, Routinelaborparameter, Puls und Blutdruck. Während (halbjährlich): Routinelaborparameter, Puls und Blutdruck
Atypische Neuroleptika				
Risperidon	Ca. 0,028 mg/kg KG/Tag	Müdigkeit, Gewichtszunahme (Quetiapin < Ziprasidon < Aripiprazol < Risperidon, Olanzapin), extrapyramidal-motorische Störungen, sexuelle Dysfunktionen, Prolaktinerhöhung, Senkung der Krampfschwelle	1–3 Gaben, jedoch überwiegend der Teil der Dosis abends, da Müdigkeit als Nebenwirkung bei bestehenden Einschlafschwierigkeiten genutzt werden kann	Vorher: EEG, EKG, Routinelaborparameter (inkl. Prolaktinspiegel), Puls und Blutdruck. Während (halbjährlich): Routinelaborparameter (inkl. Prolaktinspiegel), Puls und Blutdruck
Olanzapin	2,5 mg/Tag			
Quetiapin	25 mg/Tag			
Aripiprazol	Mittlere Dosis initial: 0,17 mg/kg KG/Tag. Erhaltungsdosis: 0,27 mg/kg KG/Tag			
Ziprasidon	60 mg/Tag			

◻ Tab. 6.4   Fortsetzung

Stoffgruppe/Medikament	Empfohlene Dosierung	Mögliche Unerwünschte Arzneimittelwirkung[a]	Besonderheiten für den frühkindlichen Autismus	Empfohlene Vor- bzw. Verlaufsuntersuchungen
Typische Neuroleptika				
Günstiger im Kindesalter:		Müdigkeit, Gewichtszunahme (Quetiapin < Ziprasidon < Aripiprazol < Risperidon, Olanzapin), extrapyramidal-motorische Störungen, sexuelle Dysfunktionen, Prolaktinerhöhung, Senkung der Krampfschwelle	Keine sinnvolle Dauermedikation!	Vorher: EEG, EKG, Routinelaborparameter (inkl. Prolaktinspiegel), Puls und Blutdruck Während (halbjährlich): Routinelaborparameter (inkl. Prolaktinspiegel), Puls und Blutdruck
Pipamperon	<14 Jahre: 0,5–1 mg/kg KG bis 2–6 mg/kg KG >14 Jahre: 40–200 mg (3–4 ED)			
Günstiger im Jugendalter:				
Chlorprothixen	0,5–1 mg/kg KG (2–4 ED)			
Levomepromazin	1 mg/kg KG (3–4 ED)			
Promethazin	<10 Jahre: 1–2 mg/kg KG >10 Jahre: 25–100 mg (2–4 ED)			

◻ Tab. 6.4 Fortsetzung

Stoffgruppe/Medikament	Empfohlene Dosierung	Mögliche Unerwünschte Arzneimittelwirkung[a]	Besonderheiten für den frühkindlichen Autismus	Empfohlene Vor- bzw. Verlaufsuntersuchungen
Selektive Serotoninwiederaufnahmehemmer				
Fluoxetin	0,25–0,7 mg/kg KG oder 20–80 mg/Tag (2 ED morgens und mittags)	**Appetitmangel, Unruhe, Irritabilität, Schlafstörungen,** Steigerung der Aktivität, Übelkeit, Durchfall, Hypertonie, Tachykardie, Senkung der Krampfschwelle	Immer langsam aufdosieren! Cave: Suizidalität und Feindseligkeit können auftreten (am seltensten Fluoxetin) Leber- und Nierenfunktionsstörungen als Anwendungsbeschränkung Cave: Fluoxetin und Paroxetin hemmen CYP2D2 → Risperidonspiegel↑	Vorher: EEG, EKG, Routinelaborparameter, Puls und Blutdruck Während (halbjährlich): Routinelaborparameter, Puls und Blutdruck
Fluvoxamin	1,5–4,5 mg/kg KG oder 25–250 mg/Tag (2–3 ED): Initialdosis 25 mg abends, alle 3–4 Tage um 25 mg erhöhen, ED: max. 150 mg)			
Citalopram	20–60 mg/Tag (Initialdosis 20 mg, Erhöhung schrittweise)			
Paroxetin	10–40 mg/Tag (1 Gabe morgens, Initialdosis 20 mg, Erhöhung 2-wöchentlich in 10-mg-Schritten)			
Sertralin	50–200 mg/Tag (übliche Tagesdosis 50 mg)			
Stimmungsstabilisatoren				
Valproinsäure	25–30 mg/kg KG (2–3 ED)		Wirkspiegel: 50–100 µg/ml	
Carbamazepin	400–800 mg/Tag (2–3 ED)		Wirkspiegel: 4–12 mg/l	
Lithium	1–2 Tabl/Tag (ca. 10–20 mmol/Tag)			

Anmerkung: Die Angaben in dieser Tabelle sind nicht vollständig (s. Rote Liste 2010) und die Dosisangaben beziehen sich an keiner Stelle auf Zulassungsstudien für Kinder und Jugendliche mit frühkindlichem Autismus

.a Häufige Nebenwirkungen sind **fett** gedruckt.

ED Einzeldosis; *KG* Körpergewicht.

Behandlung von Schlafstörungen

Ein- und urchschlafschwierigkeiten stellen ein großes Problem bei Kindern mit frühkindlichem Autismus dar. Bis zu 89% aller Kinder mit Autismus leiden teilweise unter mehreren Schwierigkeiten bezüglich des Schlafs (Ein- und Durchschlafstörungen, kurze Schlafphasen, frühes morgendliches Erwachen und Schläfrigkeit am Tage).

Neben psychoedukativen Ansätzen können pharmakologische Behandlungen eingesetzt werden. Zum einen bietet sich Melatonin an. Melatonin ist gut untersucht in der Behandlung von Kindern mit geistiger Behinderung, jedoch auch kürzlich bezogen auf die Behandlung von Kindern mit frühkindlichem Autismus. Melatonin ist ein Metabolit des Tryptophanstoffwechsels. Es wird im Corpus pineale (Zirbeldrüse), im Darm und in der Netzhaut des Auges gebildet und zentral pulsatil unter dem Einfluss von Dunkelheit freigesetzt. Die Sekretion wird durch Tageslicht gebremst. Durch Koordinierung der zirkadian-rhythmischen Vorgänge im Körper entfaltet es seine Wirkung als Zeitgeber.

Interessant ist, dass Melatonin einen Einfluss auf den Hippocampus hat. Diese Region im Gehirn ist wichtig für das Lernen und Erinnern. Die Dosierung liegt zwischen 0,5 und 5 mg. Klinische Erfahrungen zeigen, dass insbesondere bei Kindern mit schwerer Intelligenzminderung unabhängig von Alter und Gewicht jedoch auch Dosen bis zu 10 mg notwendig sind, um eine Wirksamkeit zu erreichen. Angefangen wird mit 2 mg ca. eine halbe Stunde vor dem Schlafengehen, ggf. kann nach 3 Tagen auf 4 mg erhöht werden usw. In einer Studie von Wirojanan und Mitarbeitern (2009) zeigte sich, dass Melatonin die nächtliche Gesamtschlafdauer ($\uparrow$), die Zeit bis zum Einschlafen ($\downarrow$) sowie den Zeitpunkt des Einschlafens ($\downarrow$) beeinflusst. Da es jedoch Durchschlafstörungen nicht verbessert, sollte die Dosis in diesem Fall nicht vor dem abendlichen Einschlafen erhöht werden, sondern nachts eine weitere Gabe vom 2 mg erfolgen. Die Wirksamkeit von Melatonin bei Schlafstörungen ist ebenfalls für Erwachsene mit frühkindlichem Autismus nachgewiesen (Galli-Carminati et al. 2009).

Ebenfalls zur Behandlung von Schlafstörungen können das trizyklische Antidepressivum Imipramin, das Antihistaminikum Diphenhydramin sowie das typische Neuroleptikum Promethazin eingesetzt werden. Allerdings liegen hierzu keine spezifischen Untersuchungen mit Kindern mit frühkindlichem Autismus vor.

Meins 2005). Gründe hierfür sind, dass Menschen mit geistiger Behinderung psychotherapeutisch nur unzureichend behandelt werden können. Eine adäquate Diagnostik ist nicht immer durchführbar, so dass nicht gezielt psychopharmakologisch behandelt werden kann. Der oft hohe Schweregrad führt zu Notfall- und Überforderungssituationen. Erschwerend kommen häufig Mehrfachbehandlungen wegen gehäufter Komorbiditäten vor. Bisher fehlen speziell für diese Gruppe weitestgehend klinische Studien, so dass Empfehlungen zur Medikation auf einer Summe von »individuellen Heilversuchen« basieren (Matson et al. 2000; Robertson et al. 2000; Sinzig u. Lehmkuhl 2007; Häßler 2007; Warnke 2008).

Grundsätzlich gilt, dass die psychopharmakologische Therapie auch bei Menschen mit geistiger Behinderung in ein individuelles multimodales Therapiekonzept integriert sein muss.

6.5.3 Was weiß man empirisch zu einzelnen Psychopharmaka?

Psychostimulanzien

Psychostimulanzien, insbesondere Methylphenidat, haben mittlerweile in der Behandlung von erhöhter motorischer Unruhe, Unaufmerksamkeit und Impulsivität bei frühkindlichem Autismus seinen festen Platz gefunden. Die Dosis sollte zu Beginn allerdings niedrig gewählt und langsam gesteigert werden, da es im Vergleich zu Kindern mit ADHS häufiger zu unüblichen unerwünschten Nebenwirkungen wie der Verschlechterung von stereotypem Verhalten, Irritabilität, Appetitstörungen, Dysphorie oder Tic-Störungen kommen kann. Die Wirksamkeit ist insgesamt jedoch geringer als bei einer ADHS (RUPP 2005). Allerdings ist belegt, dass die Wirksamkeit höher ist bei autistischen Kindern mit ausreichender Symptomatik, die die Diagnose einer ADHS rechtfertigt. Je niedriger die intellektuelle Leistungsfähigkeit der Betroffen ist, umso geringer ist die Wahrscheinlichkeit, dass

◻ **Tab. 6.5** Besonderheiten in der psychopharmakologischen Behandlung von Kindern und Jugendlichen mit geistiger Behinderung. (Mod. nach Warnke 2010)

Erschwerte Diagnostik	→	Art und Schweregrad der Symptomatik schwer zu eruieren
	→	Wirkung und unerwünschte Arzneimittelwirkungen schwer festzustellen
Schweregrad der Behinderung und Unvermögen, sich adäquat mitzuteilen	→	Notwendigkeit einer ausführlichen Verhaltensanalyse (beobachtbare Verhaltenssymptome und deren situatives Auftreten)
Gehäuftes paralleles Auftreten komorbider Symptome	→	Medikamentöse Mehrfachbehandlungen erschweren die Kontrolle von Wirkung und unerwünschten Arzneimittelwirkungen
Je nach Schweregrad der Behinderung Compliance durch sowohl reduzierte Mitteilungsfähigkeit als auch Verhaltenskontrolle eingeschränkt	→	Kontrolle der Medikationseinnahme und -wirkung durch Bezugspersonen, die für diese Dinge ausreichend Sorge tragen können
Häufig Überforderung der Bezugspersonen	→	Keine Medikation ausschließlich zur Entlastung des Umfeldes
Einwilligungsfähigkeit des Patienten oft nicht gegeben	→	Rechtlicher Rahmen des ärztlichen Handelns muss bedacht werden

Psychostimulanzien wirken. Bei Kindern mit einer Intelligenzminderung muss zusätzlich auf paradoxe Wirkungen geachtet werden.

Methylphenidat

Mehrere kontrollierte Untersuchungen belegen eine moderate bis gute Wirksamkeit für Methylphenidat. Eine Arbeit aus dem Jahre 2007 (Hazell 2007) zu psychopharmakologischer Behandlung von »ADHS-ähnlichen« Symptomen bei autistischen Störungen gibt eine aktuelle Übersicht.

Untersuchungen zur Behandlung mit Psychostimulanzien bei Kindern und Jugendlichen mit autistischen Störungen liegen an kleinen Stichproben vor. Studien beschreiben gezielt die Behandlung von autistischen Kindern und Jugendlichen, die eine erhöhte Impulsivität oder Hyperaktivität aufweisen (Geller et al. 1981; Strayhorn 1988) und bescheinigen eine gute Wirksamkeit. Handen et al. (2000) untersuchten 13 Kinder mit Autismus und einer ADHS-Symptomatik im Rahmen einer placebokontrollierten doppelblinden Crossover-Studie mit Methylphenidat. Bei 8 der 13 Kinder konnte eine Wirksamkeit beobachtet werden. Allerdings traten bedeutsame Nebenwirkungen in Form von sozialem Rückzug und erhöhter Reizbarkeit, besonders bei höheren Dosierungen auf. Im Jahre 2004 erschien eine Arbeit von Di Martino und Mit-

arbeitern, die eine Untersuchung an 13 Jungen mit autistischer Störung und erhöhter Impulsivität und Hyperaktivität beschreibt. Fünf der Probanden reagierten bereits eine Stunde nach Einnahme einer einmaligen Methylphenidat-Dosis mit vermehrter Hyperaktivität, Stereotypien, Dysphorie und motorischen Tics. Von den verbleibenden 8 Probanden reagierte die Hälfte anhaltend positiv auf Methylphenidat.

Amphetamin

Es gibt derzeit keine Untersuchungen, die die Wirksamkeit von Amphetamin bei Kindern mit frühkindlichem Autismus belegen.

Noradrenerge Wiederaufnahmehemmer
Atomoxetin

Atomoxetin wird als hochselektiver noradrenerger Wiederaufnahmehemmer zur Behandlung der ADHS eingesetzt. Mehrere randomisierte placebokontrollierte klinische Studien, durchgeführt über einen Zeitraum von 6–9 Wochen, reduzierten die Kernsymptome Unaufmerksamkeit, Hyperaktivität und Impulsivität signifikant (Kratochvil 2002). Die Wirksamkeit von Atomoxetin zur Verbesserung von Konzentrations- oder Hyperaktivitätsschwierigkeiten bei autistischen Kindern wurde kürzlich von Arnold et al. (2006) sowie Posey et al. (2006)

beschrieben. Arnold und Mitarbeiter fanden im Rahmen einer placebokontrollierten Untersuchung insbesondere Verbesserungen von hyperaktiv-impulsiven Symptomen, jedoch nur geringe Effekte für Aufmerksamkeitsschwierigkeiten. Posey und Mitarbeiter konnten einen deutlichen Rückgang einer komorbiden ADHS-Symptomatik nachweisen. Geringer fielen die Effekte für Irritabiliät, sozialen Rückzug und stereotypes Verhalten aus. Als unerwünschte Wirkung trat vor allem ein Anstieg der Herzrate auf, jedoch keine Veränderungen im EKG (Arnold et al. 2006).

Atypische Neuroleptika

Atypische Neuroleptika werden beim frühkindlichen Autismus zur Behandlung von externalen Verhaltensauffälligkeiten, wie Irritabilität, Aggressivität und Impulsivität, jedoch auch von stereotypem und rigidem Verhalten sowie Autoaggressivität verwendet.

> Klassische hochpotente Neuroleptika sind wegen des Risikos extrapyramidalmotorischer unerwünschter Arzneimittelwirkungen (UAW) bei bislang nicht nachgewiesener Wirksamkeit auf expansive Verhaltensweisen für die längerfristige Therapie eher ungeeignet, können jedoch bei akuten Erregungszuständen und raptusartiger Aggressivität notfallmäßig indiziert sein (Remington et al. 2001).

Risperidon

Für Risperidon liegt die größte Anzahl gut abgesicherter Studien vor (McDougle et al. 2005; Mukaddes et al. 2004; McCracken 2005; siehe für eine Übersicht Barnard et al. 2002; Findling 2005; King u. Bostic 2006). Die Sicherheit des Medikaments wurde für das Kindesalter untersucht (Luby et al. 2006). Risperidon wurde insbesondere in den Studien der Research Units on Pediatric Psychopharmacology (RUPP) hinsichtlich der Kernsymptomatik des frühkindlichen Autismus, aber auch hinsichtlich von Begleit- bzw. komorbiden Störungen untersucht. In diesen Studien wurde eine gute Wirksamkeit hinsichtlich einer erhöhten Irritabilität (McCracken et al. 2002), verbaler und körper-

licher Aggressivität, Hyperkinetik und selbstverletzendem Verhalten (Arnold et al. 2003) festgestellt.

Unter den atypischen Neuroleptika zählt Risperidon auch zu den am besten untersuchten Medikamenten in der Behandlung von Hyperaktivität bei autistischen Störungen. In einer randomisiert-kontrollierten Studie wurden 101 Kinder mit autistischen Störungen untersucht, und es fand sich eine deutlich verringerte hyperaktive Symptomatik im Vergleich zur Placebo-Gruppe, allerdings auch vermehrt Nebenwirkungen wie Gewichtszunahme und Müdigkeit (RUPP 2002). Ausschlaggebend für eine Gewichtszunahme unter Risperidon sind dabei jedoch weder Alter, Geschlecht noch Dosishöhe, sondern ob die Gewichtszunahme in den ersten Wochen erfolgt.

Olanzapin, Quetiapin, Ziprasidon, Aripiprazol

Olanzapin wurde in einer kleinen kontrollierten Studie untersucht und zeigte sich als wirksam bezüglich der Verbesserung des allgemeinen Funktionsniveaus (Hollander et al. 2006).

Einzelfallbeschreibungen und unkontrollierte Studien liegen für Quetiapin, Ziprasidon und Aripiprazol (Stigler et al. 2004) vor und beschreiben eine gute Wirksamkeit auf impulsives und reizbares Verhalten.

Typische Neuroleptika

Es liegen keine wissenschaftlichen Untersuchungen für die Wirksamkeit von den typischen Neuroleptika **Pipamperon, Promethazin, Chlorprothixen und Levomepromazin** auf Begleitstörungen beim frühkindlichen Autismus vor.

Selektive Serotoninwiederaufnahme-hemmer (SSRI)

Antidepressiva beeinflussen internalisierende Störungen wie depressive Symptome, Angst- und Zwangsstörungen, sind jedoch auch wirksam bei aggressivem, stereotypem und ritualisiertem Verhalten. Mehr als zehn überwiegend offene Studien liegen für SSRI vor. Eine Metaanalyse von Moore et al. (2004) konnte allerdings keine eindeutige Überlegenheit eines SSRI finden. Aufgrund kardiovaskulärer und anticholinerger UAW sowie der problematischen Senkung der Krampfschwelle sind den trizyklischen Antidepressiva die verträglichen SSRI vorzuziehen.

Fluoxetin

Für Fluoxetin konnte in der Behandlung von Erwachsenen mit frühkindlichem Autismus in zwei kontrollierten Studien eine Verbesserung des allgemeinen Funktionsniveaus sowie von ängstlichen, aggressiven und depressiven Symptomen gezeigt werden (Hollander et al. 2005).

Fluvoxamin

Für Fluvoxamin liegt eine Studie zur Wirksamkeit bei Erwachsenen mit Autismus vor (McDougle et al. 1996). Die Studie ergab eine Verringerung von repetitivem und aggressivem Verhalten. Die Wirksamkeit bei Kindern und Jugendlichen ist jedoch bisher nicht belegt.

Citalopram, Sertralin

Eine positive Wirksamkeit konnte in Studien außerdem für Citalopram (Namerow et al. 2003; Mukaddes et al. 2003) und Sertralin (Hellings et al. 1996; McDougle et al. 1998) nachgewiesen werden.

> ❯ Die frühe Behandlung mit SSRI gilt aufgrund der beim frühkindlichen Autismus beschriebenen defizitären Serotoninsynthese während der Synaptogenese als Möglichkeit einer frühzeitigen pharmakologischen Intervention in sensiblen Phasen des Gehirnwachstums. Ein neuer Forschungsansatz versucht, solche sensiblen Phasen generell beim Autismus psychopharmakologisch zu modifizieren.

Stimmungsstabilisatoren (Lithium, Carbamazepin, Valproinsäure, Lamotrigin)

Es gibt nur wenige wissenschaftliche Untersuchungen zur Wirksamkeit von Stimmungsstabilisatoren, obwohl sie in Kombination mit atypischen Neuroleptika nicht selten in der klinischen Praxis angewendet werden. Für Valproinsäure liegt eine Studie von Hollander et al. (2006) vor, die eine gute Wirksamkeit auf Aggressivität, Impulsivität und affektive Instabilität beschreibt. Lithium ist in Einzelfallstudien untersucht (Martinez et al. 1985).

6.5.4 Behandlungsversuche mit Oxytocin

Oxytocin ist ein körpereigenes Hormon und ist nicht nur bedeutsam für den Geburtsprozess und die Laktation, sondern beeinflusst auch die soziale Interaktion und das Bindungsverhalten zwischen Eltern und Kindern oder Partnern. Das Neuropeptid aus der Gruppe der Proteohormone wird in Kerngebieten des Hypothalamus gebildet, über Axone zur Hypophyse transportiert, zwischengespeichert und bei Bedarf abgegeben. Oxytocinrezeptoren sind u. a. im limbischen System und in der Amygdala zu finden.

Nachdem bei gesunden Menschen Oxytocinspiegel im Blut experimentell beeinflusst wurden, konnten in verschiedenen Untersuchungen eine Zunahme von Vertrauen, eine Verbesserung der Gesichtererkennung und eine erhöhte Aufmerksamkeit für soziale Schlüsselreize beobachtet werden (Kosfeld et al. 2005; Guastella et al. 2008a,b; Savaskan et al. 2008).

Für Menschen mit frühkindlichem Autismus sind erniedrigte Oxytocinplasmaspiegel sowie eine veränderte Oytocinsynthetisierung beschrieben worden (Modahl 1998; Green et al. 2001).

Andari et al. (2010) erprobten erstmals in einer placebokontrollierten Studie die Applikation von Oxytocinnasenspray bei Erwachsenen mit frühkindlichem Autismus. Andari und Mitarbeiter wiederholten in ihrer Studie ein Experiment, das in ähnlicher Art an gesunden Menschen durchgeführt worden war. Nach Oxytocingabe per Nasenspray hatten gesunde Erwachsene in simulierten Spielen gesteigertes Vertrauen zu Fremden gezeigt. Auch das Gesichtergedächtnis und die Sensibilität für soziale Reize waren erhöht und Augenpartien in Gesichtern wurden länger fixiert. Allerdings unterschied sich das Blickverhalten immer noch von dem gesunder Teilnehmer, die Augen und Gesichter deutlich länger anschauten.

Die Anwendung von Oxytocin könnte jedoch erstmals eine Therapieoption darstellen, die autismusbezogene Symptome direkt verbessert.

6.6   Auswahl des Interventionssettings

In ► Kap. 4 und 5 wurden Diagnostik und Differenzialdiagnostik beim frühkindlichen Autismus beschrieben. Beide Elemente sind wichtige und notwendige Voraussetzungen für die Auswahl der verfügbaren Behandlungskomponenten. Die Behandlung des frühkindlichen Autismus richtet sich aufgrund des breiten Spektrums der Störung aus am Entwicklungsstand, an den intellektuellen Fähigkeiten, an den sozial-emotionalen und kognitiven Fähigkeiten des individuell Betroffenen und den psychosozialen Umständen der Familie.

So muss ein Kind in der Lage sein, bestimmte Therapieinhalte bzw. Rahmenbedingungen zu verstehen bzw. mitmachen können. Aus diesem Grund sollte eine Therapie zunächst kleinschrittig angegangen werden, um das Kind nicht zu überfordern. Bei Fortschritten können Aufgaben rasch erweitert werden.

Grundsätzlich sollen in die Therapie die Lebensbereiche integriert werden, die für die Entwicklung bestimmter Auffälligkeiten bedeutsam scheinen (Familie, Kindergarten, Schule, Jugendhilfe).

> **Die Therapie des frühkindlichen Autismus muss hoch individualisiert erfolgen. Es müssen klar umschriebene Verhaltensauffälligkeiten benannt werden, die behandelt werden sollen. Hierbei empfiehlt es sich, nur wenige Therapieziele gleichzeitig festzulegen.**

Ist eine Familie ohnehin psychisch oder anderweitig belastet, können zu hohe Therapieanforderungen bei Eltern trotz einer hohen Behandlungsnotwendigkeit auf Seiten des Kindes zu abnehmender Therapiemotivation führen. Therapiemotivation muss auch bei Betroffenen mit ausreichenden intellektuellen Fähigkeiten beachtet werden. Kinder und Jugendliche müssen gut verstehen, warum eine Behandlung sinnvoll sein kann bzw. welchen Nutzen sie für ihren Alltag davon haben. Voraussetzung beim Therapeuten ist ein Verständnis für die Grundschwierigkeiten, wie beispielsweise defizitäre Theory-of-Mind-Fähigkeiten, beim zu behandelnden Gegenüber. Aufgrund der Schwierig-keiten entstehen oft Missverständnisse hinsichtlich der Frage, warum wer eine Therapie wünscht und welchen Nutzen ein anderes Verhalten haben könnte. Widerstände können auch aufgrund der aktuellen Diskussion um die Wertigkeit des frühkindlichen Autismus als Störung an sich entstehen, da Betroffene mit guten intellektuellen Fähigkeiten die »Vorteile« der autistischen Symptomatik für sich beanspruchen. Die Entwicklung von Therapiemotivation kann folglich möglicherweise ein erster Behandlungsschritt sein.

Grundsätzlich sollte das Interventionssetting nach folgenden Kriterien ausgewählt werden:

- Schweregradausbildung,
- intellektuelle Voraussetzungen bzw. Entwicklungsstand des Kindes,
- aktuelle Integrationsmöglichkeiten in den Alltag (insbesondere Beschulungsmöglichkeiten),
- Gesamtbelastungssituation der Familie,
- psychosoziale Situation der Familie,
- Möglichkeit zur Übernahme kotherapeutischer Funktionen durch die Eltern,
- Verfügbarkeit der Intervention,
- Sinnhaftigkeit der Reihenfolge unterschiedlicher Interventionsbausteine.

Francis (2005) schlussfolgert in seiner Übersichtsarbeit zu Interventionen bei Autismus-Spektrum-Störungen, dass ein »übergreifender Therapieansatz mit individualisierten Behandlungszielen und -programmen die Eltern und andere Bezugspersonen auf wechselseitige Art und Weise mit einbezieht«.

> **Eine gute Behandlung des frühkindlichen Autismus setzt eine enge Kooperation mit den in die Behandlung einbezogenen Institutionen bzw. Personen voraus.**

Dies können sein: kinder- und jugendpsychiatrische Praxen, Kinderarztpraxen, sozialpädiatrische Zentren, neuropädiatrische Klinikabteilungen, Autismus-Therapiezentren, Jugendhilfeeinrichtungen, Anbieter ambulanter Jugendhilfe, Schwerpunktambulanzen in Kliniken. Kooperationsprojekte zwischen unterschiedlichen Leistungsträgern (z. B. Jugendhilfe und Krankenkasse) sind zukünftig anzustreben, um Versorgungslücken schließen zu können.

Als hilfreich hat sich für Familien ein fester Ansprechpartner oder zumindest eine dauerhaft ansprechbare Institution erwiesen.

> **Maßgeblich mitentscheidend für die Wirksamkeit von Behandlungsangeboten ist eine ausführliche und qualitativ hochwertige Aufklärung der Eltern bzw. Bezugspersonen und gegebenenfalls der Betroffenen selbst!**

Allgemeine Prinzipien therapeutischer Arbeit. (Aus Autismus Deutschland e.V. 2008)

— Die Therapie ist **pragmatisch** auszurichten im Sinne einer Integration und der Ermöglichung eines weitgehend selbstständigen Lebens. Eine streng ursachenbezogene Therapie bzw. völlige Behebung der kognitiven und emotionalen Auffälligkeiten ist nach heutigem Wissen noch nicht möglich und auch vorerst nicht zu erwarten. Fortschritte lassen sich aber in allen Entwicklungsbereichen erzielen.

— Eine von Leistungsdefiziten und Verhaltensstörungen unabhängige **Akzeptanz und Wertschätzung** ist die Voraussetzung für ein konstruktives therapeutisches Arbeitsbündnis. Nur wenn dem autistischen Kind zuverlässig positive Beziehungserfahrungen vermittelt werden, kann es seine Abwehr und Verweigerung aufgeben und sich für Förderanregungen öffnen.

— Ein **mehrdimensionaler** therapeutischer Ansatz ist notwendig, weil die autistischen Störungen aus einer Vielzahl von Ursachen resultieren und alle Entwicklungsbereiche mehr oder weniger gestört sind. Die Integration psychologischer, pädagogischer, sozialer und medizinischer Erkenntnisse und Maßnahmen in ein ganzheitliches Konzept und die Kooperation der verschiedenen Berufsgruppen verringert die Gefahr, Teilaspekte einseitig zu gewichten oder aber zu vernachlässigen.

— Die **Zusammenarbeit** der Therapeuten **mit den Eltern und Betreuern** erleichtert Menschen mit Autismus die Übertragung des Gelernten auf den Alltag. Die Eltern erfahren, in welcher Weise das Kind beeinträchtigt ist und wie pädagogische und therapeutische Prinzipien in der häuslichen Umgebung einzusetzen sind. Jedoch sind die Eltern in erster Linie für die Erziehung verantwortlich und nicht als Kotherapeuten anzusehen. Sie werden als Eltern sowie als Förderer der kindlichen Entwicklung und als Partner in einer gemeinsamen Arbeit respektiert, an der die Fachleute mit Verständnis sowie Fachwissen und zur Entlastung beteiligt sind.

— Der **Behandlungsplan** ist an den individuellen Voraussetzungen des therapiebedürftigen Kindes und an den örtlich vorhandenen Möglichkeiten auszurichten; er soll für das Kind, für die Familie und für den Therapeuten zumutbar sein. Ob mehrere gleichzeitige Maßnahmen oder ein rascher Wechsel der Behandlungsart als förderlich einzuschätzen sind, ist unter eingehender Berücksichtigung der Besonderheiten des Einzelfalles zu entscheiden.

— Als **Behandlungsdauer** der schwerwiegendsten Form der tiefgreifenden Entwicklungsstörungen sind nicht Monate, sondern Jahre einzuplanen. Das wohlmeinende Bemühen der Therapeuten und/oder Beziehungspersonen um einen raschen Behandlungserfolg kann vom Kind leicht als mangelnde Akzeptanz seines Entwicklungsstandes bzw. seiner Person erlebt werden. Erwartungsdruck kann Entwicklungsfortschritte eher verhindern als beschleunigen. Die qualifizierten speziellen Einrichtungen, in denen die Behandlung durchgeführt wird, sollten nach Behandlungsabschluss auch für Krisenintervention und Nachbetreuung zur Verfügung stehen.

6.6.1 Besonderheiten bei ambulanter Behandlung

Im Rahmen einer ambulanten Behandlung muss beachtet werden, dass eine alleinige ambulante individuelle Therapie ohne Berücksichtigung der Bezugspersonen bzw. Erzieher und Lehrer nicht sinnvoll ist. Ein situationsübergreifender Transfer der in der ambulanten Therapie erlernten Inhalte ist beim Störungsbild des frühkindlichen Autismus nicht zu erwarten. Insbesondere wenn eine Intelligenzminderung vorliegt, sind aufsuchende Angebote günstiger als solche, die in einer Klinik oder einem Zentrum stattfinden. Ambulante Behandlungsangebote in einer Einrichtung vor Ort bieten sich an für Betroffene mit milderer Ausprägung der autistischen Symptomatik (mindestens hochfunktionaler Bereich des frühkindlichen Autismus) oder auch für Jugendliche mit einem frühkindlichen Autismus, die in ihrer Selbstständigkeit gefördert werden sollen. Allerdings sollte eine solche Intervention auch immer die Einbeziehung von Schule und Eltern beinhalten.

> **Voraussetzungen für ambulante Behandlung im Rahmen des Störungsbildes Autismus**
> - Niedriger Schweregrad der Störung
> - Niedrige familiäre bzw. psychosoziale Belastungsfaktoren
> - Ausreichende Selbstständigkeit des Patienten
> - Hohe Compliance und Erreichbarkeit der Bezugspersonen
> - Gezielte Behandlungsmöglichkeit eines oder mehrerer Symptome unter Erhalt der Alltagsfunktionen und des normalen Alltagsablaufs (z. B. Training sozialer Fertigkeiten)

Wünschenswert wäre die Etablierung von ambulanten Behandlungszentren, in denen betroffene Familien feste Strukturen innerhalb eines Netzwerkes antreffen mit einem optimalerweise festen Stamm an Mitarbeitern.

6.6.2 Besonderheiten bei teilstationärer Behandlung

Die teilstationäre Behandlung stellt eine gute Möglichkeit dar, schwierige Problembereiche der jeweiligen Altersstufe intensiv zu behandeln. Es können sowohl familiäre, schulische und auch Schwierigkeiten mit Gleichaltrigen bzw. Gruppen in einem Behandlungsplan zusammengefasst werden. Behandlungsziele können sehr kurzfristig im familiären oder schulischen Rahmen umgesetzt werden. Der Vorteil der teilstationären Behandlung liegt darin, dass die betroffenen Kinder oder Jugendlichen an jedem Tag in ihr vertrautes Umfeld zurückkehren können, gleichzeitig aber eine tägliche Übung hinsichtlich der Flexibilität im Tagesablauf durchführen. Psychopharmakologische Interventionen können während einer teilstationären Behandlung ebenfalls kontrollierter und effektiver geplant und eingesetzt werden.

> **Voraussetzungen für eine teilstationäre Behandlung im Rahmen des Störungsbildes Autismus**
> - Niedriger bis mittlerer Schweregrad der Störung
> - Keine akute Belastungssituation auf Seiten der Familie
> - Ausreichende Selbstständigkeit des Patienten
> - Gute Compliance und Erreichbarkeit der Bezugspersonen

6.6.3 Besonderheiten bei stationärer Behandlung

Eine stationäre Therapie ist indiziert, wenn eine akute Fremd- oder Eigengefährdung entweder im Rahmen einer Notfallsituation oder auch länger bestehend auftritt. Ausgeprägt ritualisiertes, stereotypes oder zwanghaftes Verhalten, das den Alltag nachhaltig beeinträchtigt, kann ebenfalls Grund für eine stationäre Behandlung sein. Ist die Familie stark überfordert, kann mit Hilfe einer stationären Behandlung geklärt werden, welche Verhaltensweisen sich durch die veränderte Situation verbessern können. Der Aufenthalt kann auch dazu dienen, eine alternative Wohn- bzw. Lebensperspektive für den Betroffenen zu entwickeln. Nicht selten bietet die räumliche Distanz und das temporäre Abgeben von Verantwortung den Eltern die Möglichkeit, derartige Themen gezielter und besser zu bearbeiten.

Langfristige Behandlungsprogramme lassen sich jedoch nur schwer im stationären Behandlungsrahmen umsetzen.

Hinsichtlich stationärer Behandlungen ist Folgendes zu beachten:

- Die Indikation für den stationären Aufenthalt muss klar gestellt sein.
- Die Behandlungsdauer sollte so kurz wie möglich sein.
- Sollte sich eine deutliche Verschlechterung der bestehenden Symptomatik einstellen bzw. ein Kind auf den Aufenthalt stark dysphorisch reagieren, sollte ein Abbruch der stationären Behandlung in Betracht gezogen werden (Ausnahme: akute Fremd- und Eigengefährdung, starke psychische Belastung des hauptversorgenden Elternteils).
- Es muss sichergestellt sein, dass die Eltern eine stationäre Behandlung nicht mit besserer Behandlung gleichsetzen und ausreichend über die Wirksamkeit nichtvollstationärer Behandlungsmöglichkeiten beraten wurden.

> **Voraussetzungen für eine stationäre Behandlung im Rahmen des Störungsbildes Autismus**
> - Fremd- oder Eigengefährdung
> - Ausreichende Kompetenz, getrennt von unmittelbaren Bezugspersonen zurechtzukommen
> - Gute Compliance und Erreichbarkeit der Bezugspersonen

6.6.4 Jugendhilfe

Ambulante Jugendhilfemaßnahmen Diese Maßnahmen eignen sich neben psychotherapeutischen Behandlungsansätzen bei leichter bis mittlerer Ausprägung von frühkindlichem Autismus. Ambulante Erziehungshilfen können beispielsweise unterstützend im Alltag der betroffenen Familien mitwirken, direkt in der Familie Verhaltensauffälligkeiten besprechen und entsprechendes wünschenswertes Verhalten des Kindes zuhause einüben. Ambulante Erziehungshilfen können Schul- bzw. Kindergartenbegleitungen übernehmen und stellen so ein wichtiges Bindeglied zwischen Schule bzw. Kindergarten und Familie dar. Ambulante Jugendhilfemaßnahmen können genutzt werden, um Familien zu unterstützen, wenn Wartezeiten vor spezifischen Therapien entstehen.

Teilstationäre Jugendhilfemaßnahmen Teilstationäre Maßnahmen eignen sich sehr gut, um stärker betroffene Kinder mit frühkindlichem Autismus tagsüber außerhalb der Familie heilpädagogisch, in entsprechenden Einrichtungen auch psychotherapeutisch zu behandeln. Solche Maßnahmen bieten darüber hinaus die Möglichkeit zur Familienarbeit und zur Behandlung und Förderung des betroffenen Kindes in einer Gruppe. Leider gibt es einen Mangel an teilstationären Jugendhilfemaßnahmen für das Jugendalter.

Stationäre Jugendhilfemaßnahmen Stationäre Interventionen sind bei deutlich betroffenen Kindern hilfreich und notwendig. Indikationen hierfür sind ausgeschöpfte Ressourcen in einer Familie, aber auch eine zeitlich begrenzte intensive Behandlungsmöglichkeit der betroffenen Kinder und Jugendlichen. Bei geistig behinderten Kindern ist unter Umständen auch eine längerfristige Unterbringung notwendig.

6.6.5 Rehabilitationsmaßnahmen

Im Rahmen der Rehabilitation muss durch den zuständigen Reha-Träger ein störungsspezifischer Gesamtplan erstellt werden, der eine dauerhafte Eingliederung in Arbeit, Beruf und Gesellschaft erreichbar macht. Die Ausbildung kann in einem Berufsbildungswerk oder in einer Rehabilitationseinrichtung für psychisch Kranke und Behinderte stattfinden. Die Einrichtung sollte mit dem

Störungsbild erfahren sein. Berufsvorbereitende Bildungsmaßnahmen sind nach dem Sozialgesetzbuch (SGB) III (§§ 59, 61–64, 66–73, 75) vorgesehen. Für die Förderung ist die Berufsberatung zuständig, wenn eine entsprechende Berufsvorbereitung durch die Schule nicht gewährleistet ist. Ausbildungsbegleitende Hilfen (abH) dienen dazu, den Erfolg einer betrieblichen Berufsausbildung durch Stützunterricht und sozialpädagogische Begleitung zu sichern. Die finanzielle Förderung wird durch die §§ 235, 240–246 SGB III) geregelt. Die Maßnahmenkosten trägt das Arbeitsamt. Über die Teilnahme entscheidet die Berufsberatung.

6.6.6 Juristische Grundlagen

Die sozialrechtliche Zuordnung von Autismus-Spektrum-Störungen ist bislang noch nicht ausreichend geklärt. Kinder und Jugendliche können geistig, seelisch und körperlich behindert sein. Sie sind in der Regel mehrfach behindert. Deswegen verweist die Jugendhilfe gelegentlich auf andere Eingliederungshilfeträger, weil sie sich gemäß § 35a SGB VIII nur für seelisch Behinderte zuständig fühlt (▶ Sozialgesetzbuch (SGB) – Achtes Buch (VIII) – Kinder- und Jugendhilfe). Bei Überwiegen der seelischen Behinderung ist wegen der Möglichkeiten der Elternarbeit und Erziehungshilfe aber eine klare Präferenz für Jugendhilfemaßnahmen gegeben.

> ❱ § 35a SGB VIII macht das Kind zum Anspruchsberechtigten, während bei Maßnahmen gemäß §§ 27 ff., also bei Hilfe zur Erziehung, die Eltern anspruchsberechtigt sind. Das beschränkt die Definitionsmacht des Jugendhilfeträgers.

Weitere rechtliche Bestimmungen

Behindertenausweis Menschen mit Autismus können einen Behindertenausweis beantragen. Ob dies getan wird, muss aufgrund einer möglichen Stigmatisierung vorher gut überlegt werden, je nach Ausmaß der intellektuellen Fähigkeiten. Das Gesetz zur Sicherung der Eingliederung Schwerbehinderter in Arbeit, Beruf und Gesellschaft, kurz Schwerbehindertengesetz (SchwbG) stellt die Grundlage für die Feststellung von Gesundheitsstörungen dar. Die Anträge sind bei den Ämtern für Versorgung und Familienförderung zu stellen. Dort werden die Gesundheitsstörungen geprüft und unter Zuhilfenahme der Anhaltspunkte für die ärztliche Gutachtertätigkeit herausgegeben vom Bundesarbeitsministerium bewertet. Sofern eine Behinderung im Sinne des Gesetzes vorliegt, wird diese mit einem Grad der Behinderung (»GdB«) bewertet. Ab einem Grad der Behinderung von 20 werden einige Nachteilsausgleiche gewährt und ab einem Grad der Behinderung von 50 ist man als Schwerbehinderter anerkannt und erhält einen entsprechenden Ausweis. Der Schwerbehinderte hat dann einen besonderen Kündigungsschutz und Anspruch auf 5 Tage zusätzlichen Urlaub sowie weitere individuelle Steuervergünstigungen und Nachteilsausgleiche.

Pflegegeld Für das Störungsbild Autismus kann je nach Pflegeaufwand Pflegegeld verschiedener Stufen beantragt werden. Der Pflegeaufwand muss dabei im Vergleich zum normalen Hilfebedarf eines Kindes erheblich höher sein (§ 15 Abs. 2 SGB XI). Der Antrag auf Pflegegeld wird bei der Krankenkasse, Abt. Pflegekasse, gestellt. Die Pflegekassen lassen durch den Medizinischen Dienst der Krankenversicherung (MDK) prüfen, ob Pflegebedürftigkeit im Sinne des Pflegeversicherungsgesetzes vorliegt.

Gesetzliche Betreuung Für volljährige Menschen, die aufgrund von Alter, Krankheit oder Behinderung nicht in der Lage sind, ihre Angelegenheiten allein zu besorgen, kann über das Vormundschaftsgericht eine gesetzliche Betreuung eingerichtet werden. Diese hat die Aufgabe, krankheitsbedingte rechtliche Defizite auszugleichen. Es gilt daher die Frage zu beantworten, ob der betroffene Jugendliche bzw. junge Erwachsene die Fähigkeit hat, voll geschäftsfähig am Leben unserer Gesellschaft teilzunehmen oder ob er in diesem Bereich deutlichen Gefahren ausgesetzt ist. Auskünfte über den Verlauf des Verfahrens des Betreuungsgesetzes und die Rechte der Beteiligten erhält man bei den Rechtspflegern des zuständigen Amtsgerichts und bei den Betreuungsvereinen, die es bundesweit gibt. Es existiert ein entsprechender Ratgeber hierzu.

Sozialgesetzbuch (SGB) – Achtes Buch (VIII) – Kinder- und Jugendhilfe

§ 35a Eingliederungshilfe für seelisch behinderte Kinder und Jugendliche

(1) Kinder oder Jugendliche haben Anspruch auf Eingliederungshilfe, wenn

1. ihre seelische Gesundheit mit hoher Wahrscheinlichkeit länger als 6 Monate von dem für ihr Lebensalter typischen Zustand abweicht, und
2. daher ihre Teilhabe am Leben in der Gesellschaft beeinträchtigt ist oder eine solche Beeinträchtigung zu erwarten ist.

Von einer seelischen Behinderung bedroht im Sinne dieses Buches sind Kinder oder Jugendliche, bei denen eine Beeinträchtigung ihrer Teilhabe am Leben in der Gesellschaft nach fachlicher Erkenntnis mit hoher Wahrscheinlichkeit zu erwarten ist. § 27 Abs. 4 gilt entsprechend.

(1a) Hinsichtlich der Abweichung der seelischen Gesundheit nach Abs. 1 Satz 1 Nr. 1 hat der Träger der öffentlichen Jugendhilfe die Stellungnahme

1. eines Arztes für Kinder- und Jugendpsychiatrie und -psychotherapie,
2. eines Kinder- und Jugendpsychotherapeuten oder
3. eines Arztes oder eines psychologischen Psychotherapeuten, der über besondere Erfahrungen auf dem Gebiet seelischer Störungen bei Kindern und Jugendlichen verfügt, einzuholen. Die Stellungnahme ist auf der Grundlage der Internationalen Klassifikation der Krankheiten in der vom Deutschen Institut für medizinische Dokumentation und Information herausgegebenen deutschen Fassung zu erstellen. Dabei ist auch darzulegen, ob die Abweichung Krankheitswert hat oder auf einer Krankheit beruht. Die Hilfe soll nicht von der Person oder dem Dienst oder der Einrichtung, der die Person an-

gehört, die die Stellungnahme abgibt, erbracht werden.

(2) Die Hilfe wird nach dem Bedarf im Einzelfall

1. in ambulanter Form,
2. in Tageseinrichtungen für Kinder oder in anderen teilstationären Einrichtungen,
3. durch geeignete Pflegepersonen und
4. in Einrichtungen über Tag und Nacht sowie sonstigen Wohnformen geleistet.

(3) Aufgabe und Ziel der Hilfe, die Bestimmung des Personenkreises sowie die Art der Leistungen richten sich nach § 53 Abs. 3 und 4 Satz 1, den §§ 54, 56 und 57 des Zwölften Buches, soweit diese Bestimmungen auch auf seelisch Behinderte oder von einer solchen Behinderung bedrohte Personen Anwendung finden.

(4) Ist gleichzeitig Hilfe zur Erziehung zu leisten, so sollen Einrichtungen, Dienste und Personen in Anspruch genommen werden, die geeignet sind, sowohl die Aufgaben der Eingliederungshilfe zu erfüllen als auch den erzieherischen Bedarf zu decken. Sind heilpädagogische Maßnahmen für Kinder, die noch nicht im schulpflichtigen Alter sind, in Tageseinrichtungen für Kinder zu gewähren und lässt der Hilfebedarf es zu, so sollen Einrichtungen in Anspruch genommen werden, in denen behinderte und nichtbehinderte Kinder gemeinsam betreut werden (SGB VIII, §35a).

§ 36 Mitwirkung, Hilfeplan

(1) Der Personensorgeberechtigte und das Kind oder der Jugendliche sind vor der Entscheidung über die Inanspruchnahme einer Hilfe und vor einer notwendigen Änderung von Art und Umfang der Hilfe zu beraten und auf die möglichen Folgen für die Entwicklung des Kindes oder des Jugendlichen hinzuweisen. Vor und während einer langfristig zu leistenden Hilfe außerhalb der eigenen Familie ist zu prüfen, ob

die Annahme als Kind in Betracht kommt. Ist Hilfe außerhalb der eigenen Familie erforderlich, so sind die in Satz 1 genannten Personen bei der Auswahl der Einrichtung oder der Pflegestelle zu beteiligen. Der Wahl und den Wünschen ist zu entsprechen, sofern sie nicht mit unverhältnismäßigen Mehrkosten verbunden sind. Wünschen die in Satz 1 genannten Personen die Erbringung einer in § 78a genannten Leistung in einer Einrichtung, mit deren Träger keine Vereinbarungen nach § 78b bestehen, so soll der Wahl nur entsprochen werden, wenn die Erbringung der Leistung in dieser Einrichtung nach Maßgabe des Hilfeplanes nach Absatz 2 geboten ist.

(2) Die Entscheidung über die im Einzelfall angezeigte Hilfeart soll, wenn Hilfe voraussichtlich für längere Zeit zu leisten ist, im Zusammenwirken mehrerer Fachkräfte getroffen werden. Als Grundlage für die Ausgestaltung der Hilfe sollen sie zusammen mit dem Personensorgeberechtigten und dem Kind oder dem Jugendlichen einen Hilfeplan aufstellen, der Feststellungen über den Bedarf, die zu gewährende Art der Hilfe sowie die notwendigen Leistungen enthält; sie sollen regelmäßig prüfen, ob die gewählte Hilfeart weiterhin geeignet und notwendig ist. Werden bei der Durchführung der Hilfe andere Personen, Dienste oder Einrichtungen tätig, so sind sie oder deren Mitarbeiter an der Aufstellung des Hilfeplans und seiner Überprüfung zu beteiligen.

(3) Erscheinen Hilfen nach § 35a erforderlich, so soll bei der Aufstellung und Änderung des Hilfeplans sowie bei der Durchführung der Hilfe die Person, die eine Stellungnahme nach § 35a Abs. 1a abgegeben hat, beteiligt werden; vor einer Entscheidung über die Gewährung einer Hilfe zur Erziehung, die ganz oder teilweise im Ausland erbracht werden soll, soll zum Ausschluss

einer seelischen Störung mit Krankheitswert die Stellungnahme einer
in § 35a Abs. 1a Satz 1 genannten
Person eingeholt werden. Erscheinen Maßnahmen der beruflichen
Eingliederung erforderlich, so sollen
auch die Stellen der Bundesagentur
für Arbeit beteiligt werden (SGB
VIII, §36).

**§ 10 Verhältnis zu anderen
Leistungen und Verpflichtungen**
(4) Die Leistungen nach diesem
Buch gehen Leistungen nach dem
Zwölften Buch vor. Leistungen
der Eingliederungshilfe nach dem
Zwölften Buch für junge Men-
schen, die körperlich oder geistig
behindert oder von einer solchen
Behinderung bedroht sind, gehen
Leistungen nach diesem Buch vor.
Landesrecht kann regeln, dass
Leistungen der Frühförderung für
Kinder unabhängig von der Art
der Behinderung vorrangig von
anderen Leistungsträgern gewährt
werden (SGB VIII, §10, Absatz 4).

(Auszug aus: Achtes Buch
Sozialgesetzbuch — Kinder und
Jugendhilfe – [Artikel 1 des Gesetzes
vom 26. Juni 1990, BGBl. I S. 1163] in
der Fassung der Bekanntmachung
vom 14. Dezember 2006 [BGBl. I
S. 3134), das zuletzt durch Artikel 3a
des Gesetzes vom 24. März 2011
[BGBl. I S. 453] geändert worden
ist. Bundesministerium der Justiz,
Gesetze im Internet: http://www.
gesetze-im-internet.de/sgb_8/
BJNR111630990.html)

6.7   Entbehrliche Behandlungsmaß-
nahmen

Das Angebot an alternativen bzw. umstrittenen
Interventionen ist groß, da die Verzweiflung der Eltern mit einem autistischen Kind häufig noch grö-
ßer ist. Hanson et al. (2007) berichten, dass in einer
Befragung 74% der Eltern mit einem autistischen
Kind angaben, schon einmal alternative Therapien
angewendet zu haben. Bei den entbehrlichen Behandlungsmaßnahmen des frühkindlichen Autismus ist zwischen umstrittenen und kontraindizierten Therapiemaßnahmen zu unterscheiden:

6.7.1   Umstrittene
Therapiemaßnahmen

Zu den umstrittenen Therapiemethoden sind das
Hörtraining nach Tomatis bzw. Horch- und Klangtherapien, Trainingsmethoden nach Delacato und
Tiertherapien (Pferde, Delfine) zu rechnen, da sie
sich bisher einer Validierung entziehen. Für keine
dieser Methoden liegen wissenschaftlich fundierte
Studien mit Ergebnissen vor, die eine Wirksamkeit
anzeigen. Auch die Wirksamkeit der »Gestützten
Kommunikation« ist nicht belegt.

> **Einige der zweifelhaften Behandlungs-
maßnahmen können individuell moti-
vierend wirken, da sie Familien eine un-
begründete Hoffnung auf Verbesserung**
der Symptomatik ihres Kindes geben. Sie
haben aber keinen Einfluss auf die Kernsymptomatik. Jedoch sollten Eltern immer
auf eine hohe finanzielle Belastung bei
unzureichendem Nutzen hingewiesen
werden.

Hörtraining nach Tomatis bzw. Horch-
und Klangtherapien

Das Hörtraining nach Tomatis ist ein spezielles
Horchtraining, das auf den Erkenntnissen des fran-
zösischen Ohrenarztes Professor Dr. Alfred Tomatis, dem Begründer der Audio-Psycho-Phonolo-
gie, beruht. Durch das Training mit modifizierten
Klängen und Geräuschen, die durch Angleichung
der mütterlichen Stimme an dem vom Kind im
mütterlichen Uterus wahrnehmbaren Klang hergestellt werden, sollen pränatal ausgelöste Fehlent-
wicklungen umgekehrt werden.

Trainingsmethoden nach Delacato

Der Psychologe und Pädagoge Delacato vertrat die
Theorie (1933–1953), dass sich das Gehirn und das
Nervensystem durch Tätigkeit und Stimulations-
reize aus der Umwelt entwickeln. Er konzipierte
spezielle Trainingsprogramme, mit denen unter-
entwickelte Bereiche gezielt so weit stimuliert werden können, dass eine Normalisierung der Funktion möglich wird. Bestimmte Bewegungsmuster
werden passiv und rhythmisch mit verschiedenen
Hilfsmitteln trainiert. Greif- und Tastübungen, ves-

tibuläre Stimulation, Stimulation des Sehens, Hörens und der taktilen Wahrnehmung, Sprachtherapie und Diät gehören in das Gesamtkonzept der Delacato-Therapie. Ziel ist die Entwicklung und Differenzierung des Nervensystems. Er untersuchte dies an hirnverletzten und autistischen Kindern. Aktuell gilt diese Methode als nicht wissenschaftlich fundiert.

Tiertherapien (Pferde, Delfine)

Im Rahmen von Tiertherapien werden Tiere auf lerntheoretischer Basis als Verstärker nach erfolgter Handlung eingesetzt oder aber die reine Anwesenheit des Tieres wird therapeutisch genutzt, um beim betroffenen Kind Stress zu reduzieren.

Ein Betroffener kommentiert Tiertherapien im Internet folgendermaßen:

» … Autistische Menschen sind nicht krank und brauchen keine Therapie. Sondern Akzeptanz und autistenfreundliche Lebensbedingungen. Autistische Kinder dürfen nicht für kommerzielle Zwecke missbraucht werden. Selbst ÄrztInnen und andere Fachkräfte vertreten die Ansicht, dass in den Eltern falsche Hoffnungen auf »Heilungen« geweckt werden, die nicht erfüllt werden können. Eine Studie der Stiftung AquaThought, die sich der medizinischen Heilwirkung von Delfinen verschrieben hat, leitete mit einem mobilen EEG die Hirnwellen von Kindern während der Delfintherapie ab. Die Zacken im EEG deuteten auf einen entspannten Zustand des Gehirnes hin. Der gleiche Grad der Entspannung tritt beim Streicheln einer Katze oder einem heißen Bad ein.

Autistische Kinder sind in ihrem Alltag ständig sehr großem Stress ausgesetzt: es ist zu laut, zu grelles Licht, ständig müssen sie damit rechnen, dass andere Menschen auf sie zukommen und irgendwelche Reaktionen von ihnen erwarten. Statt eine Woche in die Sonne zu den Delfinen zu fahren und das Therapie zu nennen, sollte man die Stressmenge, der autistische Menschen täglich ausgesetzt sind, reduzieren. Viele Verhaltensweisen, die als autistisch bezeichnet werden, sind nur eine Reaktion auf Stress. Wenn AutistInnen entspannt sind, werden diese Verhaltensweisen weniger oder hören auf. BefürworterInnen der Delfintherapie

werten das als »Therapieerfolg« – zurück zuhause sind die Stressfaktoren aber wieder da und alles ist wie gehabt (nur der Geldbeutel ist leerer) … (Autismus-Kultur 2007) «

Obwohl Anbieter von Delfintherapien in selbstentwickelten Studien versucht haben, die Wirksamkeit dieser Therapieform nachzuweisen und positive Ergebnisse beschrieben, ist die Wirksamkeit aufgrund von insbesondere methodischen Mängeln der Studien als nicht belegt anzusehen. Vielmehr ist von einem erhöhten Stress mit erhöhter Mortalität auf Seiten der Delfine auszugehen (Degen 2002).

Gestützte Kommunikation

Die »Gestützte Kommunikation« (»Facilitated Communication«, FC) gilt als Methode eines Fachgebietes, das sich mit alternativen und ergänzenden Kommunikationsformen für Menschen beschäftigt, die nicht oder nur unzureichend über Lautsprache verfügen. Die Methode der Gestützten Kommunikation soll Menschen mit schweren kommunikativen Beeinträchtigungen durch gestütztes Zeigen z. B. auf Objekte, Bilder oder Buchstaben helfen zu kommunizieren. Der Stützende gibt physische, verbale und emotionale Hilfestellungen. Durch die körperliche Stütze sollen neuromotorische Probleme verringert und funktionale Bewegungsmuster trainiert werden. Das Training soll bis zum unabhängigen Zeigen, der selbstständigen Nutzung eines Kommunikationsgerätes und zur Erweiterung von Handlungskompetenzen führen.

Für den frühkindlichen Autismus fehlt bisher eine ausreichende wissenschaftliche Hypothese, die theoretisch die Wirkweise der Gestützten Kommunikation erklären kann. Obwohl zahlreiche Studien mit der Frage der Wirksamkeit der Methode (>70) durchgeführt wurden, fehlt ein eindeutiger Wirksamkeitsnachweis (Finn et al. 2005; Metz et al. 2005).

Sensorische Integrationstherapie

Die »Sensorische Integrationstherapie« (SI) wurde maßgeblich von der US-amerikanischen Ergotherapeutin und Psychologin A. Jean Ayres entwickelt. Neben umfangreichen, teilweise standardisierten

Diagnostikverfahren bedienen sich Ergotherapeuten hauptsächlich der freien Verhaltensbeobachtung.

Ziel der Therapie ist die Verbesserung der sensorischen Integration. Mittel sind die gezielte Reizsetzung bzw. das gezielte Reizangebot z. B. durch therapeutisches Reiten. So lässt sich die muskuläre Grundspannung beispielsweise durch lineare Beschleunigung (Rollbrettfahren, Trampolinspringen, Schaukeln in der Hängematte) verbessern. Eine somatosensorische Dyspraxie, also eine Einschränkung der motorischen Planungsfähigkeit, wird durch Provokation von motorischen Anpassungsleistungen angegangen. Taktile und vestibuläre Defensivität können über propriozeptive Reize (Tiefendruck, Druck und Zug, Arbeit gegen Widerstände) gehemmt werden.

In der Regel ist die Therapie nondirektiv: Der Therapeut lässt sich die Richtung durch das Kind zeigen. Nur dann, wenn das Kind in der Aktivität die Bedeutsamkeit seines Handelns erfährt, kann die therapeutische Arbeit erfolgreich sein.

Zur Anwendung kommt die SI-Therapie hauptsächlich bei Kindern, inzwischen jedoch auch bei Erwachsenen, insbesondere bei psychischen Erkrankungen, die von Körperwahrnehmungsstörungen begleitet sind (Schizophrenie).

6.7.2 Kontraindizierte Therapiemaßnahmen

Zu den kontraindizierten Therapiemaßnahmen sind psychodynamische und aufdeckende Vorgehensweisen zu zählen. Aufgrund der Tatsache, dass die Ätiologie des frühkindlichen Autismus eindeutig als neurobiologisch anzusehen ist, sind solche Therapieverfahren nicht als wirksam zu betrachten. Das gilt nicht für sekundär in Folge der autistischen Störung entstandene Störungen, wie beispielsweise depressive Störungen. Als unwirksam haben sich ferner Therapien durch Gaben von Sekretin, hoch dosierte Vitamine (z. B. Megadosen von Vitamin B in Kombination mit Folsäure und Schilddrüsenhormonen), Salicylate oder Spurenelemente erwiesen. Letztere sind, genauso wie Diäten (frei von Gluten und Casein), sogar im Gegenteil nicht nur

als nicht wirksam, sondern auch als bedenklich für die Gesundheit einzustufen (Hediger et al. 2008).

Kritisch diskutiert werden muss der Versuch einer Sprachanbahnung bei nicht sprechenden autistischen Personen nach dem 8. Lebensjahr. Diese erscheint nicht sinnvoll, da es bisher keine Belege dafür gibt, dass Kinder, die bis dahin keine sinnvollen Worte sprechen können, noch funktionale Sprache entwickeln.

Der Halteansatz (»Forced Holding«) setzt sich über den Widerstand autistischer Kinder gegen Nähe und Körperkontakt hinweg. Das Festhalten, das so lange durchgeführt wird, bis das Kind seinen Widerstand aufgibt, soll die Angst vor Nähe beseitigen. Diese Vorgehensweise kann jedoch zu einer Zunahme aggressiver Gefühle und Handlungen des gewaltsam gehaltenen Kindes führen. Nach Prekop darf das Festhalten nicht zur Bestrafung oder Züchtigung angewendet werden und auch nicht von einer Bezugsperson, die auf das Verhalten des Kindes innerlich aggressiv oder ablehnend reagiert oder früher das Kind misshandelt hat. Diese sehr umstrittene Therapiemethode ist aufgrund der Gefahr des Missbrauchs derselben obsolet. Die Wirksamkeit ist wissenschaftlich nicht nachgewiesen.

6.8 Ethische Fragen

Bei der Auswahl von Therapiemethoden muss ein Gleichgewicht zwischen der Notwendigkeit von Interventionen und den Ressourcen des Patienten und dessen Familie berücksichtigt werden.

> **Es sollte also nicht zu viel, aber auch nicht zu wenig Therapie stattfinden. Die Eltern und ggf. auch die Betroffenen sollten über mögliche Interventionen umfassend informiert werden, insbesondere auch über die wissenschaftlich nachgewiesene Wirksamkeit von Verfahren.**

Behandlungen, die belegen wollen, dass autistische Störungen zu heilen sind, sollten kritisch betrachtet und Eltern nicht empfohlen werden.

Literatur

Aman MG, McDougle CJ, Scahill L et al. (2009) Medication and parent training in children with pervasive developmental disorders and serious behavior problems: results from a randomized clinical trial. J Am Acad Child Adolesc Psychiatry 48: 1143–1154

Andari E, Duhamel JR, Zalla T et al. (2010) Promoting social behavior with oxytocin in high-functioning autism spectrum disorders. Proc Nat Acad Sci U S A 107(9): 4389–4394

Anderson SR, Avery DL, DiPietro EK, Edwards GL, Christian WP (1987) Intensive home-based early intervention with autistic children. Education Treat Child 10: 352–366

Arnold LE, Vitiello B, McDougle C et al. (2003) Parent-defined target symptoms respond to risperidone in RUPP autism study: customer approach to clinical trials. J Am Acad Child Adolesc Psychiatry 42(12): 1443–1450

Arnold LE, Aman MG, Cook AM et al. (2006) Atomoxetine for hyperactivity in autism spectrum disorders: placebo-controlled crossover pilot trial. J Am Acad Child Adolesc Psychiatry 45(10): 1196–1205

Autismus Deutschland e.V. (2008) Allgemeine Prinzipien therapeutischer Arbeit. http://w3.autismus.de/pages/startseite/denkschrift/therapie-und-frFChfF6rderung/allgemeine-prinzipien….php. Zugegriffen 10. Mai 2011

Autismus-Kultur (2007) Delfintherapie? http://autismus-kultur.de/autismus/politik/delfintherapie.html. Zugegriffen 30. April 2011

Barnard L, Young AH, Pearson J, Geddes J, O'Brien G (2002) A systematic review of the use of atypical antipsychotics in autism. J Psychopharmacol 16(1): 93–101

Baron-Cohen S, Cox A, Baird G et al. (1996) Psychological markers in the detection of autism in infancy in a large population. Br J Psychiatry 168: 158–163

Baumester AA, Todd ME, Sevin JA (1993) Efficacy and specificity of pharmacological therapies for behavioral disorders in persons with mental retardation. Clin Neuropharmacol 16: 271–294

Bernard-Opitz V (2004) Autismus: Kinder mit Autismus Spektrum Störungen. Ein Praxishandbuch für Therapeuten, Eltern und Lehrer. Kohlhammer, Stuttgart

Birnbrauer JS, Leach DJ (1993) The Murdoch Early Intervention Program after 2 years. Behav Change 10: 63–74

Bristol MM, Gallagher JJ, Holt KD (1993) Maternal depressive symptoms in autism: response to psychoeducational intervention. Rehab Psychol 38: 3–10

Bundschuh M, Herbrecht E, Holtmann M, Bölte S, Poustka F (2007) Frequenz, Typ und Korrelate psychopharmakologischer Intervention bei Autismus-Spektrum-Störungen. 1. Wissenschaftliche Tagung Autismus-Spektrum-Störungen (WTASS) J. W. Goethe-Universität Frankfurt/M, 5 December 2007

Chambless DL, Hollon SD (1998) Defining empirically supported therapies. J Consult Clin Psychol 66(1): 7–18

Cowan J, Markham L (1994) EEG-Biofeedback for the attention problems of autism: a case study. Presented at the Annual Meeting of the Association for applied Psychophysiology and Biofeedback

Degen (2002) Flopp mit dem Flipper. Skeptiker 15: 75–76

Dietz C, Swinkels SH, Buitelaar JK, Daalen E van, Engeland H van (2007) Stability and change of IQ scores in preschool children diagnosed with autistic spectrum disorder. Europ Child Adolesc Psychiatry 16(6): 405–410

Di Martino A, Melis G, Cianchetti C, Zuddas A (2004) Methylphenidate for pervasive developmental disorders: safety and efficacy of acute single dose test and ongoing therapy: an open-pilot study. J Child Adolesc Psychopharmacol 14: 207–218

Eikeseth S (2009) Outcome of comprehensive psycho-educational interventions for young children with autism. Res Dev Disabil 30(1): 158–178

Eldevik S, Hastings RP, Hughes JC et al. (2009) Meta-analysis of early intensive behavioral intervention for children with autism. J Clin Child Adolesc Psychol 38(3): 439–450

Fenske EC, Zalenski S, Krantz PJ, McClannahan LE (1985) Age at intervention and treatment outcome for autistic children in a comprehensive intervention program. Analysis Intervent Dev Disabil 5: 49–58

Findling RL (2005) Pharmacologic treatment of behavioral symptoms in autism and pervasive developmental disorders. J Clin Psychiatry 66 (Suppl 10): 26–31

Finn P, Bothe AK, Bramlett RE (2005) Science and pseudoscience in communication disorders: criteria and applications. Am J Speech Lang Pathol 14(3): 172–186

Francis K (2005) Autism interventions: a critical update. Dev Med Child Neurol 47(7): 493–499

Frost LA, Bondy AS (2004) The picture exchange communication systems manual, 2nd edn. Pyramid Educational Consultants INC, Newark, DE

Galli-Carminati G, Deriaz N, Bertschy G (2009) Melatonin in treatment of chronic sleep disorders in adults with autism: a retrospective study. Swiss Med Wkly 139(19–20): 293–296

Ganz JB, Simpson RL (2004) Effects on communicative requesting and speech development of the Picture Exchange Communication System in children with characteristics of autism. J Autism Dev Disord 34(4): 395–409

Geller B, Gutmacher LB, Bleeg M (1981) Coexistence of childhood onset, pervasive developmental disorder and attention deficit disorder with hyperactivity. Am J Psychiatry 138: 388–389

Gilchrist A, Green J, Cox A et al. (2001) Development and current functioning in adolescents with Asperger syndrome: a comparative study. J Child Psychol Psychiatry 42(2): 227–240

Goldstein H (2002) Communication intervention for children with autism: a review of treatment efficacy. J Autism Dev Disord 32(5): 373–396

Goldstein H, Cisar CL (1992) Promoting interaction during sociodramatic play: teaching scripts to typical preschoolers and classmates with disabilities. J Appl Behav Anal 25(2): 265-80

Green L, Fein D, Modahl C et al. (2001) Oxytocin and autistic disorder: Alterations in peptide forms. Biol Psychiatry 50: 609–613

Gresham FM, MacMillan DL (1998) Early intervention project: can it claims be sustained and its effects replicated? J Autism Dev Disord 28: 5–13

Guastella AJ, Mitchell PB, Dadds MR (2008a) Oxytocin increases gaze to the eye region of human faces. Biol Psychiatry 63: 3–5

Guastella AJ, Mitchell PB, Mathews F (2008b) Oxytocin enhances the encoding of positive social memories in humans. Biol Psychiatry 64: 256–258

Handen BL, Johnson CR, Lubetsky M (2000) Efficacy of methylphenidate among children with autism and symptoms of attention-deficit hyperactivity disorder. J Autism Dev Disord 30: 245–255

Hanson E, Kalish LA, Bunce E et al. (2007) Use of complementary and alternative medicine among children diagnosed with autism spectrum disorder. J Autism Dev Disord 37(4): 628–636

Harris SL, Handleman JS (2000) Age and IQ at intake as predictors of placement for young children with autism: a four- to six-year follow-up. J Autism Dev Disord 30(2): 137–142

Hart BM, Risley TR (1975) Incidental teaching of language in the preschool.J Appl Behav Anal 8: 411–420

Häßler F (2007) Management of mentally disabled children and adolescents with and without additional psychological disorders in Germany. Z Kinder Jugendpsychiatr Psychother 35(6): 381–383

Häußler A, Happel C, Tuckermann A, Altgassen M, Adl-Amini K (2008) SOKO Autismus, Gruppenangebote zur Förderung SOzialer KOmpetenzen bei Menschen mit Autismus, Erfahrungsbericht und Praxishilfen. Modernes Lernen, Dortmund

Hazell P (2007) Drug therapy for attention-deficit/hyperactivity disorder-like symptoms in autistic disorder. J Paediatr Child Health 43(1–2): 19–24

Hediger ML, England LJ, Molloy CA et al. (2008) Reduced bone cortical thickness in boys with autism or autism spectrum disorder. J Autism Dev Disord 38(5): 848–856

Hellings JA, Kelley LA, Gabrielli WF, Kilgore E, Shah P (1996) Sertraline response in adults with mental retardation and autistic disorder. J Clin Psychiatry 57(8): 333–336

Herbrecht E, Bölte S, Poustka F (2008) KONTAKT – Frankfurter Kommunikations- und soziales Interaktions-Gruppentraining bei Autismus-Spektrum-Störungen. Hogrefe, Göttingen

Hollander E, Phillips A, Chaplin W et al. (2005) A placebo controlled crossover trial of liquid fluoxetine on repetitive behaviors in childhood and adolescent autism. Neuropsychopharmacology 30(3): 582–589

Hollander E, Wasserman S, Swanson EN et al. (2006) A double-blind placebo-controlled pilot study of olanzapine in childhood/adolescent pervasive developmental disorder. J Child Adolesc Psychopharmacol 16(5): 541–548

Howlin P (2000) Autism and intellectual disability: diagnostic and treatment issues. J R Soc Med 93(7): 351–355

Howlin P (2003) Can early interventions alter the course of autism? Novartis Found Symp 251: 250–259

Howlin P, Rutter M (1987) Treatment of autistic children. Wiley, New York

Howlin P, Gordon RK, Pasco G, Wade A, Charman T (2007) The effectiveness of Picture Exchange Communication System (PECS) training for teachers of children with autism: a pragmatic, group-randomised controlled trial. J Child Psychol Psychiatry 48(5): 473–481

Jarusiewicz B (2002) Efficacy of neurofeedback for children in the autistic sprectrum: a pilot study. J Neurother 6: 39–649

Kanner L (1973) The birth of early infantile autism. J Autism Child Schizophr 3(2): 93–95

King BH, Bostic JQ (2006) An update on pharmacologic treatments for autism spectrum disorders. Child Adolesc Psychiatr Clin N Am 15(1): 161–175

Koegel RL, Bimbela A, Schreibman L (1996) Collateral effects of parent training on family interactions. J Autism Dev Disord 26(3): 347–359

Koegel RL, Koegel LK, McNerney EK (2001) Pivotal areas in intervention for autism. J Clin Child Psychol 30(1): 19–32

Kosfeld M, Heinrichs M, Zak PJ, Fischbacher U, Fehr E (2005) Oxytocin increases trust in humans. Nature 435: 673–676

Kratochvil CJ, Heiligenstein JH, Dittmann R et al. (2002) Atomoxetine and methylphenidate treatment in children with ADHD: a prospective, randomized, open-label trial. J Am Acad Child Adolesc Psychiatry 41: 776–784

Langworthy-Lam KS, Aman MG, Van Bourgondien ME (2002) Prevalence and patterns of use of psychoactive medicines in individuals with autism in the Autism Society of North Carolina. J Child Adolesc Psychopharmacol 12(4): 311–321

Lovaas OI (1981) Teaching developmentally disabled children: TheMeBook. Pro-Ed, Austin, Tx

Lovaas OI (1987) Behavioral treatment and normal educational and intellectual functioning in young autistic children. J Consult Clin Psychol 55(1): 3–9

Lovaas OI, Smith T (1989) A comprehensive behavioral theory of autistic children: paradigm for research and treatment. J Behav Ther Exp Psychiatry. 20(1): 17–29

Luby J, Mrakotsky C, Stalets MM et al. (2006) Risperidone in preschool children with autistic spectrum disorders: an investigation of safety and efficacy. J Child Adolesc Psychopharmacol 16(5): 575–587

Martinez S, Detzner M, Poustka F (1985) Combined treatment of autism. Z Kinder Jugendpsychiatr 13: 253–267

Matson JL, Benavidez DA, Compton LS, Paclawskyj T, Baglio C (1996) Behavioral treatment of autistic persons: a review of research from 1980 to the present. Res Dev Disabil 17(6): 433–465

Matson JL, Bamburg JW, Mayville EA et al. (2000) Psychopharmacology and mental retardation: a 10 year review (1990–1999). Res Dev Disabil 21: 263–296

Mawhood L, Howlin P, Rutter M (2000) Autism and developmental receptive language disorder – -a comparative follow-up in early adult life. I: Cognitive and language outcomes. J Child Psychol Psychiatry 41(5): 547–559

McConachie H, Diggle T (2007) Parent implemented early intervention for young children with autism spectrum disorder: a systematic review. J Eval Clin Pract 13(1): 120–129

McCracken JT (2005) Safety issues with drug therapies for autism spectrum disorders. J Clin Psychiatry 66 (Suppl 10): 32–37

McCracken JT, McGough J, Shah B et al. (2002) Risperidone in children with autism and serious behavioral problems. N Engl J Med 347(5): 314–321

McDougle CJ, Naylor ST, Cohen DJ et al. (1996) A double-blind, placebo-controlled study of fluvoxamine in adults with autistic disorder. Arch Gen Psychiatry 53(11): 1001–1008

McDougle CJ, Brodkin ES, Naylor ST et al. (1998) Sertraline in adults with pervasive developmental disorders: a prospective open-label investigation. J Clin Psychopharmacol 18(1): 62–66

McDougle CJ, Scahill L, Aman MG et al. (2005) Risperidone for the core symptom domains of autism: results from the study by the autism network of the research units on pediatric psychopharmacology. Am J Psychiatry 162(6): 1142–1148

McEachin JJ, Smith T, Lovaas OI (1993) Long-term outcome for children with autism who received early intensive behavioral treatment. Am J Ment Retard 97: 359–372

Meins W (2005) Epidemiologie der Psychopharmakobehandlung bei Menschen mit geistiger Behinderung. In: Häßler F, Fegert JN (Hrsg) Moderne Behandlungskonezpte für Menschen mit geistiger Behinderung. Schattauer, Stuttgart, S 77–84

Mesibov GB, Schopler E, Schaffer B, Landrus R (2000) AAPEP, Entwicklungs- und Verhaltensprofil für Jugendliche und Erwachsene. Modernes Lernen, Dortmund

Metz B, Mulick JA, Butter EM (2005) Autism: A late 20th century fad magnet. In: Jacobson JW, Foxx RM, Mulick JA (eds). Controversial therapies for developmental disabilities: fad, fashion, and science in professional practice. Erlbaum, Mahwah, NJ, pp 237–263

Modahl C, Green L, Fein D et al. (1998) Plasma oxytocin levels in autistic children. Biol Psychiatry 43: 270–277

Moore ML, Eichner SF, Jones JR (2004) Treating functional impairment of autism with selective serotonin-reuptake inhibitors. Ann Pharmacother 38(9): 1515–1519

Mukaddes NM, Abali O, Kaynak N (2003) Citalopram treatment of children and adolescents with obsessive-compulsive disorder: a preliminary report. Psychiatry Clin Neurosci 57: 405–408

Mukaddes NM, Abali O, Gurkan K (2004) Short-term efficacy and safety of risperidone in young children with autistic disorder (AD). World J Biol Psychiatry 5: 211–214

Namerow LB, Thomas P, Bostic JQ, Prince J, Monuteaux MC (2003) Use of citalopram in pervasive developmental disorders. J Dev Behav Pediatr 24(2): 104–108

National Initiative for Autism (2003) Screening and assessment: National Autism Plan for Children (NACP). The National Autistic Society, London

Ölsner W (2000) Schulische Förderung von Kindern mit Asperger-Autismus. In: Pickartz A, Hölzl H, Schmidt M (Hrsg) Autistische Menschen zwischen Jugend- und Behindertenhilfe. Lambertus, Freiburg, S 123–143

Ozonoff S, Cathcart K (1998) Effectiveness of a home program intervention for young children with autism. J Autism Dev Disord 28(1): 25–32

Panerai S, Ferrante L, Zingale M (2002) Benefits of the Treatment and Education of Autistic and Communication Handicapped Children (TEACCH) programme as compared with a non-specific approach. J Intellect Disabil Res 46(Pt 4): 318–327

Pineda JA, Brang D, Hecht E et al. (2008) Positive behavioral and electrophysiological changes following neurofeedback training in children with autism. Res Autism Spectrum Disord 2: 557–581

Piven J, Harper J, Palmer P, Arndt S (1996) Course of behavioral change in autism: a retrospective study of high-IQ adolescents and adults. J Am Acad Child Adolesc Psychiatry 35(4): 523–539

Posey DJ, Wiegand RE, Wilkerson J et al. (2006) Open-label atomoxetine for attention-deficit/hyperactivity disorder symptoms associated with high-functioning pervasive developmental disorders. J Child Adolesc Psychopharmacol 16(5): 599–610

Probst P (2003) Development and evaluation of a psycho-educational parent group training program for families with autistic children. Prax Kinderpsychol Kinderpsychiatr 52(7): 473–490

RUPP Autism Network (2005) Randomized, controlled, crossover trial of methylphenidate in pervasive developmental disorders with hyperactivity. Arch Gen Psychiatry 62: 1266–1274

Remington G, Sloman L, Konstantareas M, Parker K, Gow R (2001) Clomipramine versus haloperidol in the treatment of autistic disorder: a double-blind, placebo-controlled, crossover study. J Clin Psychopharmacol 21(4): 440–444

Robertson J, Emerson E, Gregory N et al. (2000) Receipt of psychotropic medication by people with intellectual disability in residential settings. J Intellect Disabil Res 44: 666–676

Rogers SJ (2000) Interventions that facilitate socialization in children with autism. J Autism Dev Disord 30(5): 399–409

Rogers SJ, Vismara LA (2008) Evidence-based comprehensive treatments for early autism. J Clin Child Adolesc Psychol 37(1): 8–38

Savaskan E, Ehrhardt R, Schulz A, Walter M, Schächinger H (2008) Post-learning intranasal oxytocin modulates

human memory for facial identity. Psychoneuroendocri-
nology 33: 368–374

Schopler E, Short A, Mesibov G (1989) Relation of behavioral treatment to »normal functioning«: comment on
Lovaas. J Consult Clin Psychol 57(1): 162–164

Schopler E, Reichler RJ, Bashford A (2004) PEP-R. Entwi-
cklungs- und Verhaltensprofil, Bd 1. Modernes Lernen
Borgmann, Dortmund

Schreibman L, Kaneko WM, Koegel RL (1991) Positive affect
of parents of autistic children: a comparison across two
teaching techniques. Behav Ther 22: 479–490

Sheinkopf SJ, Siegel B (1998) Home-based behavioral
treatment of young children with autism. J Autism Dev
Disord 28(1): 15–23

Sinzig J, Lehmkuhl G (2007) Intelligenzminderung. Fortschr
Neurol Psychiatr 74(8): 469–482

Sofronoff K, Leslie A, Brown W (2004) Parent management
training and Asperger syndrome: a randomized controlled trial to evaluate a parent based intervention. Autism
8(3): 301–317

Steinhausen HC, Aster M van (Hrsg) (1999) Verhaltenstherapie und Verhaltensmedizin bei Kindern und Jugendlichen. Beltz, Weinheim

Stigler KA, Posey DJ, McDougle CJ (2004) Aripiprazole for
maladaptive behavior in pervasive developmental disorders. J Child Adolesc Psychopharmacol 14(3): 455–463

Strayhorn JM, Rapp N, Donina W, Strain PS (1988) Randomized trial of methylphenidate for an autistic child. J Am
Acad Child Adolesc Psychiatry 27: 244–247

Süss-Burghart H (1994) Frühkindlicher Autismus: ein Fall-
bericht. Verhaltenstherapie 4: 38–43

Van Bourgondien ME, Reichle NC, Schopler E (2003) Effects
of a model treatment approach on adults with autism. J
Autism Dev Disord 33(2): 131–140

Volkmar FR, Lord C, Bailey A, Schultz RT, Klin A (2004) Autism
and pervasive developmental disorders. J Child Psychol
Psychiatry 45(1): 135–170

Warnke A (2008) Intelligenzminderungen. In: Remschmidt
H, Mattejat F, Warnke A (Hrsg) Therapie psychischer
Störungen bei Kindern und Jugendlichen. Thieme,
Stuttgart, S 189–204

Warnke A (2010) Anmerkungen zur Pharmakotherapie
psychischer Störungen bei Kindern und Jugendlichen
mit geistiger Behinderung. In: Gerlach M, Mehler-Wex C,
Walitza S, Warnke A, Wewetzer C (Hrsg) Neuro-Psycho-
pharmaka im Kindes- und Jugendalter. Springer, Wien,
S 95–102

Williams White S, Koenig K, Scahill L (2007) Social skills development in children with autism spectrum disorders:
a review of the intervention research. J Autism Dev
Disord 37(10): 1858–1868

Wirojanan J, Jacquemont S, Diaz R et al. (2009) The efficacy
of melatonin for sleep problems in children with autism,
fragile X syndrome, or autism and fragile X syndrome. J
Clin Sleep Med 5(2): 145–150

Der Blick voraus: Verlauf und Prognose

Der frühkindliche Autismus wird zu den tiefgreifenden Entwicklungsstörungen gezählt. Es handelt sich folglich um eine Störung mit einer schweren qualitativen Abweichung vom normalen Entwicklungsverlauf, die zu keinem Alterszeitpunkt normal ist. Kinder mit tiefgreifenden Entwicklungsstörungen weisen im Unterschied zu vielen psychischen Störungen mit typischen und charakteristischen Remissionen und Rezidiven Einschränkungen oder Verzögerungen mit einem stetigen Verlauf auf. Untersuchungen zur Stabilität der Diagnose beschreiben entsprechend hohe Übereinstimmungen zwischen dem Kindes- und Erwachsenenalter (Nordin u. Gillberg 1998; Howlin et al. 2004; Billstedt et al. 2005) mit einer Kontinuität der Trias von Interaktions- bzw. Kommunikationsstörungen und repetitivem und stereotypem Verhalten (Howlin 2003; Ballaban-Gil et al. 1996).

7.1   Verlauf der Symptomatik des frühkindlichen Autismus bis ins Erwachsenenalter

Der Verlauf des frühkindlichen Autismus wurde bisher eher unsystematisch in wenigen Längsschnittstudien betrachtet. Dies hat u. a. damit zu tun, dass das Störungsbild erst in den vergangenen Jahren im Bereich der Erwachsenenpsychiatrie und -psychotherapie auf Interesse gestoßen ist. Der hochfunktionale Autismus steht dabei jedoch im Vordergrund des wissenschaftlichen und klinischen Interesses. Howlin und Goode (1998) belegen in einer Übersichtsarbeit, die 17 Querschnitts- und Längsschnittstudien von 1956 bis 1995 zusammenfasst, dass sich die autistische Symptomatik in einem Umfang von 30–80% im Verlaufe der Entwicklung zurückbildet. Allerdings bleiben soziale und kommunikative Fähigkeiten auf einem niedrigen Niveau (Beadle-Brown et al. 2002). Etwa 20% der Menschen mit frühkindlichem Autismus erwerben als Erwachsene keine normale Sprache (Mawhood 1995). Diverse empirische Studien zeigen, dass nur 10% der Betroffenen ein selbstständiges Leben führen und 40–50% in Institutionen leben (❑ Tab. 7.1). Bölte et al. (2005) stellen fest, dass 53% der geistig behinderten autistischen Personen in Werkstätten arbeiten und 19% der normal Be-

gabten im Erwachsenenalter eine Arbeit auf dem freien Arbeitsmarkt haben.

Der Verlauf der unterschiedlichen Störungsbereiche und deren Ausprägung im Erwachsenenalter sind nur unzureichend untersucht. Gewiss ist dies auch auf die häufig sehr individuellen Verläufe der autistischen Symptomatik zurückzuführen. Seltzer et al. (2003) untersuchten den Verlauf der nach ICD-10 und DSM-IV diagnosebegründenden Kriterien und beschreiben für eine Gruppe von Adoleszenten insbesondere Verbesserungen in der sozialen reziproken Interaktion, während erwachsene Menschen mit Autismus insbesondere im Bereich des repetitiven, ritualisierten und stereotypen Verhaltens Verbesserungen im Lebensverlauf aufweisen. Insgesamt zeigten sich die maximalen Veränderungen für den Bereich Sprache. Nur geringe Symptomverbesserungen zeigten sich jedoch für den Bereich »Freundschaften haben«.

Die Wirksamkeit unterschiedlicher Behandlungsansätze ist ausführlich in ▶ Kap. 8 beschrieben. An dieser Stelle soll erneut bemerkt werden, dass der frühkindliche Autismus nicht kausal heilbar ist. Der Verlauf hängt des Weiteren nicht zwangsläufig von einer Behandlung ab, da auch Spontanremissionen, die auf den physiologischen entwicklungsverzögerten Verlauf zurückzuführen sind, bestehen können. Ein markantes Beispiel dafür sind Kinder mit einem frühkindlichen Autismus, die eine deutliche Sprachentwicklungsverzögerung aufweisen, jedoch später über eine normale sowohl expressive als auch rezeptive Sprache verfügen.

7.2   Prognostische Faktoren

7.2.1   Prognostische Faktoren im Längsschnitt

Systematische Längsschnittstudien (Howlin 2000; Howlin et al. 2004; Billstedt et al. 2007) beschreiben übereinstimmend, dass einerseits die intellektuelle Leistungsfähigkeit und zum anderen sprachliche Fähigkeiten die solidesten Prädiktoren für die Ausprägung der Symptomatik und das Funktionsniveau im Erwachsenalter sind. An dieser Stelle ist zu beachten, dass die erwachsenen Individuen bei der Erhebung der Daten im Durchschnitt nicht äl-

◻ **Tab. 7.1** Bewertung unterschiedlicher Lebensbereiche von Erwachsenen mit Autismus-Spektrum-Störungen (inkl. Asperger-Syndrom). (Nach Howlin et al. 2005)

Unabhängigkeit und soziale Integration	Moderater bis hoher Grad an Unabhängigkeit in Bezug auf Lebensführung (Arbeit/Wohnen); einige stabile Sozialkontakte	0–35%
	Bedarf an Unterstützung in Bezug auf Lebensführung, aber teilautonome Bereiche	9–77%
	Hohes Maß an Betreuungsbedarf in Heimen oder elterlichem Zuhause	16–88%
Ausbildung und Beruf	Akademische Ausbildung	0–50%
	Ausübung eines Berufs	22%

ter als 30 Jahre waren. Wissen über die Entwicklung von Erwachsenen mit frühkindlichem Autismus liegt für »höhere« Lebensbereiche somit nicht vor.

Bezogen auf die intellektuelle Leistungsfähigkeit leben autistische Erwachsene mit einem IQ-Wert <50, aber auch noch mit einem IQ-Wert zwischen 50 und 70 überwiegend in betreuten Einrichtungen mit deutlichen Einschränkungen vor allem im sozialen Bereich. Auch bei Betroffenen mit guter intellektueller Leistungsfähigkeit sind sprachliche Fähigkeiten, aber auch die Ausprägung des repetitiven und stereotypen Verhaltens prognostisch bedeutsam. Ein Anteil von 25% der Betroffenen führt ein unabhängiges Leben und geht einer Beschäftigung im ersten Arbeitsmarkt nach (Cederlund et al. 2008). Insbesondere bei guter intellektueller Leistungsfähigkeit, also bei Betroffenen mit einem High-functioning-Autismus, werden von Eltern in längsschnittlich angelegten Befragungen Verbesserungen im Bereich der sozialen Interaktion, repetitivem und stereotypem Verhalten, adaptivem Verhalten und sozialer Responsivität beschrieben (McGovern u. Sigman 2005). Bestimmte Symptome, wie beispielsweise abnorme Reaktionen auf sensorische Reize, scheinen sich prognostisch unverändert auch im Erwachsenenalter darzustellen und sollten bei der Planung von Wohneinrichtungen oder Arbeitsplätzen von Erwachsenen mit frühkindlichem Autismus berücksichtigt werden.

Beschriebene und zu untersuchende Prognosefaktoren des frühkindlichem Autismus

▬ Beschriebene Prognosefaktoren
  – Intellektuelle Leistungsfähigkeit
  – Sprachliche Fähigkeiten
  – Grad des repetitiven und stereotypen Verhaltens
▬ Zu untersuchende Prognosefaktoren des frühkindlichen Autismus
  – Anzahl und Ausprägung komorbider Störungen
  – Autistische Störung der Eltern
  – Akzeptanz der Störung durch Eltern
  – Geschlecht
  – Frühintervention
  – Sozioökonomischer Status der Eltern
  – Ausbildungsniveau

7.2.2 Prognose unter Berücksichtigung komorbider Störungen

Aktuell fehlen Angaben dazu, inwiefern **komorbide psychiatrische Störungen**, die sehr häufig bei Menschen mit frühkindlichem Autismus auftreten, die Entwicklung und die Gesamtprognose beeinflussen. Aufgrund von Verhaltensbeobachtungen ist bekannt, dass insbesondere Veränderungsängste, ausgeprägtes Zwangsverhalten, Aggressionen, inadäquates sexuelles sowie selbstverletzendes Verhalten und emotionale Durchbrüche die Entwicklung beträchtlich behindern. Untersuchungen zum Auftreten von ADHS-ähnlicher Symptomatik bei Erwachsenen mit sowohl einem Low- als auch High-functioning-Autismus weisen darauf hin, dass eine derartige Symptomatik, mit einem Rückgang der Hypermotorik, jedoch einer Zunahme der Unaufmerksamkeit, ins Erwachsenenalter hinein stabil ist (Sinzig et al. 2010, unveröffentlichtes Manuskript). Depressive Symptome entstehen meist nicht vor dem Jugendalter, beeinträchtigen jedoch die Betroffenen stark bis ins Erwachsenenalter hinein (Ghazziuddin et al. 2002). Stahlberg et al. (2004) beschreiben komorbide Störungen bei Erwachsenen, bei denen in der Kindheit eine autistische Störung diagnostiziert wurde. Die Stichprobe umfasste 241 Patienten im Alter von 19–60 Jahren. In der Gruppe der Patienten mit autistischer Störung fanden sich 7% mit einer bipolaren Störung mit psychotischen Symptomen und 7,8% mit einer Psychose. Natürlich ist es fraglich, ob hier Komorbidität vorliegt oder ob die Frühsymptome der späteren Störungen in der Kindheit fehlgedeutet wurden.

Hinsichtlich organischer Erkrankungen ist beschrieben, dass das Auftreten einer Epilepsie bzw. einer zusätzlichen organischen Erkrankung vor dem 5. Lebensjahr als prognostisch ungünstig hinsichtlich der Entwicklung des Schweregrades der autistischen Symptomatik im Erwachsenenalter (Billstedt et al. 2007) gilt.

7.2.3 Mortalität bei frühkindlichem Autismus

Bisher liegen wenige Studien zur Mortalität von frühkindlichem Autismus vor. Für Menschen mit einer tiefgreifenden Entwicklungsstörung ist eine doppelt so hohe Mortalität verglichen mit der Allgemeinbevölkerung beschrieben (Isager et al. 1999; Shavelle et al. 2001; Pickett et al. 2006). Intelligenzminderung und das insbesondere beim frühkindlichen Autismus gehäufte Auftreten von Epilepsie sind häufig bei den Betroffenen mit einem früheren Tod assoziiert. Häufige Todesursachen sind Unfälle, Selbstverletzungen, Folgen des Anfallsleidens sowie Erkrankungen der Atmungsorgane.

7.2.4 Lebensqualität bei frühkindlichem Autismus

In Bezug auf Verlauf und Prognose wurde die Untersuchung von Lebensqualität bei Kindern und Jugendlichen sowie Erwachsenen mit frühkindlichem Autismus bisher kaum beschrieben. Kamp-Becker et al. (2010) fanden eine niedrigere Lebensqualität bei Jugendlichen mit Autismus-Spektrum-Störungen im Vergleich zu gesunden Individuen. Die Ausprägung der Lebensqualität wies jedoch auf einen Zusammenhang mit Alltagsfertigkeiten hin.

Literatur

Ballaban-Gil K, Rapin I, Tuchman R, Shinnar S (1996) Longitudinal examination of the behavioral, language, and social changes in a population of adolescents and young adults with autistic disorder. Pediatr Neurol 15: 217–223

Beadle-Brown, J, Murphy G, Wing L et al. (2002) Changes in social impairment for people with intellectual disabilities: a follow-up of the Camberwell cohort. J Autism Dev Disord 32: 195–206

Billstedt E, Gillberg IC, Gillberg C (2005) Autism after adolescence: population-based 13- to 22-year follow-up study of 120 individuals with autism diagnosed in childhood. J Autism Dev Disord 35: 351–360

Billstedt E, Gillberg IC, Gillberg C (2007) Autism in adults: symptom patterns and early childhood predictors. Use of the DISCO in a community sample followed from childhood. J Child Psychol Psychiatry 48: 1102–1110

Bölte S, Wörner S, Poustka F (2005) Kindergarten, Schule, Beruf: die Situation in einer Stichprobe von Menschen mit autistischen Störungen. Heilpädagogik Online 1: 68 Heilpädagogik-Online 01/05: 68-8181

Cederlund M, Hagberg B, Billstedt E, Gillberg IC, Gillberg C (2008) Asperger syndrome and autism: a comparative longitudinal follow-up study more than 5 years after original diagnosis. J Autism Dev Disord 38: 72–85

Ghaziuddin M, Ghaziuddin N, Greden J (2002) Depression in persons with autism: implications for research and clinical care. J Autism Dev Disord 2: 299–306

Howlin P (2000) Autism and intellectual disability: diagnostic and treatment issues. J R Soc Med 93: 351–355

Howlin P (2003) Outcome in high-functioning adults with autism with and without early language delays: implications for the differentiation between autism and Asperger syndrome. J Autism Dev Disord 33: 3–13

Howlin P, Goode S (1998) Outcome in adult life for people with autism and Asperger's syndrome. In: Volkmar F (ed). Autism and pervasive developmental disorders. Cambridge University Press, Cambridge, pp 209–241

Howlin P, Goode S, Hutton J, Rutter M (2004) Adult outcome for children with autism. J Child Psychol Psychiatry 45: 212–229

Howlin P, Alcock J, Burkin C (2005) An 8 year follow-up of a specialist supported employment service for high-ability adults with autism or Asperger syndrome. Autism 9: 533–549

Isager T, Mouridsen SE, Rich B (1999) Mortality and causes of death in pervasive developmental disorders. Autism 3: 7–16

Kamp-Becker I, Schröder J, Remschmidt H, Bachmann CJ (2010) Health-related quality of life in adolescents and young adults with high functioning autism-spectrum disorder. P S M 7: Doc 02, DOI: 10.3205/psm000064

Mawhood L (1995) Autism and developmental language disorders. Implications from a follow-up in early adult life. Unpublished PhD thesis, University of London

McGovern CW, Sigman M (2005) Continuity and change from early childhood to adolescence in autism. J Child Psychol Psychiatry 46: 401–408

Nordin V, Gillberg C (1998) The long-term course of autistic disorders: update on follow-up Studies. Acta Psychiatr Scand 97: 99–108

Pickett JA, Paculdo DR, Shavelle RM, Strauss DJ (2006) 1998–2002 update on »causes of death in autism«. J Autism Dev Disord 36(2): 287–288

Seltzer MM, Krauss MW, Shattuck PT et al. (2003) The symptoms of autism spectrum disorders in adolescence and adulthood. J Autism Dev Disord 33: 565–581

Shavelle RM, Strauss DJ, Pickett J (2001) Causes of death in autism. J Autism Dev Disord 31: 569–576

Stahlberg O, Soderstrom H, Rastam M, Gillberg C (2004) Bipolar disorder, schizophrenia, and other psychotic disorders in adults with childhood onset AD/HD and/or autism spectrum disorders. J Neural Transm 111: 891–902

Was wir nicht wissen: Offene Fragen

8.1   Dimensionaler versus kategorialer Ansatz

Dass sich hinter den kategorialen Diagnosen des autistischen Spektrums eine dimensionale Fülle von unterschiedlichen Symptomausprägungen verbirgt, ist in ▶ Kap. 2 ausführlich erläutert worden. Basierend auf diesem Spektrum-Konzept wird davon ausgegangen, dass sich die kategorialen Diagnosen (wie z. B. der frühkindliche Autismus vs. Asperger-Syndrom) zwar hinsichtlich der Ausprägung und Akzentuierung der Symptomatik, jedoch nicht in Bezug auf die Kernsymptomatik (qualitative Einschränkungen in Interaktion und Kommunikation) unterscheiden. Alle Störungen sind aus diesem Grund den tiefgreifenden Entwicklungsstörungen zuzuordnen. Zweifelhaft ist, ob das Rett-Syndrom und die desintegrative Störung des Kindesalters ebenfalls diesen zuzuordnen ist, da es sich bei beiden Störungsbildern um demenzielle Abbauprozesse nach einer zunächst normalen Entwicklung handelt.

Als Kernsymptomatik haben sich deutlich qualitative Beeinträchtigungen der sozialen Interaktion sowie Störungen der Kommunikation in Studien abgebildet (Bell et al. 2011), jedoch nicht stereotypes repetitives und ritualisiertes Verhalten.

Offen ist die Frage, wie das Spektrum-Konzept in den zukünftigen Klassifikationskriterien der ICD-11 bzw. der DSM-V zu berücksichtigen ist. Muss man von den kategorialen Diagnosen abweichen oder wird, ähnlich wie bei der »Umklassifikation« der depressiven Störungen (in ICD-9 bzw. DSM-III: neurotische vs. endogene Störung; ICD-10 bzw. DSM-IV: depressive Episode [leicht/mittel/schwer]) der Schweregrad berücksichtigt werden müssen kombiniert mit Diagnosezusätzen (◘ Tab. 8.1)?

Weiterhin umstritten ist die Abgrenzung zwischen High-functioning-Autismus als hochfunktionaler Variante des frühkindlichen Autismus und dem Asperger-Syndrom. Zwar unterscheiden sich die Betroffenen hinsichtlich der Sprachentwicklung und der Ausprägung der intellektuellen Fähigkeit, jedoch konnte in Studien kein Unterschied zwischen der Ausprägung der autistischen Symptomatik bzw. hinsichtlich des pragmatischen Sprachverständnisses und der expressiven Sprache

(Howlin 2003; Kamp-Becker et al. 2010) beschrieben werden. Vermutlich liegen den Störungsbildern gemeinsame molekularbiologische Ursachen mit unterschiedlichen Ausprägungen zugrunde, die zu den beobachtbaren Phänotypen und damit kategorialen Diagnosen führen.

8.2   Biologische Pathogenese

Mittlerweile ist unumstritten, dass dem frühkindlichen Autismus eine genetische Ursache zugrunde liegt. Die Befunde hierzu wurden in ▶ Kap. 3. ausführlich dargestellt. Doch wenn man in den 1980er Jahren auch gehofft hat, die Ursachen für den frühkindlichen Autismus bald zu kennen, muss man angesichts neuer allgemeiner theoretischer Erkenntnisse im Bereich der Molekularbiologie feststellen, dass wir nur erahnen können, was wir alle noch nicht wissen (können), da die Komplexität molekularbiologischer Prozesse zunehmend deutlich wird.

Auch wenn uns also Genomscans bedeutsame Genorte anzeigen, die bei Weitem noch nicht repliziert sind, so wissen wir noch fast gar nichts darüber, was vom »Gen zum Gehirn« (= Pathogenese) passiert.

Isolierte Befunde aus dem Bereich der Bildgebung, der Neurophysiologie und der Neuropsychologie können folglich nur deskriptiv verstanden werden. Erst die Verknüpfung dieser Befunde kann gepaart mit molekularbiologischen Untersuchungen ausreichende Erklärungen für die Entstehung des frühkindlichen Autismus liefern. Da so viele verschiedene Teilaspekte untersucht werden, ist es unerlässlich zur Beantwortung der Frage nach der Ursache des frühkindlichen Autismus, Untersuchungen an großen Stichproben durchzuführen (◘ Abb. 8.1).

Voraussetzung dafür ist eine einheitlich durchgeführte Diagnostik, da bisher immer noch unterschiedliche Bewertungsmaßstäbe in der Beurteilung hinsichtlich des Vorliegens eines frühkindlichen Autismus angewendet werden. Konsensuskonferenzen und auch die Einrichtung von zertifizierten Autismus-Zentren wären hierfür eine sinnvolle Lösung.

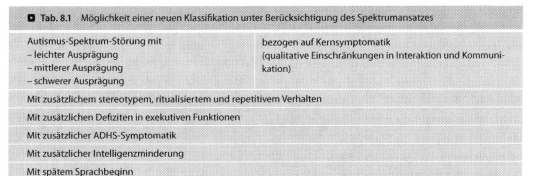

Tab. 8.1 Möglichkeit einer neuen Klassifikation unter Berücksichtigung des Spektrumansatzes

Autismus-Spektrum-Störung mit – leichter Ausprägung – mittlerer Ausprägung – schwerer Ausprägung	bezogen auf Kernsymptomatik (qualitative Einschränkungen in Interaktion und Kommunikation)
Mit zusätzlichem stereotypem, ritualisiertem und repetitivem Verhalten	
Mit zusätzlichen Defiziten in exekutiven Funktionen	
Mit zusätzlicher ADHS-Symptomatik	
Mit zusätzlicher Intelligenzminderung	
Mit spätem Sprachbeginn	

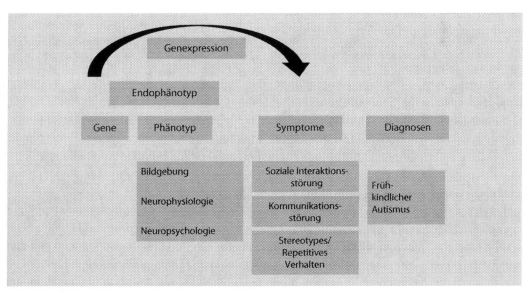

Abb. 8.1 Modell der Pathogenese des frühkindlichen Autismus

8.3 Diagnostik

Es konnte gezeigt werden, dass der frühkindliche Autismus bereits im Alter von 18 Lebensmonaten relativ sicher feststellbar ist (Baird et al. 2000). Die Reliabilität der dafür verwendeten Verfahren (ADI-R, ADOS) ist als befriedigend einzuschätzen. Im Unterschied zum Asperger-Syndrom fallen Kinder mit einem frühkindlichen Autismus schon früh durch eine Sprachentwicklungsverzögerung auf.

Schwierigkeiten ergeben sich aktuell in der frühen Differenzialdiagnostik zwischen ADHS und dem frühkindlichen Autismus, insbesondere dem High-functioning-Autismus. Jensen und Mack (1997) stellten in einer Untersuchung fest, dass bei 74% der Kinder mit einer Autismus-Spektrum-Störung zuvor die Diagnose ADHS gestellt worden war. Diese Fehldiagnosen führen zu Fehlbehandlungen, so dass aus ökonomischen, aber auch ethischen Gründen dieser Bereich weiter erforscht werden muss. Unklar ist derzeit, welche Symptome früh und gut zwischen den beiden Störungsgruppen unterscheiden. Interessant ist an dieser Stelle auch die Frage, wie sich die beiden Störungsbilder im Entwicklungsverlauf voneinander unterschiedlich abbilden.

Wichtig wäre auch, Instrumente zur besseren Unterscheidung zwischen einer depressiven Störung und einem High-functioning-Autismus zu etablieren. Insbesondere im Jugendalter führt eine ausgeprägte depressive Symptomatik mit einer sozialen Unsicherheit zu einer Fehldiagnose.

8.4 Therapieforschung

Hinsichtlich der Therapieforschung gibt es viele offene Fragen, da weiterhin die Ursachen für den frühkindlichen Autismus nicht ausreichend aufgeklärt sind. Aus diesem Grund ist keine ursachenbezogenen Behandlung des frühkindlichen Autismus möglich.

Es müssen zukünftig also ausgehend von neuen wissenschaftlichen Ergebnissen Studien durchgeführt werden, die bekannte Ursachen berücksichtigen. Ein Beispiel hierfür ist in der Behandlung des frühkindlichen Autismus die therapeutischen Anwendung von Oxytocin (Andari et al. 2010).

Da die Aufklärung der tatsächlichen neurobiologischen Ursachen erst in der Zukunft liegt, muss andererseits die Wirksamkeit der aktuell verwendeten Therapien im Rahmen von kontrollierten Studien überprüft werden. Zurzeit liegt nur eine unzureichende Anzahl von Studien mit entsprechender Methodik vor. Ungeklärt ist auch die Frage, welche Behandlungskomponenten bei welcher Subgruppe des frühkindlichen Autismus wirken. Mit diesem erweiterten Wissen könnten Behandlungsprogramme nicht nur effizienter, sondern auch wirtschaftlicher angewendet werden. Auf dieses Thema wird in ▶ Kap. 6 ausführlich eingegangen.

Interessant ist in diesem Zusammenhang auch die Frage, ob komorbide Störungen wie z. B. ADHS, Angst oder Depression mit gleichen evidenzbasierten Therapieverfahren behandelt werden können. Zu diesem Thema liegen bisher nur wenige Untersuchungen vor. Gültig ist dies auch für die Pharmakotherapie. Lediglich Risperidon ist für autistische Störungen zugelassen. Häufig verwendet wird u. a. auch Methylphenidat. Zulassungsstudien für den frühkindlichen Autismus wären wünschenswert.

Aktuelle Forschungsarbeiten werfen die Frage auf, ob Kenntnisse über das System der Spiegelzellneurone für die Behandlung des frühkindlichen Autismus genutzt werden können.

Neben all diesen speziellen Behandlungsverfahren sind jedoch auch grundlegende Aspekte in der Behandlung unbeantwortet: so z. B. die Frage, wie wichtig eine ausführliche Aufklärung der Bezugspersonen über das Störungsbild und dessen Ursachen ist. Immer wieder muss in der Praxis festgestellt werden, dass Eltern oder auch Betroffene nur unzureichend aufgeklärt sind und deshalb auch die Bedeutung verschiedener Behandlungsansätze, auch nichtseriöser, nicht einschätzen können.

Welchen Stellenwert Selbsthilfegruppen oder Angebote aus dem Internet in diesem Zusammenhang haben, ist ebenfalls nicht ausreichend untersucht.

Der Einbezug der Eltern in die Therapie ist von großer Bedeutung, damit diese die Behandlung im Alltag adäquat umsetzen können. Ungeklärt ist in diesem Zusammenhang, wie Familien mit einem betroffenen Elternteil in die Behandlung mit einbezogen werden bzw. verständlich über das Störungsbild aufgeklärt werden können.

8.5 Prognose

Auf den Verlauf des frühkindlichen Autismus und die Bedeutung von Prädiktoren für diesen wurde bereits in ▶ Kap. 7 eingegangen.

Zusammenfassend kann gesagt werden, dass wissenschaftliche Belege für die Faktoren Sprache, intellektuelle Leistungsfähigkeit und Entwicklung sprachlicher Fähigkeiten vorliegen.

Allerdings scheinen insbesondere für den Bereich des High-functioning-Autismus Beschulungsmöglichkeiten, erfolgter Schulabschluss und auch die Art des Schulabschlusses von Bedeutung zu sein. Selbstverständlich zählen hierzu auch die Möglichkeiten der Eingliederungsmaßnahmen in Ausbildungs- bzw. Beschäftigungsmaßnahmen. An dieser Stelle muss auch auf die Bedeutsamkeit von Wohnperspektiven für Erwachsene mit frühkindlichem Autismus hingewiesen werden.

Interessanterweise ist der Schweregrad der Symptomatik keine Determinante für die Prognose, abgesehen von den bereits erwähnten sprachlichen Fähigkeiten. Dies ist darin zu begründen, dass die Symptomatik im Entwicklungsverlauf Schwankungen unterliegt und sich gelegentlich auch die Intensität reduziert.

Literatur

Andari E, Duhamel JR, Zalla T et al. (2010) Promoting social behavior with oxytocin in high-functioning autism spectrum disorders. Proc Nat Acad Sci U S A 107(9): 4389–4394

Baird G, Charman T, Baron-Cohen S et al. (2000) A screening instrument for autism at 18 months of age: a 6-year follow-up study. J Am Acad Child Adolesc Psychiatry 39(6): 694–702

Bell H, Görtz-Dorten A, Döpfner, M, Sinzig J (2011) Erfassung autistischer Symptome im klinischen Urteil und im Elternurteil - Zur psychometrischen Qualität der Diagnose-Checkliste und des Fremdbeurteilungsbogens für Tiefgreifende Entwicklungsstörungen aus dem DISYPS-II. Diagnostica (im Druck)

Howlin P (2003) Outcome in high-functioning adults with autism with and without early language delays: implications for the differentiation between autism and Asperger syndrome. J Autism Dev Disord 33(1): 3–13

Jensen VK, Mack KK (1997) Differential diagnosis between attention-deficit/hyperactivity disorder and pervasive developmental disorder not otherwise specified. Clin Pediatr 36: 555–561

Kamp-Becker I, Smidt J, Ghahreman M et al. (2010) Categorical and dimensional structure of autism spectrum disorders: the nosologic validity of Asperger Syndrome. J Autism Dev Disord 40(8): 921–929

Anhang

A1   Leitlinien und Stellungnahmen wissenschaftlicher Fachgesellschaften

- **Leitlinien**
- Bundesarbeitsgemeinschaft leitender Klinik-ärzte für Kinder- und Jugendpsychiatrie und Psychotherapie, Berufsverband der Ärzte für Kinder- und Jugendpsychiatrie und Psychotherapie, Deutsche Gesellschaft für Kinder- und Jugendpsychiatrie und Psychotherapie (2007) Leitlinien zur Diagnostik und Therapie von psychischen Störungen im Säuglings-, Kindes- und Jugendalter, 3. Aufl. Deutscher Ärzte Verlag, Köln
- Volkmar F, Cook E Jr, Pomeroy J et al. (1999) Practice parameters for the assessment and treatment of children, adolescents, and adults with autism and other pervasive developmental disorders. J Am Acad Child AdolescPsychiatry 38: 32S–54S

- **Stellungnahmen**
- Autismus Deutschland e.V. (2006) Stellung-nahme vom 11.12.2006 zur Versorgung von Menschen mit Autismus. http://w3.autismus.de/pages/recht/stellungnahmen-des-bundes-verbandes.php
- Autismus Deutschland e.V. (2007) Stellung-nahme vom 14.12.2007 zu aktuellen rechtlichen Neuerungen und Gesetzesvorhaben. http://w3.autismus.de/pages/recht/stellungnahmen-des-bundesverbandes.php
- Autismus Deutschland e.V. (2008) Stellung-nahme vom 12.12.2008 zu aktuellen rechtlichen Neuerungen und Gesetzesvorhaben. http://w3.autismus.de/pages/recht/stellungnahmen-des-bundesverbandes.php
- Autismus Deutschland e.V. (2009) Stellung-nahme vom 16.11.2009 zur Reform der Ein-gliederungshilfe. http://w3.autismus.de/pages/recht/stellungnahmen-des-bundesverbandes.php
- Autismus Deutschland e.V. (2009) Stellung-nahme zum Nachteilsausgleich in der Schule. http://w3.autismus.de/pages/recht/stellung-nahmen-des-bundesverbandes.php

- Gesellschaft für Neuropädiatrie, Arbeits-gemeinschaft deutschsprachiger Audiologen und Neurootologen (ADANO), Deutsche Gesellschaft für Hals-Nasen-Ohren-Heil-kunde, Kopf- und Halschirurgie, Deutsche Gesellschaft für Phoniatrie und Pädaudiologie (2000) Gemeinsame Stellungnahme zu »Hör-training« nach Tomatis und »Klangtherapie«. Monatsschr Kinderheilk 148: 868–870, Kinder-ärztl Prax 8: 533–536

A2   Checkliste

◻ **Tab. A2.1**   Checkliste »Frühkindlicher Autismus« – 1. Lebensjahr. (Aus »Diagnose? – Autismus! – Was tun?«, Bundesverband »Hilfe für das autistische Kind« 2002):

Bereich	Merkmal
Wahrnehmung	– Reagiert auf bestimmte akustische Reize gar nicht, scheint taub zu sein. – Hat eine Vorliebe für bestimmte andere Geräusche. – Dreht sich am Ende des 7. Monats nach einer Schallquelle oder einer Berührung nicht um. – Kratzt häufig und lang andauernd auf bestimmten Oberflächen. – Fixiert lang andauernd und häufig bestimmte visuelle Muster. – Reagiert auf bestimmte andere visuelle Reize gar nicht.
Sprachverhalten	– Bildet am Ende des 5. Monats noch keine Silben. – Macht am Ende des 7. Monats noch nicht durch Sprechlaute auf sich aufmerksam. – Spricht am Ende des 9. Monats noch keine Silben nach. – Spricht am Ende des 12. Monats noch kein Wort in Babysprache.
Sozialverhalten	– Lacht am Ende des 3. Monats oft nicht, wenn es von der Mutter angesprochen wird. – Streckt am Ende des 6. Monats nicht die Arme nach der Bezugsperson aus. – Scheint am Ende des 6. Monats nicht hochgehoben oder beschäftigt werden zu wollen. – Zeigt am Ende des 12. Monats nicht auf Gegenstände der Umwelt. – Spielt nicht wie andere Kinder, sondern beschäftigt sich mit immer denselben, gleichartigen Tätigkeiten.
Motorik	– Kraftlose, schlaffe oder wenig anschmiegsame, starre Körperhaltung auf dem Arm. – Lang andauerndes Bewegen und Drehen der Hände im Gesichtsfeld, vor den Augen. – Lang andauerndes Bewegen und Drehen von bestimmten Lieblingsgegenständen im Gesichtsfeld, vor den Augen. – Motorische Erkundung der Umwelt gering.

A3   Adressen

- **Institutionen und Informationsportale**
- **http://www.autismus.de:** Der Bundesverband Autismus Deutschland e.V. (Bundesverband zur Förderung von Menschen mit Autismus) vertritt als Elternselbsthilfeverband die Interessen von Menschen mit Autismus und ihrer Angehörigen. Er betreibt umfassende Aufklärung über das autistische Syndrom und die vorhandenen wissenschaftlichen Erkenntnisse, veranstaltet Kongresse und Fachtagungen und gibt Bücher sowie Broschüren heraus. Außerdem fördert er Einrichtungen und Maßnahmen, die eine wirksame Hilfe für Menschen mit Autismus bedeuten.

- **Therapieinstitute**
- ** Allgemein**
- **http://www.fruehfoerderstellen.de**: Informationsportal rund um die Frühförderung. Das Forum wendet sich sowohl an Fachpublikum als auch an Eltern, Angehörige und interessierte Laien. Im Mittelpunkt stehen der Fachnachrichtendienst mit aktuellen Informationen und eine Frühförderstellensuche.
- **http://www.autismus.de:** Übersicht der Autismus-Therapiezentren in Deutschland.

- ** Regional**
- **Berlin:** Autismut. Praxis für Menschen mit Autismus (http://www.autismut.de)
- **Bochum:** Autismo (http://www.autismus-bochum.de)
- **Bremen:** Institut für Autismusforschung (http://www.ifa-bremen.de)
- **Gelsenkirchen:** Autea gGmbH. Gemeinnütziges Institut für Autismus. Beratung und Fortbildung nach dem TEACCH-Modell (http://www.autea.de)
- **Hannover:** Verein zur Förderung autistischer Kinder e.V. (http://www.thz- autismus.de)
- **Karlsruhe:** Praxis Autismus (http://www.autismus-karlsruhe.de)
- **Köln/Bonn:** Autismus KölnBonn e.V. (http://www.autismus-koelnbonn.de)

- **Langen:** Autismus Therapie Institut Langen (http://www.autismus-therapieinstitut-langen.de)
- **Mainz:** Team Autismus GbR (http://www.team-autismus.de)
- **Nordhausen:** Autismuszentrum und Beratungsstelle (http://www.kleine-wege.de)
- **Stuttgart:** Early Autism Projekt (http://www.earlyautismprojekt.de)

- **Klinische Einrichtungen in Deutschland mit Schwerpunkt Autismus**
- ** Kinder- und Jugendliche**
- Aachen: http://www.kinder- jugendpsychiatrie.ukaachen.de
- Augsburg: http://www.josefinum.de
- Bonn: http://www.rk-bonn.lvr.de/fachabteilungen/kiju/
- Freiburg: http://www.uniklinik-freiburg.de/kijupsych
- Frankfurt: http://www.kgu.de/zpsy/kinderpsychiatrie/
- Köln: http://www.kjp-uni-koeln.de
- Mannheim: http://www.zi-mannheim.de/60.html
- Marburg: http://www.kjp.uni-marburg.de/aut/index.php
- Viersen: http://www.rk-viersen.lvr.de/kinder-jugendliche/

- ** Erwachsene**
- Aachen: http://www.psychiatrie.ukaachen.de
- Berlin: http://www.charite-psychiatrie.de/main/module/autismus-sprechstunde.html
- Bonn: http://www.rk-bonn.lvr.de
- Isar-Amper-Klinikum Taufkirchen: http://www.iak-kt.de
- Köln: http://www.uk-koeln.de/kliniken/psychiatrie
- Rostock: http://www.kpp.med.uni-rostock.de

- **Selbsthilfegruppen**
- www.aspergia.net
- www.aspiana.de
- www.aspies.de
- www.einzigartig-eigenartig.de
- www.sghl.de

- **Ausbildung**
- Bundesarbeitsgemeinschaft der Berufsbildungswerke: http://www.bagbbw.de
- Bundesarbeitsgemeinschaft für Unterstützte Beschäftigung: http://www.bag-ub.de
- Bundesarbeitsgemeinschaft Wohnortnahe Berufliche Rehabilitationseinrichtungen: http://www.bag-wbr.de
- Integrationzentrum mAut – Menschen mit Autismus: http://www.m-aut.de
- Verein für Integration durch Arbeit, Aachen: http://www.via-aachen.de
- Bundesarbeitsgemeinschaft Behinderung und Studium e.V.: http://www.behinderung-und-studium.de
- FIAM e.V., Verein zur Förderung und Integration autistischer Menschen: http://www.fiam-ev.de
- Christliches Jugenddorfwerk Deutschlands e.V., Dortmund: http://dortmund.cjd.de

- **Stiftungen und Fachgesellschaften**
- Autismus-Stiftung: http://www.autismusstiftung.de
- Heilpädagogisch-psychotherapeutisches Zentrum der Kinder- Jugend- und Behindertenhilfe Die Gute Hand (HPZ): http://www.die-gute-hand.de. Stiftung als Träger der Einrichtungen des Heilpädagogisch-psychotherapeutischen Zentrums und Wohngruppen der Kinder-, Jugend- und Behindertenhilfe (deutscher Caritasverband). Ziele sind die Erziehung, Behandlung und Bildung verhaltensauffälliger, psychisch gestörter und seelisch behinderter Kinder, Jugendlicher und Erwachsener mit dem Schwerpunkt Autismus.
- Autism speaks: http://www.autismspeaks.org. Die Organisation unterstützt Forschungsprojekte im Bereich der Ursachenforschung, Prävention, Therapie und Projekte zur Erhöhung der öffentlichen Wahrnehmung von Störungen aus dem autistischen Spektrum. Darüber hinaus bietet sie eine rechtliche Beratung für alltägliche Bedürfnisse für Menschen mit Autismus und deren Angehörige.
- Deutsche Gesellschaft für Kinder- und Jugendpsychiatrie, Psychosomatik und Psychotherapie e.V.: http://www.dgkjp.de

- Deutsche Gesellschaft für Psychiatrie, Psychotherapie und Nervenheilkunde: http://www.dgppn.de
- Wissenschaftliche Gesellschaft Autismus-Spektrum e.V. (WGAS): http://www.wgas-autismus.de. Gemeinnützige Förderung der Erforschung von Autismus und verwandten Phänomenen in allen Bereichen der Grundlagen- und angewandten Wissenschaft im deutschsprachigen Raum. Relevante Forschungsgebiete sind vielfältig, u. a. Verhaltens- und Molekulargenetik, funktionelle und strukturelle Bildgebung, Neuropsychologie, Epidemiologie, Diagnostik und Klassifikation, Verlauf und Lebensqualität/soziale Integration, evidenzbasierte Intervention (Psychotherapie und Psychopharmakologie).

- **Aus-/Weiterbildung, Tagungen**
- Bundestagung Autismus Deutschland: http://www.autismus.de
- Autismus Kongress Frankfurt: http://www.autismus-kongress.de
- Wissenschaftliche Tagung Autismus Spektrum (WGAS): http://www.wtas-autism.org
- International Meeting for Autism Research: http://www.autism-insar.org

- **Zeitschriften**
- Autism News of Orange County (www.autismnewsoc.org)
- Autism: The International Journal of Research and Practice (www.aut.sagepub.com)
- Autismus. Zeitschrift des Bundesverbandes »Hilfe für das autistische Kind« (www.autismus.de)
- Journal of Autism and Developmental Disorders (www.springer.com/psychology/child+&+school+psychology/journal/10803)
- Research in Autism Spectrum Disorders (www.sciencedirect.com/science/journal/17509467)
- Wir Eltern von Kindern mit Autismus (www.autismus-wir-eltern.de)

Stichwortverzeichnis

Printed in the United States
By Bookmasters